¡La Dra. Denmark Lo Dijo!

Consejos para las Madres
De la Pediatra Más
Experimentada en América

MADIA LINTON BOWMAN

¡La Dra. Denmark Lo Dijo!

ISBN: 978-0-9703814-3-9

En Dedicacion

En cariñosa memoria de mi preciada mentora y amiga,
Dra. Leila Alice Daughtry Denmark

*A*simismo, las ancianas deben ser reverentes en su conducta: no calumniadoras ni esclavas de mucho vino, que enseñen lo bueno, que enseñen a las jóvenes a que amen a sus maridos, a que amen a sus hijos, a ser prudentes, puras, hacendosas en el hogar, amables, sujetas a sus maridos, para que la palabra de Dios no sea blasfemada.

Tito 2:3-5

CONTENIDO

Reconocimientos   xiii
Prólogo   xvii
Introducción   xix

1 Cuidado de los Bebés   1

Recién Nacidos. 4
   Horarios 4
   Bebé Llorón. 6
   Alimentación 8
      Alimentación Materna 8
      Bebés Prematuros 10
      Suplementos 11
      Buches de Leche 13
      Cólicos 14
      Aumento de Peso 15
   Posparto 16
   Colocando al Bebé 17
   Uso de Muebles 20
   Tranquilidad 20
   Luz del Sol 21
   Ictericia 21
   Chupón (Chupete) y Candidiasis Bucal 22
   Baño 24
   Ropa 25
   Pies y Zapatos. 27
   Erupción de Pañal 28
   Dentición 29

Tres meses 29
   Horarios 29
   Comida de Bebe Hecha en Casa 31

Cuatro meses 33

Horarios 33
Hora de Siesta 35
Cinco Meses 35
Alimentos, Horarios, Dormir. 35
Destetar 37
Dormir 38
Dos años 39
Alimentos, Horarios, Dormir. 39
Disturbios en el Dormir 41
Resumen del Horario del Bebé 42
Vacunas 43

2 Señales de Peligro que Indican una Emergencia 47
Fiebre 47
Dolor de Estómago 48
Otros Signos de Emergencia 49

3 Dolencias Comunes 51
Dolor de Estómago 51
Mareo por Movimiento 52
Dolores de Cabeza 53
Piel 54
Cortadas 54
Raspaduras y Arañazos (Rasguños) 54
Infección Severa 55
Quemadura. 56
Eccema 57
Erupciones o Salpullido (En General) 58
Hiedra venenosa o Roble Venenoso. 59
Pie de Atleta 60
Tiña. 61
Impétigo 61
Quemaduras del Sol 62

Abscesos o Pústulas 62
Piel agrietada 63
Ampollas (fricción) 63
Mordeduras y Picaduras 64
Abeja, Avispa, Hormiga Roja 64
Garrapatas 65
Mosquitos y Otras Picaduras de Insectos Comunes 65
Mordeduras Menores de Perro y Gato 66
Mordeduras de Serpientes Venenosas 66
Piojos 66
Ingestión de Objetos. 66
Golpe a la Cabeza 67
Conjuntivitis 67
Desmayos. 68
Dolor Menstrual 68
Úlceras Bucales Leves 69
Oído de Nadador 69
Sangrado Nasal. 70
Oxiuros 71
Orzuelo o Perrillas 72

4 Trastornos Digestivos y Enemas (Lavativas) 73
Diagnosticando Trastornos Digestivos 73
Propósito de Enemas. 74
Enema Estándar. 75
Enema de Retención (Enema de Té) 77
Información Adicional sobre la Prevención
de la Deshidratación. 79
Dieta de Recuperación 80
Antibióticos y Trastornos Intestinales 81

5 Fiebre   83

Diagnosticando una Fiebre 83

Tratamiento 85

Fiebre y Enemas 87

Diagnosticando la Gravedad de una Enfermedad . . .87

Recuperación 88

6 Enfermedades Infecciosas   89

Diagnóstico de Enfermedades Comunes 90

Resfriados. 91

Tos 93

Sibilancias. 94

Gripe 94

Neumonía. 95

Sinusitis. 96

Oídos Infectados 96

Infección de Garganta por Estreptococos 98

Amígdalas. 100

Fiebre Escarlatina 101

Rubéola (Sarampión Alemán). 102

Varicela 102

Infecciones en las Vías Urinarias 105

Tosferina 106

Fibrosis Quística 106

Cómo Detener el Pase de los Gérmenes 107

7 Antibióticos   109

Uso Eficaz de Antibióticos. 110

Penicilina 110

Ampicilina y Amoxicilina 111

Eritromicina 111

Alergia a los Antibióticos 112

Administración de Antibióticos 112

8 Alergias   115

Identificación 115

Tratamiento 116

Alergias y Bebés 118

Vacunas de Desensibilización 118

Antihistamínicos y Descongestionantes 119

Emergencia 119

9 Botiquín de Medicina de la Dra. Denmark   121

Artículos sin Receta 121

Artículos Recetados 126

Artículos Disponibles de la Cocina 128

Listas de Sustituciones 128

10 La Presencia de una Madre   135

Responsabilidad 140

Educación. 141

Economía 142

Un Dia de Johnny 143

¿Lo Mejor? 146

Actitud 147

Relaciones 148

Abuelos 149

Hogar 150

Asesoramiento Experto y Crianza 150

11 Nutrición y Hábitos de Salud   153

Nutrición 154
    Proteína 155
    Almidones 156
    Verduras 156
    Fruta 157
    Dulces. 158
    Bebidas 159
    Productos Lácteos 160
    Calcio 162
    Grasas. 163
    Hora de la Comida 163
    Muestras de Menús 165
    Comidas de Plato Único 166
    Comidas Completas de Platos de Frijoles 170
    Otras Recetas de Legumbres 172
    Pan Integral de Debra Ridings 174

Rutina 176

Dormir 178

Luz del Sol y Ejercicio 179

Cuidando la Salud de Nuestros Hijos 180

12 ¿Qué Es Necesario?   183

Obediencia 186

Un Buen Maestro 188

Papá 191

De Regreso a lo Básico 193

Tiempo 194

    Los Adolescentes y el Tiempo 197

    La Sabiduría de Jacob Abbott 198

Amistades 201

Ropa 206

Distinciones de Géneros 208

Límites 210

TLC (Cuidado Tierno y Amoroso) 215

Sueños 218

Trabajo 219

Trabajo en Equipo 221

Ministerio 223

Adversidad 225

Cristo 228

Recursos Recomendados para la Paternidad 231

13 Inmunizaciones o Vacunas   233

14 Tiempo de Historias   245

Generaciones 245

Con Amor 249

Descanso 251

Respuestas 253

Cuando Todo Lo Demás Falla 255

Desde Lejos 258

¡Gracias a Dios! 261

Tito 2 265

De Dos en Dos 271

Madre de Doce 279

Viniendo a Casa 281

Epílogo: El Dolor y la Promesa   283

Perfil Biográfico: 287

Estudios y Servicios Especiales 292

Membresías y Reconocimientos: 292

Apéndice I
Grafica de Fuentes de Inmunizaciones 295

Vacunas Producidas en E.E.U.U. de Líneas Celulares Abortadas 295

Vacunas Alternativas Producidas en E.E.U.U. 296

Apéndice II
¿Veremos una Pelicula? 297

Apéndice III
Máximas de la Mamá Bowman 307

De Relación 307

Práctico 310

Indíce 315

Reconocimientos

Cuando empecé este libro nuestro hijo David era un recién nacido. Celebramos su octavo cumpleaños una semana después de que la primera edición estaba completa. Dios tiene buenas razones para mantener el futuro en secreto. Si hubiera sabido la magnitud de este proyecto o que David tendría seis hermanos menores, nunca lo habría intentado.

Milagrosamente, el libro fue terminado y ahora una nueva edición se encuentra disponible. Tantas personas han alentado y ayudado. Marlene Goodrum compartió esta visión en su forma de semilla, pacientemente descifró mi proyecto de garabatos, y mecanografió el primer ensayo. Cathy Hoffer ayudó en una miríada de formas: corrigiendo texto, dando ideas, asesorando, y contactando editores. Lynn Holman pasó incontables horas escribiendo y renovando. Quiero agradecer a Mary Hutcherson (hija de la Dra. Denmark), Julia Lee Dulfer, Janice White, y Jennifer Simon por revisar y editar. Mi esposo Steve también compartió la visión y escribió el perfil biográfico de la Dra. Denmark.

El trabajo no se hubiera podido continuar si no hubiera sido por nuestras hijas mayores, Malinda y Jessica, quienes cuidaban de los pequeños mientras que yo escribía. Jessica también ayudó a organizar el índice. Katie Fearon y Sarah Pitts cuidaban a los niños cuando mis hijas no estaban disponibles. No puedo olvidar a las madres que tomaron el tiempo para escribir los testimonios, muchos de los cuales están incluidos en el capítulo catorce.

Hubieron muchos otros que ayudaron, aconsejaron, y animaron: mi hermano Andy Linton, mi mamá Betty Linton, Traci Clanton, Nora Pitts, Tim y Wendy Echols de Network de Recursos para la Familia, Suzanne y Larry Miller, Creston Mapes, Jim Vitti, Paula Lewis, Gina Booth, Terri Lynn Fike, James DeMar, y Luis Lovelace. Mi más sincero agradecimiento a Jerry White por ser un amigo maravilloso y fuente de consejo (Proverbios 27:9). Sin Gary DeMar de American Vision, este libro nunca hubiera podido llegar a su término. Él ayudó enormemente en las últimas etapas de preparación de la primera edición para su publicación.

Valoro mucho la paciencia y el apoyo de nuestros hijos más pequeños en tanto que las ediciones subsecuentes aparecieron. Mientras que mamá pasaba tiempo editando, Steven, Esther, David, Joseph, Leila, Christina, Susanna, John y Emily todos llevaban tareas domésticas extras. Esther, Leila, y Christina cargaron con la mayor responsabilidad supervisando las comidas y las tareas escolares. Gracias Leila, por ser me "brazo derecho" y por tu disposición a escribir las revisiones. Steven, las fotos insertadas son una gran adición.

Papá Bowman gentilmente cedió su apartamento por unos pocos días para que yo tuviera un refugio tranquilo para hacer las revisiones finales. Jon Rogers también ayudó con la interpretación de Adobe y arregló el trazo. El Dr. Rhett Bergeron y mi Tío Jeff (Dr. Jefferson Flowers) consintieron en recomendar sustituciones para algunos medicamentos difíciles de obtener. Fueron muy generosos con su tiempo y conocimientos.

El Pastor Neil Brown ha sido una ayuda enorme para promover esta traducción de nuestro manuscrito. Él y First Baptist Church of Woodstock (la Primer Iglesia Bautista de Woodstock), en Georgia, proporcionaron ayuda financiera y nos presentaron a un equipo de traducción único de madre e hija: María Calzada y Mayra Burns. Fuimos bendecidos por tener acceso a la comprensión lingüística e intercultural de la Señora Calzada así como a su conocimiento de términos médicos. Mayra, también le estamos agradecidos por sus habilidades lingüísticas y de formato. Ha sido maravilloso y apropiado tener una joven madre como parte del equipo de traducción. Gracias por perseverar a través de retos mayores de salud, una reubicación de su familia, y un embarazo difícil. ¡Felicitaciones por el nuevo bebé Burns!

Por último, pero no menos importante, no puedo dejar de agradecerle a Dios, mi misericordioso Padre Celestial, por la visión y los recursos para completar este libro. Él es quien a la Dra. Denmark en mi vida y el que trasladó su práctica a cinco minutos de nuestra casa. Ella les proporcionó cuidado a mis hijos y me ayudó en innumerables maneras durante 32 años. Estoy agradecida por su ejemplo, sabiduría, y voluntad para apoyar este proyecto. La extrañaré grandemente hasta que nos volvamos a reunir de nuevo.

Ninguno de nosotros sabe exactamente cómo será el cielo; sus regocijos van más allá de toda imaginación. Sin embargo en una pequeña escala, yo creo que hubo una muestra del cielo debajo de los árboles de roble y techo de lámina en la calle Mullinax. Allí, en una clínica dentro de una casa de granja reformada, se promovió la vida y se exhibió el amor. En medio de las charlas de las madres y los niños dentro de estas paredes, una voz bondadosa y paciente se oía frecuentemente preguntando: "¿Ahora quién es el próximo angelito?"

PRÓLOGO

Por Robert A. Rohm, Ph.D.

L a pequeña Rachael Anne Rohm, nuestra primera hija, nació el 31 de julio, 1973. Ni su madre, ni yo, sabíamos lo que estábamos a punto de enfrentar. Los niños son una bendición del Señor, pero eso no hace la tarea de crianza de los hijos más fácil. De hecho es un reto de primera clase...especialmente cuando llega su primogénito y usted se siente totalmente sin preparación. La única verdadera ayuda proviene de la lectura de "libros de bebés," escuchar a sus familiares, y llamar a otros amigos de confianza. Además de todo esto, la crianza adecuada de los hijos es un tema delicado para muchas personas, especialmente nuevos padres.

Rachael dominaba cada momento estuviera despierta o no. ¡Cuando ella lloraba, nosotros saltábamos! Habíamos oído que cuando un niño lloraba, es porque él tenía una necesidad. ¡No le tomó mucho tiempo para tener varias necesidades! Parecía que ella nunca dormía, quería comer cuando lo demandaba, y ella estaba irritable por lo general. La queríamos cariñosamente, pero verdaderamente dudábamos de nuestra capacidad para poder hacerle frente a la tarea de criarla.

Después, un día, una dama de una familia amiga nos dijo de la inusual pediatra llamada Dra. Leila Denmark. (Mirando retrospectivamente, puedo ver que nuestra amiga entendía mejor nuestro dilema que nosotros mismos. Nosotros sólo entendíamos el problema, ¡pero ella en realidad entendía la solución!)

Fuimos a ver a la Dra. Denmark. Después de una presentación y algunos preliminares, la Dra. Denmark nos miró y dijo, "¿Ustedes se cambiaron a vivir con la bebé, o la bebé vino a vivir con ustedes?" Ella luego procedió a explicar la importancia de un horario y una rutina y del hecho que a veces los bebés deben llorar para poder hacer ejercicio (siempre y cuando ellos han sido alimentados y están limpios). Me gustó su forma de hablar con certeza. Su sabiduría, sentido común, manera profesional, actitud cuidadosa, y compasión tanto para el niño como para los padres nos convenció inmediatamente. No hace falta decirlo, pero al tiempo cambios maravillosos comenzaron a ocurrir.

Mientras pasaban los años, tuvimos tres hijos más. Sus primeros años fueron tan diferentes, ¡tan placenteros! Fue la diferencia entre día y noche. Habíamos aprendido tanto de esta sabia doctora. El traer a casa y cuidar de los recién nacidos se convirtió realmente en una grata experiencia. Además de todo esto, sé a ciencia cierta que todos nuestros hijos fueron mucho más saludables, también. Rachael, que había estado enferma a menudo con enfermedades rutinarias, comenzó a estar saludable. Los otros niños estaban también más saludables. Es increíble cuánto dinero pudimos ahorrar en gastos de salud innecesarios.

La Dra. Denmark no sólo ha sido una verdadera amiga para la "gente pequeña" como los llamaba, pero también ha sido un salvavidas a los padres. Francamente, no sé qué hubiéramos hecho sin ella.

Mientras que usted lee la sabiduría contenida en estas páginas, usted silenciosamente agradecerá a Dios por el excelente trabajo que Madia Bowman ha logrado. Sus ocho años en la investigación, redacción, y concentración de los pensamientos y filosofías de la Dra. Denmark le ahorrarán a usted tiempo, esfuerzo, y mucho sufrimiento innecesario. La Dra. Denmark es una persona muy especial. Ya que recientemente pasó la marca de un siglo de edad, ahora parece ser el tiempo adecuado para poner sus excelentes opiniones y remedios por escrito.

Lea, disfrute, maravíllese, pero sobre todo, ponga en práctica. Usted y su hijo serán los que ganen con esto. ¡Dios le bendiga!

---

*El Dr. Robert A. Rohm es presidente de Personality Insights (Discernimiento de la Personalidad) en Atlanta, Georgia.

Introducción

Nunca pretendería que mis métodos son los únicos correctos, ni procuraría decirle a otro médico que todo su consejo estuvo mal. En el análisis final los padres deben decidir por sí mismos lo que ellos creen que es mejor para su hijo. Sin embargo, tengo que decir esto: he practicado la pediatría con éxito por más de setenta y cinco años. Durante ese tiempo he encontrado que estos métodos han funcionado para mí y mis pacientes. Supóngase que me pregunta por direcciones para llegar al centro de Atlanta. Le diré las rutas que yo he tomado para llegar allí sana y salva. De la misma manera yo comparto con usted mi experiencia en el cuidado de niños.

Por más de 75 años miles de niños fueron tratados con amor por la Dra. Leila Denmark. Sus madres preocupadas, confundidas, y cansadas se beneficiaron de sus consejos. Se marcharon animadas y amonestadas, con sugerencias prácticas para cuidar a estos pequeños enfermos y con sabios consejos para la vida.

En nuestra cultura rápidamente cambiante, las mamás pueden confundirse totalmente con información conflictiva. La psicología infantil moderna, la pediatría de moda, y las cambiantes opiniones sobre nutrición contribuyen a una crianza frustrante de los hijos.

La Dra. Denmark ofrecía algo de cordura en medio de la confusión. Alentó a las madres para "buscar lo obvio" y a "utilizar sus propias mentalidades" y así poder guiarlas a través del laberinto de asesoramiento de los supuestos expertos. Su consejo no es simplemente un reflejo de las revistas médicas más recientes. En lugar de eso, sus recomendaciones se basan en gran medida en décadas de práctica médica exitosa. El consejo de la Dra. Denmark ha sido aprobado por el tiempo.

Me di cuenta que las horas pasadas en la clínica de la Dra. Denmark no solamente fueron útiles desde el punto de vista de recibir asesoramiento médico práctico, sino que ofrecieron una visión fascinante al pasado. Habiendo crecido a principios del siglo XX, su perspectiva sobre la vida familiar, refleja una época social anterior, tal vez más saludable en América cuando más familias veían a las Sagradas Escrituras como su guía para la vida y la práctica.

En 1990 yo determiné recopilar algo de la sabiduría médica de la Dra. Denmark. Mi meta original era agregar un apéndice a su libro, *Cada Niño Debe Tener una Oportunidad*. Cuando me acerqué a ella con la sugerencia del proyecto, ella tenía otra idea.

"Señora Bowman, tome usted lo que he dicho y escríbalo. Agregue algunas de sus propias ideas. Usted es la madre de seis (ahora once) hijos. Usted sabe algo. Escriba su propio libro." Ella pausó cuidadosamente, "Tal vez usted pueda ayudar a alguien." Y eso es lo que he hecho.

A menos que esté especificado de otra manera, todos los consejos médicos contenidos aquí vienen directamente de la Dra. Denmark. Medicamentos, tratamientos, rutinas diarias, y dietas son sus recomendaciones. He incluido un número de cartas personales que atestiguan su practicidad. En esta edición, hemos añadido dos listas de sustitución para medicamentos que ahora son difíciles de obtener.

En cuanto a la filosofía de la crianza de los hijos, es la mía propia, desarrollada a través del estudio de la Biblia, libros, consejería excelente, experiencia personal, y numerosas conversaciones con la Dra. Denmark. Espero que usted disfrute sus palabras de sabiduría que aparecen en letra negrita cursiva a través del texto. Las citas que no muestran pie de páginas provienen de conversaciones grabadas con ella.

También espero que aquellos que lean estas páginas sean motivados a ver al más grande de todos los médicos, Cristo Jesús, como Él se revela en la Biblia. Él es quien me bendijo con la Dra. Denmark como mentora, y es en última instancia el único que puede traer verdadera sanidad al cuerpo y alma. Mi oración es que este libro pueda realmente "ayudar a alguien."

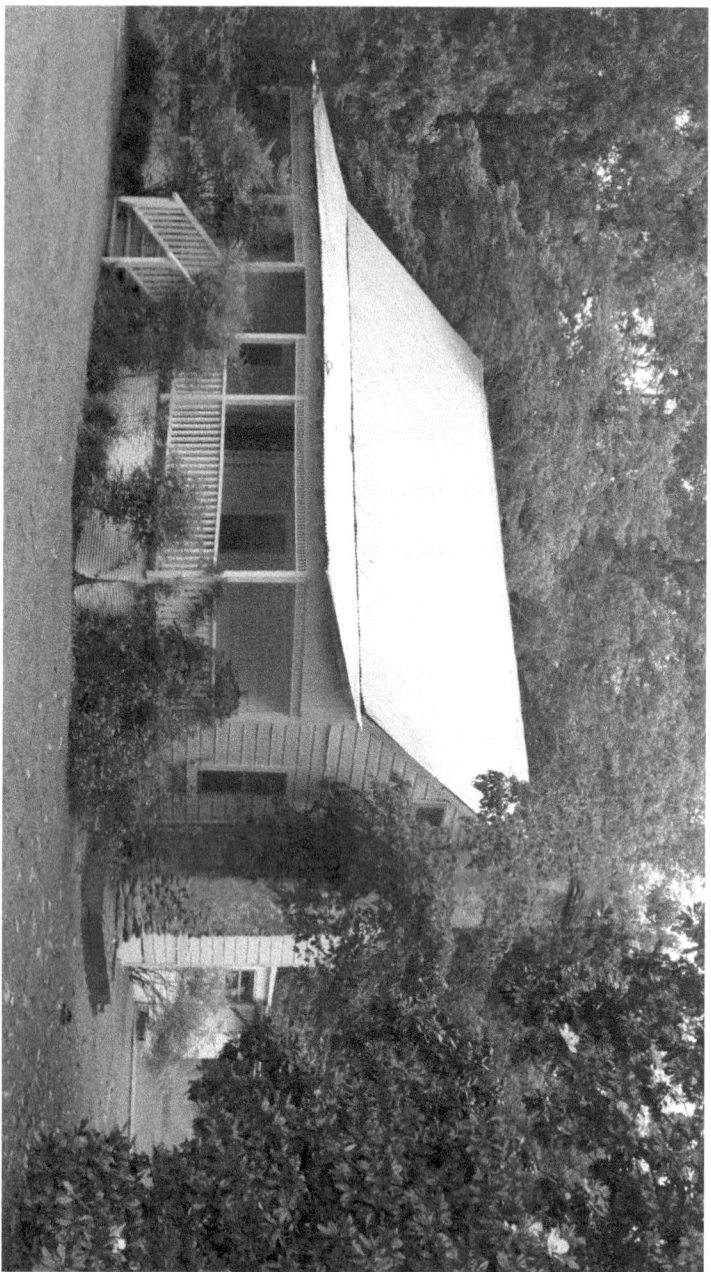

La clínica de cortijo renovada del la Doctora Denmark ubicada en Mullinax Road en Alpharetta, Georgia

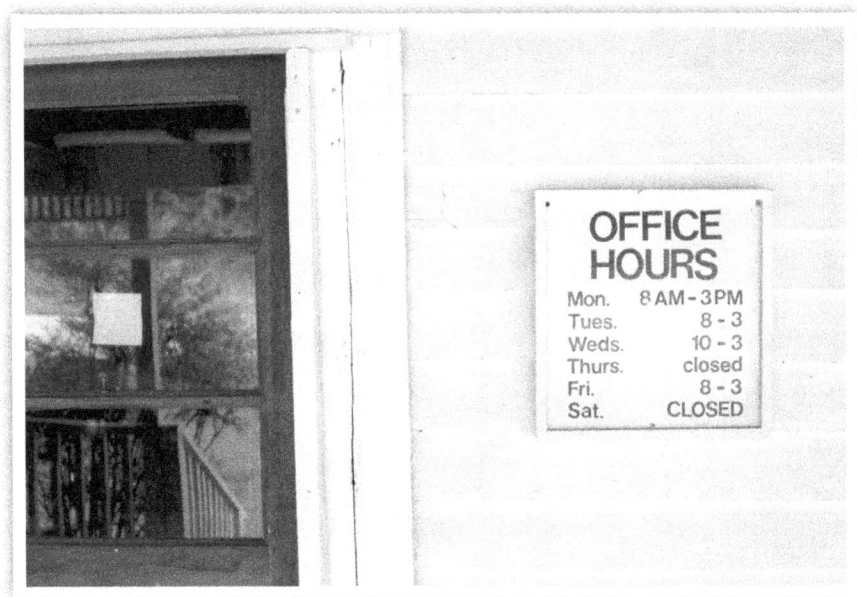

Horas de oficina mostradas cerca la puerta de la clinica

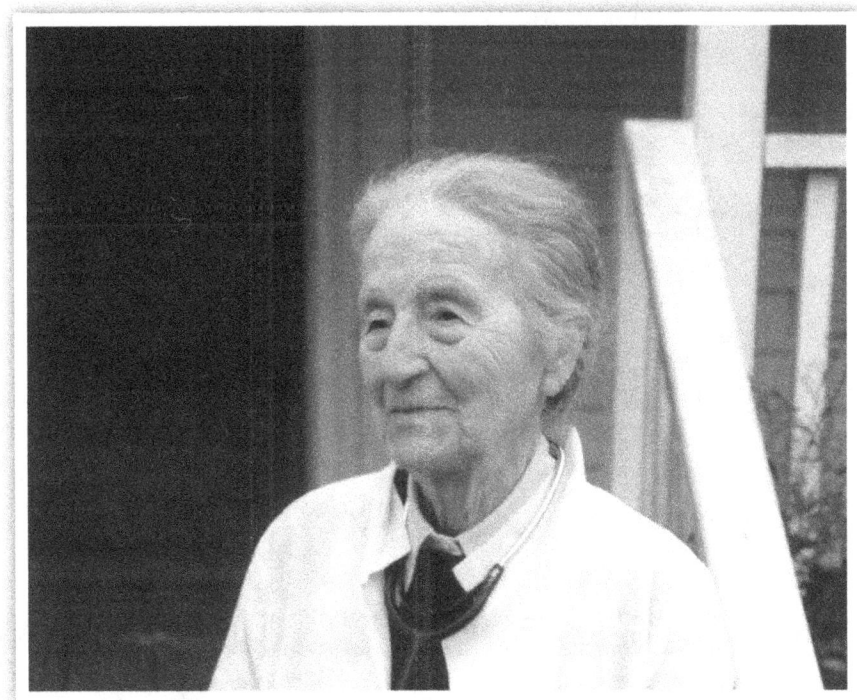

La Doctora Denmark en su pórtico delantero

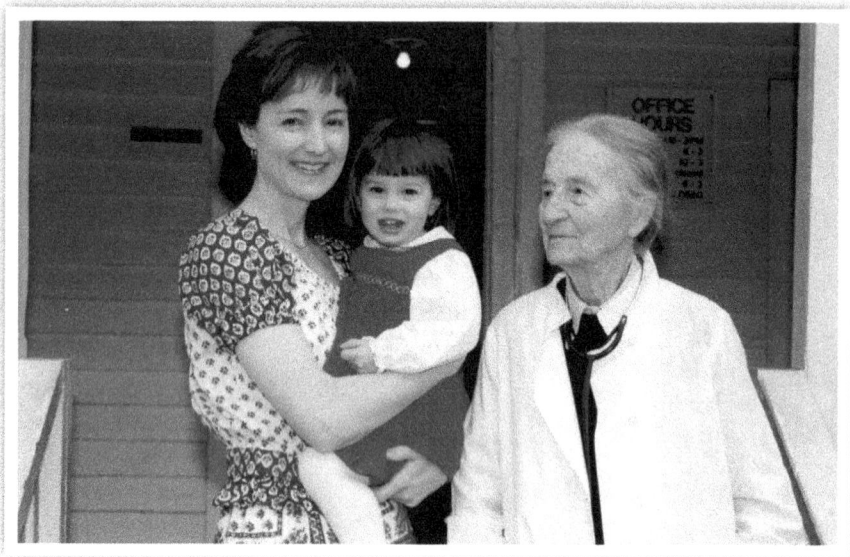

Doctora Denmark con la autora y su hija Christina

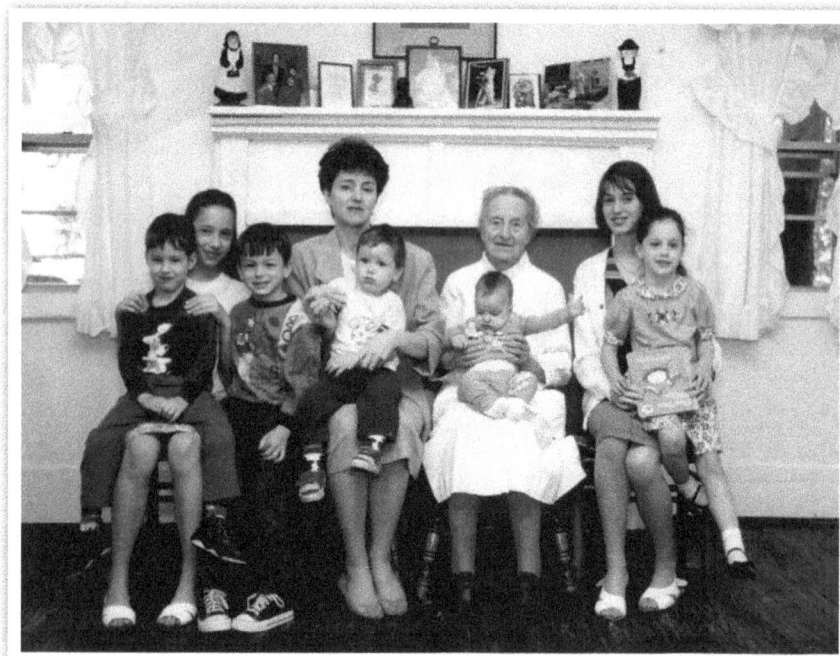

Una jóven familia Bowman con Dra Denmark en la sala de espera de pacientes

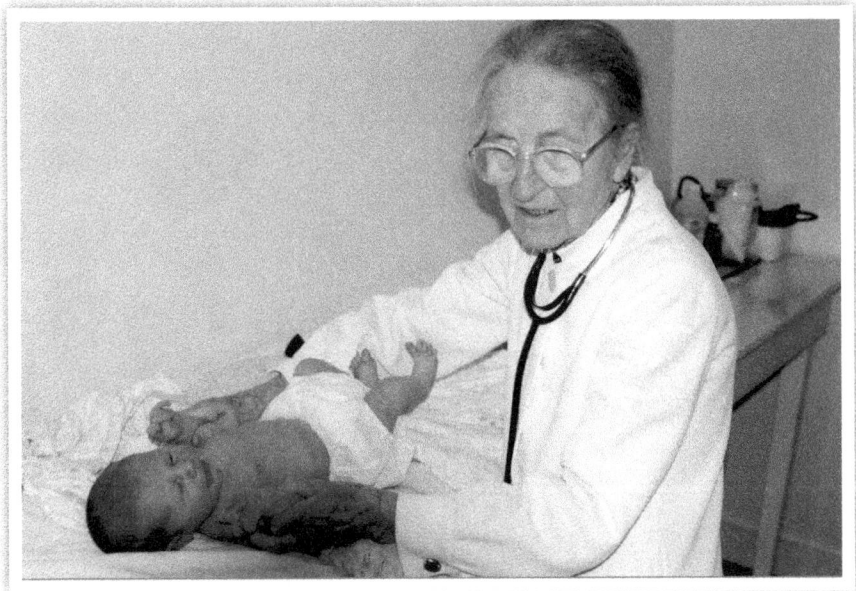

Examinando un recién nacido

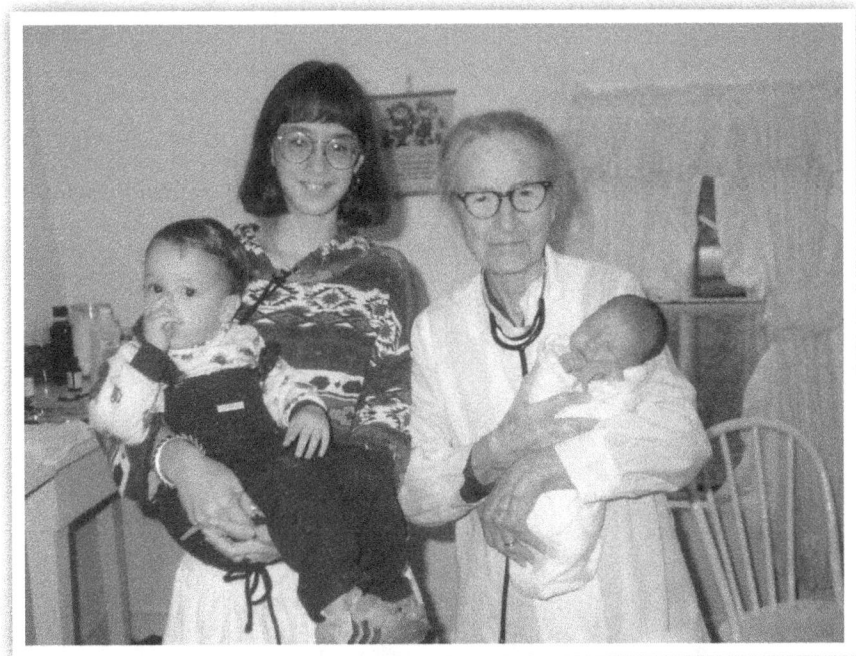

Foto con hermanos: Malinda, Joseph, y Leila

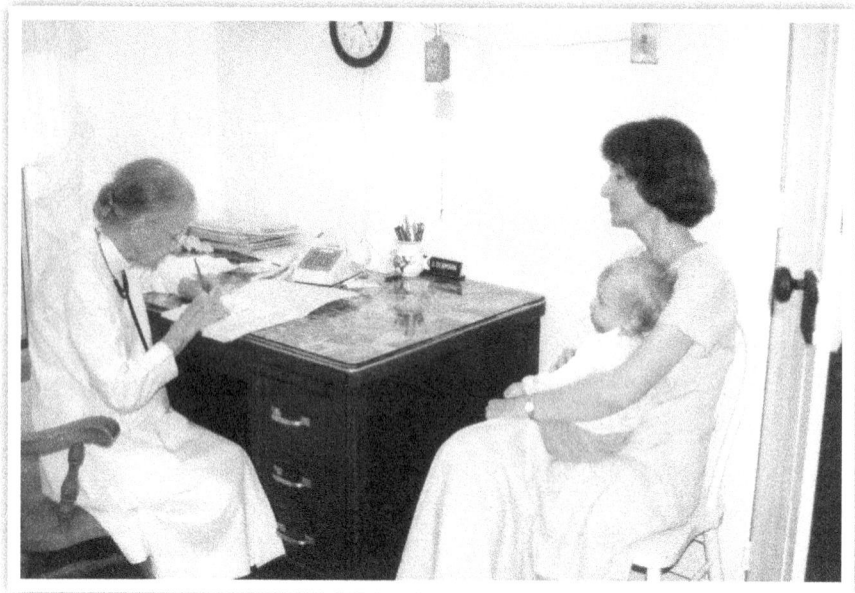

Llenando registros pacientes

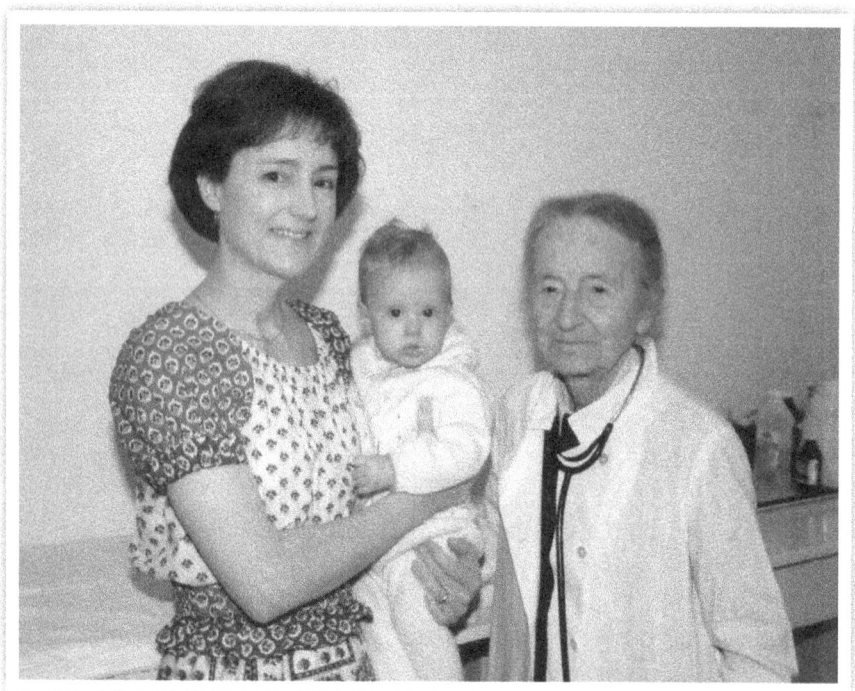

Autora con bebé Susanna

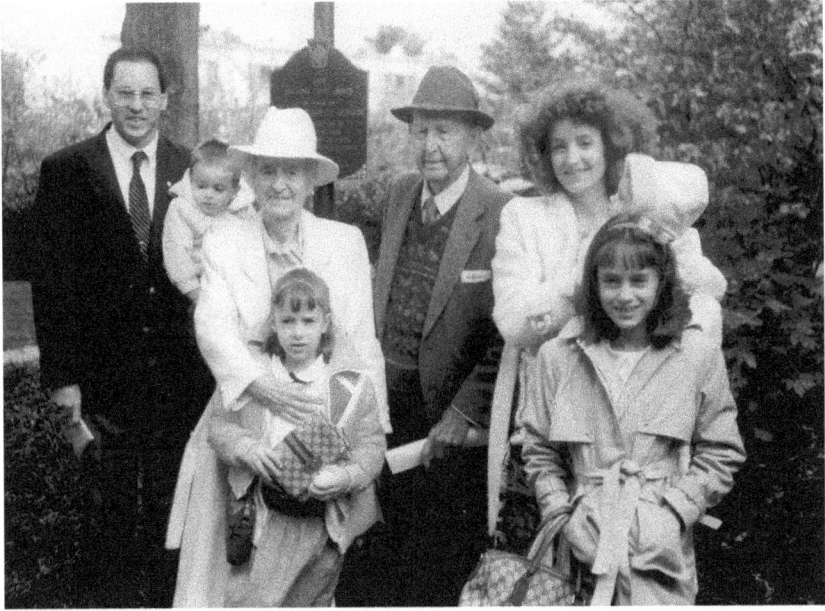

Denmarks y Bowmans despues de participar in la ceremonia Shining Light Award

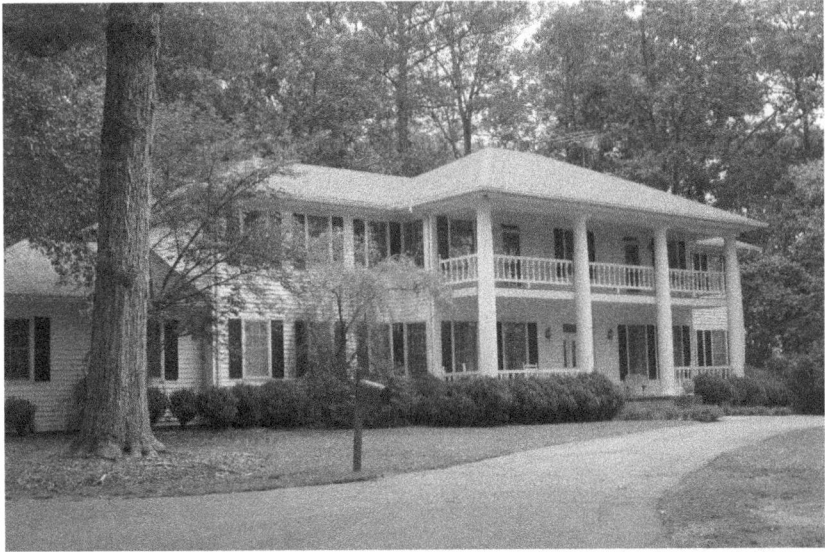

La casa Denmark ubicada en Mullinax Road (al lado de la clínica)

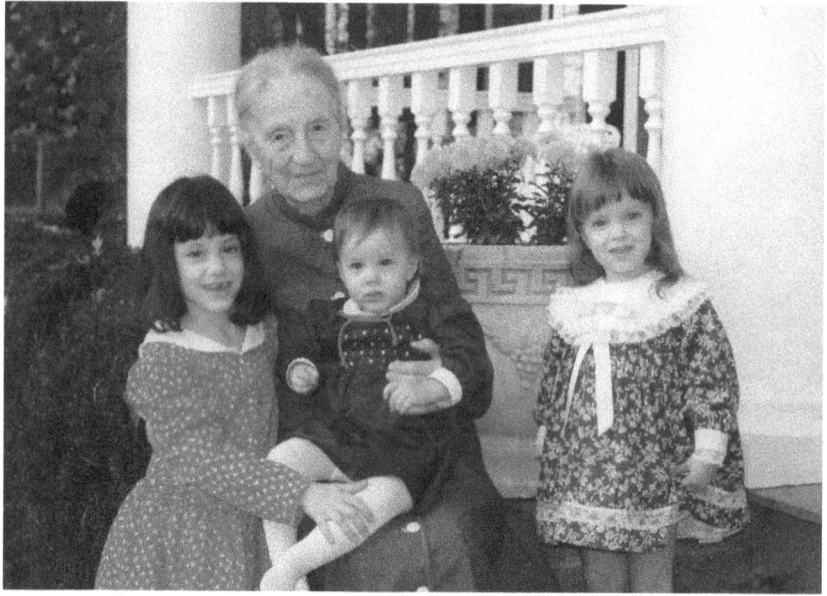

Sentada con Esther, Christina, y su tocayo Leila

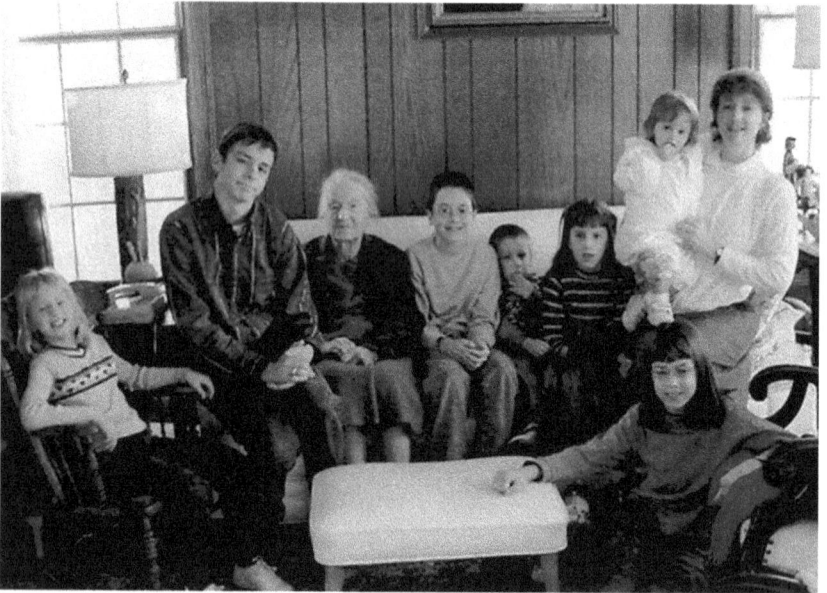

Reunidos en la sala Denmark

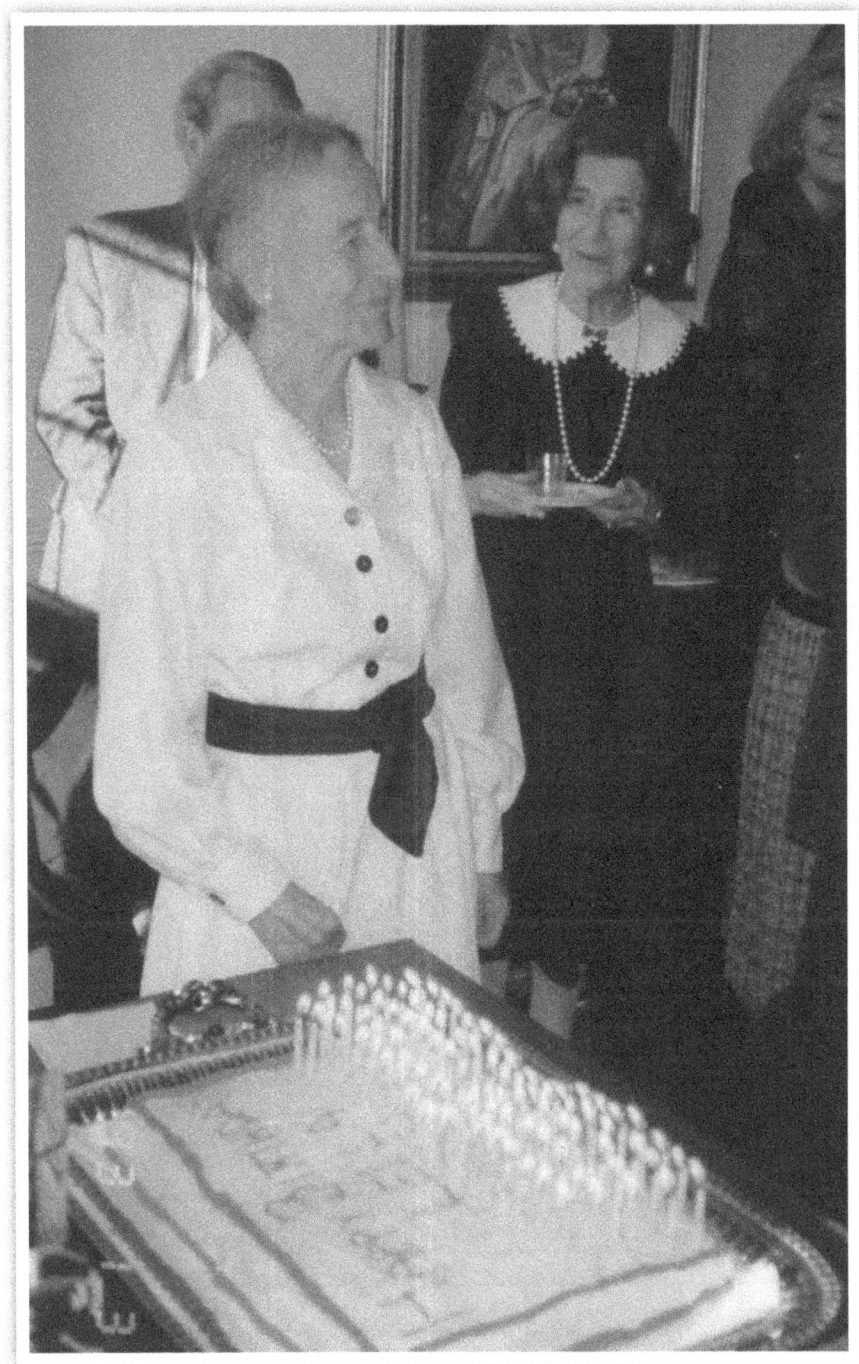

Celebrando su 95 cumpleaños

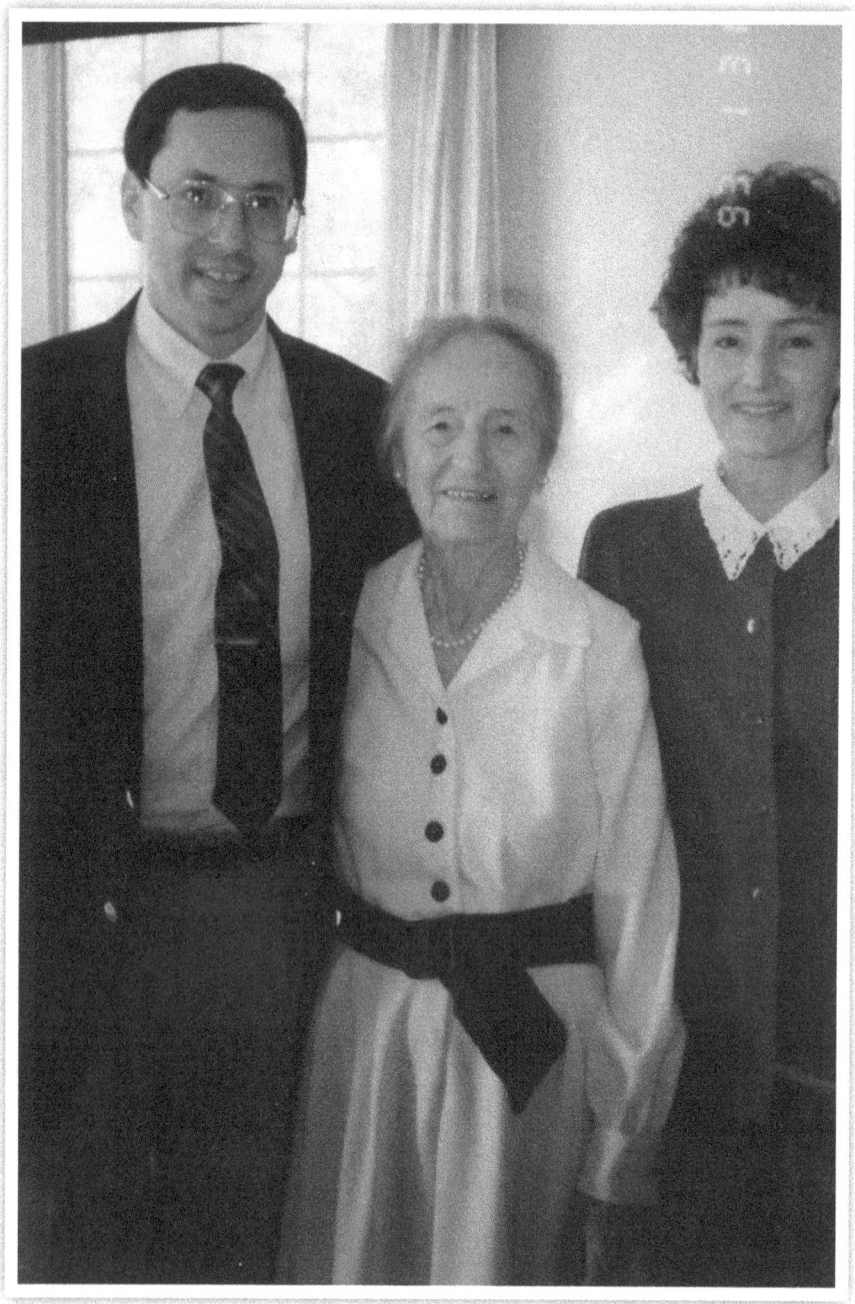

Con la autora y su marido, Steve

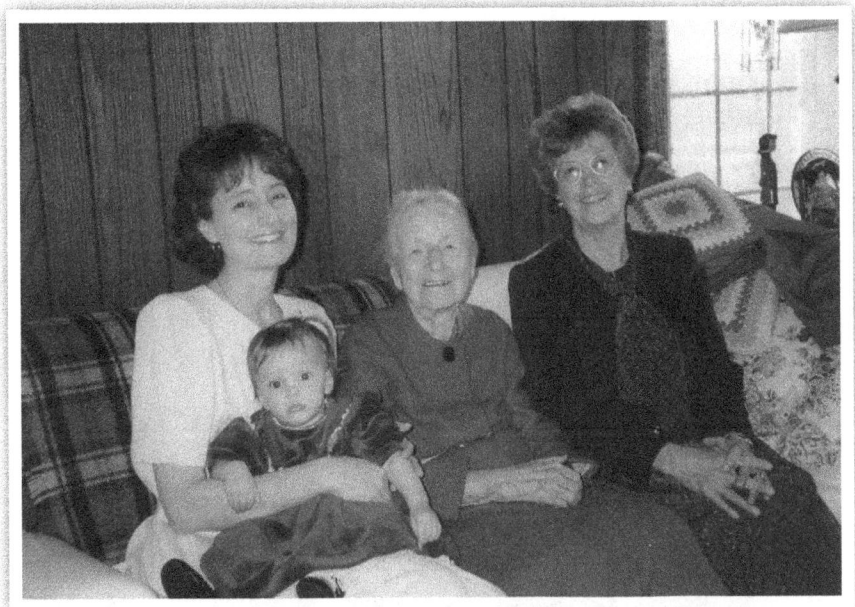
Visita con "Denmarker" Gwendolyn Webb y bebé Emily

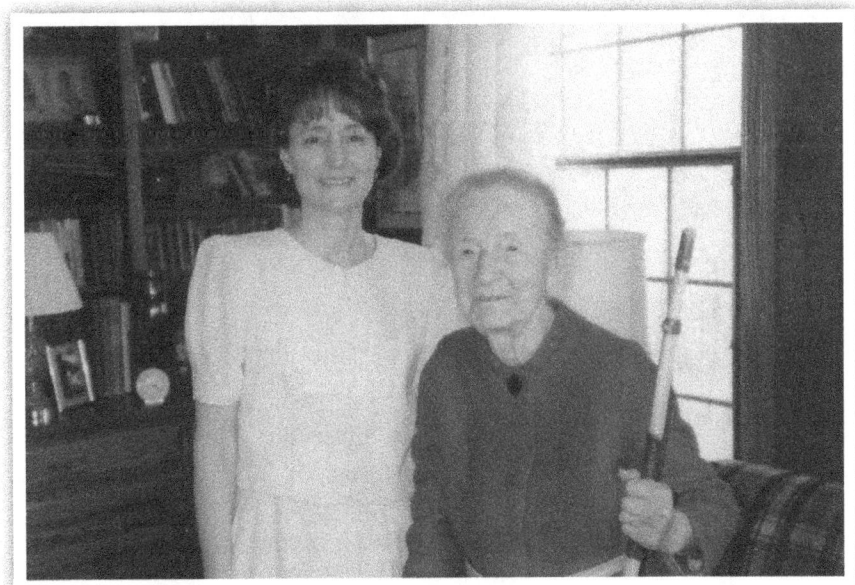
La autora con la Dra Denmark y su bastón famoso

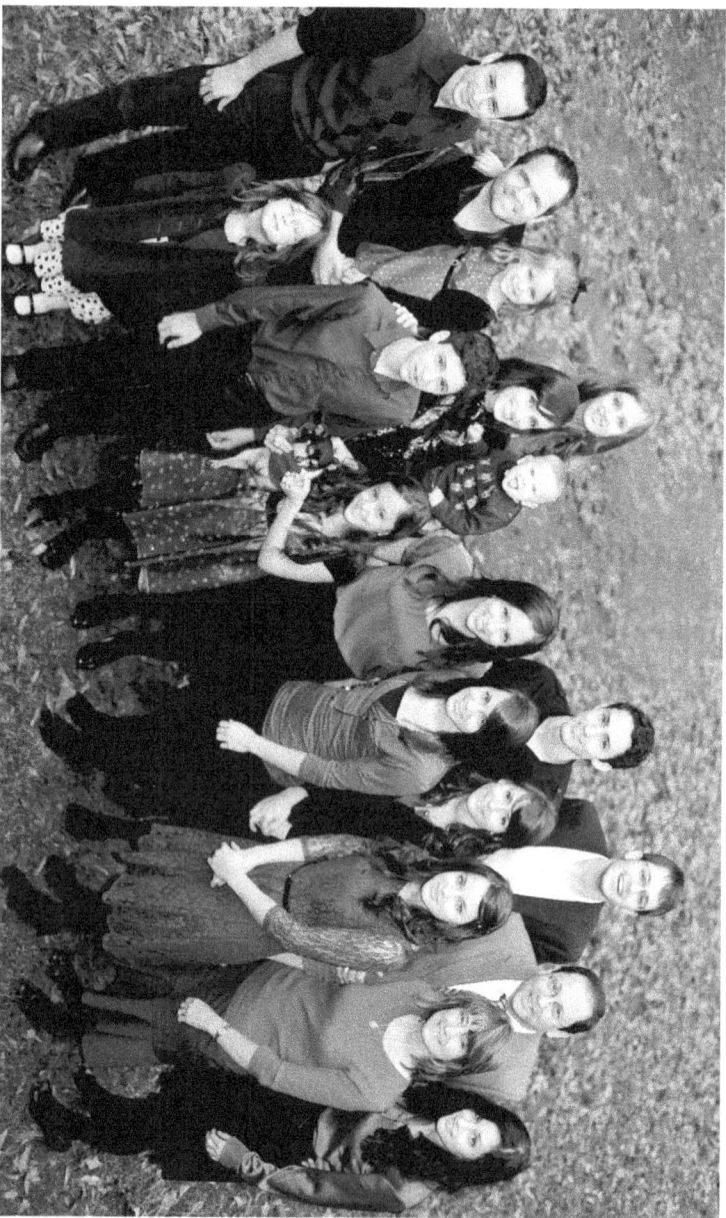

La familia Bowman en photo de Navidad 2012

1

Cuidado de los Bebés

No hay ningún trabajo más importante en la tierra que criar hijos. La dirección que una persona toma depende en gran medida del entrenamiento y liderazgo que él ha tenido desde el nacimiento hasta la niñez, y aun después de convertirse en un adulto. Nuestro mundo necesita desesperadamente padres—padres que estén dispuestos a darles a sus hijos la oportunidad de crecer y desarrollarse de acuerdo a su capacidad física y mental. Necesitamos padres que tomen el tiempo para ayudar a sus hijos a desarrollar cuerpos y mentes sanos, con el fin de disfrutar de una vida plena, feliz y útil.

El 9 de enero de 1980, una mujer joven estaba sentada en la sala de espera de la oficina de la Dra. Leila Denmark, agarrando a su primer hija, una bebé de dos días de nacida. Las emociones de la nueva madre variaban de desconcierto, asombro y temor en tanto que miraba el pequeño rostro de su hija. En sus brazos se encontraba una gran bendición... y una responsabilidad abrumadora. Su propia madre se encontraba a miles de kilómetros de distancia en un país extranjero, no disponible para las consultas que se necesitaban día a día. Ella deseaba tanto ser una buena madre y hacer todo correctamente. Los amigos le recomendaron a la Dra. Denmark. ¿Podría una pediatra de 82 años estar tan capacitada? ¿Habría hecho ella la decisión correcta al venir?

La Dra. Denmark debió detectar su ansiedad. "¿Ve usted esa ardillita afuera en el árbol? Nunca ha ido con un doctor ni ha leído un libro pero sabe exactamente qué hacer con sus bebés. Ella los alimenta, los mantiene limpios y cómodos y lejos de la gente. ¡No es tan complicado como la gente le hace pensar!"

La Dra. Denmark pasó más de una hora con la joven madre, pacientemente revisando los fundamentos de sentido común para el cuidado infantil. Ella salió de la oficina mucho más segura y capacitada, sin siquiera imaginar el impacto que esa cita tendría en su familia. Años más tarde, después de haber dado nacimiento a 11 hijos, ella recuerda y está agradecida. Yo soy esa mujer y espero pasar a mis lectores el sabio consejo con el que fui bendecida.

Un hijo es un regalo precioso, divinamente dado. No hay nada que sea más indefenso que un recién nacido dependiendo completamente del cuidado de sus padres. En realidad, la crianza comienza antes del nacimiento. En el momento de la concepción, un nuevo hijo es creado; y su salud depende grandemente del estado de salud de sus padres y de la nutrición de su madre durante el embarazo. Una vida de disipación y adicción afectará al bebé dentro de sí en forma inevitable y en algunos casos permanentemente. La madre está ciertamente "comiendo y bebiendo por dos" así que ella debe tener cuidado con lo que pone en su cuerpo. Adicciones a la nicotina, alcohol, tabaco, estupefacientes, y aún cafeína interferirán con la salud del bebé. El consumo de demasiados productos lácteos puede causar anemia en la madre y afectar a su hijo. La madre debe evitar lo que es perjudicial y consumir sólo lo que es saludable por amor a su bebé.

Si alguna mujer que ha estado involucrada en el abuso de sustancias se da cuenta que está embarazada, la respuesta no es el aborto, porque su bebé ya es una persona viva, creada a la imagen de Dios. En lugar de eso, ella debe tomar la resolución de abstenerse de sustancias nocivas y obtener ayuda. El amor para el hijo aún no nacido a menudo puede traer grandes cambios en la vida de una mujer. ¡El embarazo puede potencialmente dar a luz a dos nuevas vidas: la del bebé y la de la mamá!

Un recién nacido sano es dormilón, feliz, hambriento, dócil y tierno, pero ¡Ay qué pulmones! La llegada de un bebé al hogar puede traer un tiempo de frenesí, insomnio y prueba o ser una experiencia preciosa llena de paz y prodigio. Algunos principios de cuidado infantil pueden hacer toda la diferencia. Los nuevos padres necesitan sabios consejos para que la madre, el padre y el bebé tengan el mejor comienzo posible.

Cuando yo era una doctora joven, acostumbraba a reunirme con los nuevos padres en el hospital después de la llegada del bebé. A menudo los abuelos llegaban también. Lo primero que yo le decía a la madre era, "Este bebé ha venido a vivir con usted, no usted con el bebé. Él necesita ser entrenado dentro de en un sistema. Si usted estuviera edificando un negocio importante, usted tendría un sistema, y la edificación de un ser humano es la cosa más crítica del mundo. Usted morirá un día y dejará a esta pequeña criatura aquí. Si usted no le ha labrado una manera de vivir, alguien lo va a maltratar. Esa es la razón por la que nuestras cárceles están tan llenas hoy en día. Esas personas no tuvieron una oportunidad porque no tuvieron padres que les enseñaran una manera de vivir.

El día en que el bebé fue concebido, todo estaba centrado en una célula: su altura, color, disposición, su vida entera. Si usted se cuidó durante el embarazo—no bebió, no fumó, no usó drogas ni bebió demasiada leche—al nacer ese bebé es todo lo que estaba predestinado a ser. Ahora, si usted no lo alimenta correctamente ni lo cuida de una manera adecuada hasta los 18 años de edad, él nunca alcanzará su potencial a plenitud. Este pequeño bebé necesita tener un sistema. Debe de haber un tiempo para todas las cosas.

Usted tendrá a todo el mundo indicándole cómo criar a su niño. Le estoy diciendo, su suegra le va a decir, todos sus vecinos le van a decir cómo hacerlo. Escuche cuidadosamente lo que todo el mundo dice y respetuosamente responda, 'Sí, Señora; Sí, Señor'. Después vaya a casa y haga lo que usted piense que es mejor."

Recién Nacidos

Horarios

La alimentación en demanda o alimentación cada dos horas durante las 24 horas se recomienda a menudo para los recién nacidos. Muchos asumen que la demanda de alimentación simula los hábitos más "naturales" y saludables del reino animal y de madres humanas que vivieron hace tiempo. La Dra. Denmark afirmó que esta suposición es errónea. Habiendo crecido en una granja, a principios del siglo veinte, ella pudo observar de primera mano que los animales tenían un equilibrio en sus hábitos alimenticios basados en su sistema digestivo específico. Su propia madre, esposa de un granjero, nunca hubiera tenido tiempo de alimentar según la demanda. Su madre no vivía en un ritmo frenético en el que muchas mujeres modernas tienden a vivir. Ella tomó tiempo para relajarse y alimentar a sus bebés. Sin embargo, sin la refrigeración moderna o aparatos que ahorran trabajo, la esposa de un granjero estaba demasiado ocupada para alimentar al bebe cada vez que él hacía un ruido. Las alimentaciones tenían que ser separadas para que las tareas necesarias fueran completadas. Todos los miembros de la familia necesitaban su descanso por la noche, así que el bebé estaba entrenado para el ritmo de un hogar feliz y activo.

La alimentación en demanda es probable que produzca madres agotadas y deprimidas, bebés con cólico, y hogares caóticos. Una buena rutina para comer y dormir es vital para la salud del niño y para la armonía familiar. Las alimentaciones de leche deben ser separadas lo suficiente para permitir tiempo a que el estómago del bebé se vacíe antes de añadir más leche.

El estómago es una bolsa pequeña, y la comida tiene que permanecer en el estómago y ser mezclada con el ácido clorhídrico y pepsina y ser digerida antes de ser expulsada dentro del intestino para ser mezclada con la bilis y jugos pancreáticos. Después de este proceso de la digestión, los alimentos se absorben para abastecer las necesidades del cuerpo. Si continuamos agregando leche al estómago sin permitirle a la leche que ya está en el estómago tiempo para para ser digerida y expulsada, el estómago tiene que expandirse más y más porque el estómago no expulsa leche al intestino hasta que la leche ha sido digerida en el estómago. Con la constante adición de leche, nunca habría un tiempo cuando toda la leche que está en el estómago hubiera pasado por el proceso de la digestión; pero la vieja se mezclaría con la nueva. Lo único que podría suceder sería que el estómago se expandiera para acomodar todo lo que fue puesto, porque la leche no digerida tendría que pasar al intestino, o el bebé tendría que escupir hasta recibir alivio. Así que vemos que alimentar al bebe cada vez que llore crearía un problema serio.[1]

A su regreso del hospital, una madre debe poner a su recién nacido en un horario regular para comer y dormir. El entrenamiento de un niño para comer y vivir en una rutina razonable no es sólo fundamental para una buena salud, pero también mejora su capacidad para vivir una vida productiva y promueve el desarrollo del carácter. El bebé aprende durante sus primeros días que no puede esperar que cada una de sus necesidades percibidas sea gratificada instantáneamente. La rutina consistente crea un sentido de seguridad. Él aprende que puede depender y confiar en sus padres para satisfacer sus necesidades reales en el momento adecuado. Se recomienda el siguiente horario:

6:00 a.m.	Alimente leche materna o fórmula; permita que el bebé duerma en un cuarto abierto. Levante las persianas de las ventanas y deje puerta entreabierta si no hay peligro de que otro niño pequeño dañe al bebé.
9:30 a.m.	Bañe (según sea necesario).
10:00 a.m.	Alimente y póngalo a dormir con la puerta y persianas cerradas. Asegure el, silencio.
2:00 p.m.	Alimente, dejando el cuarto abierto
6:00 p.m.	Alimente y juegue con el bebé.
10:00 p.m.	Alimente. Cambie el pañal; compruebe que el bebé está bien. No recoja al bebe ni le dé de comer hasta las 6:00 a.m.

1. Leila Daughtry-Denmark, MD, *Cada Niño Debe Tener una Oportunida* (Atlanta, GA: 1971), 15.

Bebé Llorón

Si un bebé llora todo el tiempo y sin razón aparente, sabemos que algo está mal y la causa debe ser investigada. Sin embargo, para estar sano y para desarrollarse adecuadamente, es esencial que un bebé pase cierto tiempo llorando fuertemente. El llanto es una forma natural para ampliar y fortalecer sus pulmones y para darle al bebé su ejercicio necesario. Generalmente, un recién nacido duerme 20 de las 24 horas del día. Un bebé saludable puede pasar hasta cuatro horas llorando al día. Esa inquietud puede tomar lugar en una hora determinada del día tal como el anochecer, o el bebé puede llorar un poco antes de cada alimentación. Con paciencia y persistencia, puede ser entrenado para que esté inquieto durante la luz del día y así todos reciban el descanso necesario cada noche.

Antes de que un niño se aclimate al horario anterior, él probablemente querrá ser alimentado durante la noche. Un bebé no necesita alimentación a media noche. Él debe estar satisfaciendo todas sus necesidades de nutrición durante la alimentación del día. Si los padres son consistentes con el horario anterior, la mayoría de los niños se acostumbran a él después de unos pocos días y comenzarán a dormir toda la noche.

Nuestros hijos estaban usualmente entrenados para dormir toda la noche en diez días. A nuestra primera hija, Malinda, le tomó cuatro noches. Algunos bebés tardan más tiempo que otros para ser entrenados. Si su bebé es uno de ellos pregúntese a sí misma, "¿Estoy siguiendo el horario consistentemente? (La consistencia es vital). ¿Está mi bebé colocado en una posición en la que se sienta seguro?[2] ¿Estoy manteniendo su dormitorio en silencio? ¿Necesito ejercitar autocontrol y perseverar unas noches más?"

Muchas madres, incluyendo a nuestra hija mayor Malinda (¡quien ahora tiene sus propios hijos!), encuentran más fácil entrenar a su recién nacido para que duerma toda la noche si el bebé está durmiendo en una habitación separada de mamá y papá. Intente poner la cuna en una habitación segura y separada, asegurándose que los niños pequeños no tengan fácil acceso al bebé. Una vez,

---

2. Vea Colocando al Bebé, páginas 17–20.

descubrimos que nuestro aventurero niño de tres años se había subido a la cuna con su hermanita bebé ¡un escenario inseguro! La instalación de cerraduras en la parte exterior de las puertas de la habitación del bebé no es mala idea.

Muchas experimentadas "Madres de la Dra. Denmark" también recomiendan *mantener al bebé despierto lo más posible entre la alimentación de las seis y la de las diez* para que sea más probable que él duerma durante la noche. Tráigalo a la sala y juegue con él cuidadosamente. Si no hay demasiado ruido esto sería un buen momento para que otros miembros de la familia interactúen con él también. Sin embargo, tenga en cuenta, que un recién nacido se quedará dormido y despertará varias veces durante el día.

Utilice su discreción, recordando que los bebés normales y sanos lloran aunque nada esté mal. Muchas cosas pueden despertar a un bebé. Revise para ver si hay fiebre, congestión nasal, irritación por el pañal o evacuaciones anormales. ¿Está la temperatura de su habitación agradable? ¿Está el bebé aumentando de peso normalmente?

Después de descartar lo anterior, usted puede intentar darle un poco de fórmula a las diez después de haberlo amamantado. Usted puede estar cansada y no estar produciendo suficiente leche en la noche. Mezcle una cucharada de fórmula en polvo con dos onzas de agua esterilizada (produciendo dos onzas de fórmula).

Si él se toma toda la cantidad, dele dos onzas y media la noche siguiente después de haberlo amamantado. Continúe aumentando la cantidad cada noche por media onza hasta que él deje un poco en la botella. Un bebé no beberá demasiado. Un poco de suplemento en su alimentación de las diez puede ser todo lo que él necesita para ayudarlo a dormir hasta las seis.[3]

Los bebés necesitan mucho afecto y a mí me encantaba acariciar a mis bebés, pero como una madre nueva fue un alivio tremendo darme cuenta que no tenía que cargar al bebé cada vez que lloraba. Me di cuenta que ella se quedaba dormida más rápido a la hora de acostarse cuando la dejaba quejarse un rato.[4]

---

3. Vea Suplementos, páginas 11–13.

4. Vea las páginas 252–254, 257, 277–278.

El llanto es una parte muy importante del desarrollo del bebé. Los bebés deben llorar, y deben llorar duro, para abrir sus pulmones a plena capacidad. Un bebé prematuro, un bebé con el Síndrome de Down, un bebé que es lesionado al nacer, o un bebé muy débil puede tener problemas para expandir sus pulmones a la capacidad normal.

El niño debe aprender a una edad temprana que el llanto no puede conseguirle cosas que no son buenas para su desarrollo físico o mental. Los bebés no pueden dormir todo el tiempo; y debemos amarlos lo suficiente como para oírlos llorar si esto es necesario para su desarrollo normal y su entrenamiento. Les digo a las madres, "Si no deja que este bebé llore hoy, tal vez él la haga llorar mañana."[5]

Alimentación

Alimentación Materna

Si es posible, alimente a su bebe con leche materna. Contribuye a la salud de la madre y sobre todo contribuye a la buena salud del bebé. Una madre que alimenta con leche materna debe comer abundante proteína, cereales integrales y vegetales de hojas verdes y beber mucha agua y sopas (no leche o jugo); y estar feliz.

Alimente a su bebé diez minutos en cada lado, poniéndolo a eructar cuando cambie de lado y después de alimentarlo. Cuando esté en el primer pecho, presione el pezón del seno opuesto para evitar que la leche fluya. Motive al bebé dormilón a estar despierto durante la alimentación para que reciba el máximo beneficio. Si está muy adormilado, dele golpecitos muy leves en los pies o háblele. Desvístalo si está demasiado caliente.

---

5. Denmark, *Cada Niño Debe Tener una Oportunidad*, 13.

Después de alimentar, lave la saliva del bebé de su pecho con agua limpia (sin jabón), seque sus senos, y coloque una tela de algodón limpia entre los pezones y el sostén. La limpieza es especialmente importante en tanto que sus pezones se acostumbran a la alimentación. El lavado ayuda a prevenir (o aliviar) pezones agrietados o adoloridos. Note que candidiasis bucal en la boca del infante también puede producir dolor.[6] Si los pezones se han agrietado tanto que incluso tienen cortadas, usted puede aplicar Crema de Silvadene[7] después de cada alimentación. Enjuague con agua limpia antes de la próxima lactancia. El residuo de la Crema de Silvadene no lastimará al bebé.

En tanto que el bebé crece y está más despierto, podrá vaciar el seno más rápidamente. Después de unas cuantas semanas, usted ya no necesitará medirle el tiempo de diez minutos en cada seno.

Una madre contenta amamantando a su bebé es una de las cosas más cercanas a experimentar el cielo en la tierra, y lo digo por experiencia personal. Nunca puede ser creado algo parecido a este método normal, aunque esté desarrollado en la base más científica. La seguridad, los anticuerpos, la relación madre-hijo, la proteína humana no pueden ser creados en un laboratorio.[8]

Algunas personas piensan que la lactancia frecuente y prolongada aumenta la producción de leche. Aunque no es así para nada. El otro día tuve aquí una mujer que estaba amamantando a su bebé cada dos horas puntualmente. Ella estaba desgastada y se parecía acabada. ¡El bebé se veía como la ira de Dios y el marido estaba listo para abandonar el hogar! Ella no necesitaba amamantar a su bebé cada dos horas. La manera de producir leche es estar feliz, tener un sistema, y amar el hacerlo.

---

6. Vea Candidiasis Bucal, páginas 22–23.

7. Crema de Silvadene, vea página 127.

8. Denmark, *Cada Niño Debe Tener una Oportunidad*, 41.

Bebés Prematuros

Muchos han preguntado si la Dra. Denmark recomienda poner a un bebé prematuro en el mismo horario de alimentación de cada cuatro horas. La respuesta es "¡Sí!" El estómago de un prematuro todavía necesita el mismo tiempo para digerir la leche. Algunas madres de bebés prematuros que han utilizado el horario de alimentación de la Dra. Denmark, les dan a sus bebés una alimentación a media noche hasta que alcanzan la fecha normal en que deberían haber nacido, y a ese punto se debe quitar la alimentación de media noche.[9]

> Si el bebé es pequeño y débil, uno podría pensar que se le debería permitir lactar por mucho tiempo, pero eso no es cierto. Los bebés más pequeños y débiles son los que no deberían cansarse con largos períodos de alimentación. Entre más tiempo chupan, absorben más aire y tienen más cólicos.[10]

Nota: Hemos encontrado que el horario de alimentación de cuatro horas funciona maravillosamente para la mayoría de los niños. La leche materna tarda aproximadamente tres horas para ser digerida. Cuando una madre alimenta a su bebé diez minutos en cada seno, poniéndolo a eructar y posiblemente cambiándole el pañal entre uno y otro seno, le tomará de 30-40 minutos. Si suma el tiempo para que la leche sea totalmente digerida, un poco más para que el bebé desarrolle apetito, y ya han transcurrido las cuatro horas.

Sin embargo, si usted ha amamantado consistentemente en el horario de cada cuatro horas por algún tiempo, y si su bebé se ve siempre desesperadamente hambriento media hora antes de la siguiente alimentación, trate de agregar una alimentación extra durante el día. Trate de amamantar a las 6 am–9am–1 pm–4 pm–7pm–10pm Este horario mantiene la siesta de la mañana y las horas de dormir durante la noche en tanto que acerca los otros horarios de alimentación. Después de unas cuantas semanas usted puede hacer la transición para regresar al horario de cuatro horas.

---

9. Vea páginas 271–274.

10. Denmark, *Cada Niño Debe Tener una Oportunidad*, 17.

Si su bebé todavía no está contento aún con una alimentación extra, y **especialmente si él no está aumentando bien** de peso, probablemente son necesarios los suplementos. La fórmula toma más tiempo para ser digerida por lo tanto, debe darse a intervalos de cuatro horas.[11F]

Suplementos

La cantidad de leche que consume un bebé es determinada por sus necesidades individuales. Si un niño está aumentando bien de peso y parece contento, no se preocupe por la suficiencia de su leche materna. Si el bebé no está aumentando bien de peso y usted se preocupa de que él no está recibiendo lo suficiente, lo puede pesar antes y después de alimentarlo. Durante las dos primeras semanas, la mayoría de los bebés deben pesar de tres a cuatro onzas (85—13 g) más después de la alimentación. Cuando él tenga seis semanas de edad, debe pesar aproximadamente ocho onzas (226 g) más después de ser alimentado. La mayoría de los niños siguen tomando aproximadamente ocho onzas hasta que son destetados si es que los alimentos en forma de puré son introducidos en el tiempo adecuado.

Si su bebé no está recibiendo suficiente leche materna, usted debe complementar con fórmula, pero siempre amamante primero. (De lo contrario su leche materna se secaría rápidamente.) Después de amamantarlo, ofrézcale la cantidad de onzas que le están faltando. Por ejemplo, si su bebé de tres semanas de edad sube dos onzas (56 g) de peso, ofrézcale dos onzas de formula después de la primer alimentación. Si él se toma toda la cantidad, auméntele media onza más en la próxima alimentación. Un bebé no toma demasiada fórmula. Usted puede continuar aumentando la cantidad por media onza **hasta que él deje un poco en la botella.** De esa forma usted puede estar segura que él está recibiendo todo lo que necesita.

Trate primero una fórmula con base en leche de vaca. Si el bebé echa buches de leche constantemente, tiene eccema, diarrea o múltiples infecciones del oído, cambie a una fórmula de soja (vea Buches de Leche, página 13). Siga tratando hasta que encuentre una que funcione. Algunas fórmulas son demasiado concentradas para

---

11. Denmark, 16.

un recién nacido. Si está utilizando una fórmula que se debe diluir con agua, añada un poco más de agua de lo que las instrucciones de la lata indican hasta que su bebé tenga tres meses. En lugar de una lata de agua por una lata de fórmula, use una lata y media de agua por una lata de fórmula. Después de que su bebé cumpla tres meses siga las instrucciones en la lata.

Es importante que la fórmula esté tibia y fluya libremente de la botella del bebé. Si un bebé se agota por estar chupando de la botella, él puede rendirse antes de llenarse. Usted no quiere que él chupe más de 15 a 20 minutos. El chupar la botella por demasiado tiempo puede también lesionar el epitelio de la lengua y la boca, haciendo la boca más susceptible a la candidiasis bucal. Si usted tiene alguna inquietud de que la leche esté fluyendo con libertad del chupón, usted puede hacer un corte de cruz en la punta del cupón con una navaja. Cada corte debe ser aproximadamente 1/16 de una pulgada (0.15 cm) de largo. Sostenga la botella firmemente mientras el bebé bebe y proporcione cierta resistencia a sus movimientos de absorción para que él pueda jalar el chupón como jalaría el pezón de la madre.

Aunque mi figura es de tamaño pequeño, la lactancia materna nunca fue un gran problema con mis primeros siete hijos. Opuestamente a lo que muchos piensan, el tamaño de los senos de una mujer tiene muy poco que ver con su capacidad para amamantar.

Sin embargo, cuando Christina nació (la número ocho), no pude producir todo lo que ella necesitaba y tuve que complementar. Ella nunca se alimentó vigorosamente y por fin a los cinco meses rechazó el pecho totalmente. Inicialmente, mi reacción fue de decepción y pena. De alguna manera me sentía como un fracaso, pero mi actitud cambió. Bueno, yo era un fracaso. La alimentación de pecho es ideal, y yo estaba dispuesta pero no pude. De cualquier forma, Christina fue muy saludable, y una pequeña criatura de buen humor. ¡Gracias a Dios por suplementos cuando los necesitamos! ¡Gracias a Dios por bebés saludables!

Un bebé ya sea en el pecho o en la botella, aprende la importancia de la madre y esto debe ser el momento más feliz del día para la madre y el bebé; siempre debe ser tranquilo — nunca de prisa.[12]

Buches de Leche

Cualquier bebé echará buches de leche en algún tiempo. Sin embargo, el escupir excesivamente buches de leche puede ser causado por lactancias demasiado frecuentes (vea páginas 4-5), alergia a algún alimento, o una válvula gástrica del esófago débil. Si un niño escupe agua además de la fórmula, es una buena indicación de que tiene una válvula gástrica del esófago débil, una condición que es normal en un bebé. Puede hacerlo con frecuencia durante ocho meses pero seguirá aumentando de peso normalmente.

Echando sólo buches de fórmula o de leche materna puede indicar alergia al alimento. Intente cambiar de fórmula. Como una madre que amamanta, usted necesita eliminar varios alimentos de su dieta para determinar la causa. Actué como "detective" y observe al bebé para ver si mejora mientras que usted elimina algunos alimentos. Tal vez sea necesario que usted elimine un alimento hasta por dos semanas para determinar si éste es un problema. Causantes comunes son productos lácteos, cítricos y chocolate.

Vómitos proyectiles, especialmente en el género masculino, es causa seria de preocupación. Es como una explosión: devuelve toda la comida, y usted puede detectar una subida y caída en su estómago mientras que él expulsa los alimentos. Consulte un médico inmediatamente.

Es agradable cuando los bebés echan buches. ¡Ellos no sufren de resfriados porque nadie quiere cargarlos!

---

12. Denmark, *Cada Niño Debe Tener una Oportunidad*, 17.

Cólicos

Cuando un bebé está irritable y triste sin razón aparente, llorando constantemente, echando buches frecuentemente y mostrando signos de dolor abdominal, decimos que tiene "cólicos". Cualquier bebé normal necesita llorar por período de tiempo limitado, pero este comportamiento se distingue de un bebé infeliz con cólicos.

Muchos bebés con cólicos nacen de madres que fumaban, bebían, o usaban drogas durante el embarazo (esto puede incluir medicamentos recetados). Tardará semanas para que tales bebés se comporten normalmente, ya que nacieron "adictos" y necesitan tiempo para terminar con los síntomas de desintoxicación. Si la madre deja los estimulantes o drogas y amamanta a su bebé, el golpe al sistema del bebé será menor. Por otro lado, si lo colocan directamente en fórmula, dentro de las veinticuatro horas, es probable que se ponga rígido e irritable.

...este pequeño bebé es un terror de la droga, adicto a la nicotina, adicto al café, alcohólico, o a lo que la madre esté adicta; y por estar privado de la droga que ha tenido por nueve meses lo torna en un desastre. Él está nervioso, cianótico y rígido; él vomita, echa buches, esta estreñido o tiene frecuentes evacuaciones, llora, no puede ser consolado hasta que tenga el tiempo para recuperarse de nueve meses de disipación...a veces una madre tiene que tomar un medicamento para protegerse contra convulsiones, hipertensión y muchas otras condiciones de las que tiene que ser tratada para salvar a la madre, pero debemos recordar que el bebé está recibiendo todo lo que la madre recibe, y toma tiempo para que el bebé se libere de la droga.[13]

Los cólicos también pueden ser causados por la fórmula equivocada, o el bebé puede ser alérgico a algo que come su madre que lo amamanta. Trate de cambiar de fórmula o dilúyala (vea la página 13 para obtener instrucciones). Si usted está amamantando, procure eliminar de su dieta alimentos que produzcan alergias cuando

13. Denmark, *Cada Niño Debe Tener una Oportunidad*, 5.

menos por dos semanas (productos lácteos, cítricos y chocolate son causantes comunes). Los bebés colocados sobre sus espaldas son mucho más propensos a cólicos.[14] Estos pequeños inhalan y toman demasiado aire.

Probablemente la causa más frecuente de cólico en los bebés es alimentaciones demasiado frecuentes. Las alimentaciones de leche necesitan ser separadas por cuatro horas para darle al estómago tiempo para digerir el alimento y pasarlo al intestino

antes de añadir más alimentos. Alimentaciones demasiado frecuentes causan indigestión y dolor de estómago y frecuentemente escupir buches de leche.

Si un bebé está con dolor hará movimientos de succión. Estos son instintivos para un bebé en cualquier tipo de sufrimiento. Las madres interpretan los movimientos de succión como verdadera hambre, así que el bebé es alimentado de nuevo. El bebé beberá más porque piensa que el succionar le quitara el dolor. En lugar de aliviar el dolor, la nueva alimentación lo aumenta y ahora tenemos un bebé con cólicos que sigue llorando y chupando y llorando.

En la mayoría de los casos, colocando al bebé con cólicos sobre su estómago y sujetándolo a un buen horario donde las comidas estén lo suficientemente separadas, eliminará el problema.[15]

He encontrado que la alimentación en demanda es muy mala... lo más frecuente que se alimenta al bebé, lo más que llora porque su estómago no se ha vaciado cuando se agregan los nuevos alimentos, haciendo imposible la digestión adecuada y resultando en un estomago muy inflamado y dolido.[16]

Aumento de Peso

Todos los recién nacidos pierden alrededor de ocho onzas (226 g) los primeros días de vida pero deben recuperar su peso de nacimiento

---

14. Vea página 19.

15. Vea páginas 6–8, y *Cólicos* en el Índice.

16. Denmark, 14.

después de una semana. De ahí en adelante, los bebés generalmente aumentan una onza (28 g) diaria hasta que ya tienen 12 semanas de edad (aproximadamente cinco libras o 2.26 kg). Después de eso sólo aumentan media onza (14 g) diariamente. A los cinco meses la mayoría de los bebés han añadido aproximadamente siete libras (3.17 kg) a su peso de nacimiento.

Algunos niños saludables aumentarán más y otros no tanto. Lo más importante para estar al pendiente es aumento de peso gradual y un bebé complacido. Si no hay aumento gradual de peso, algo está mal y este problema debe resolverse cuanto antes. Tal vez los suplementos sean necesarios (vea las páginas 11-12). No se sorprenda ni esté ansiosa si su bebé no se ve exactamente como el bebé de la vecina. Su bebé puede haber heredado el tipo de cuerpo de usted o el de su esposo. Después de todo, "se obtienen manzanas del árbol de manzanas."

Uno de los bebés más buenos que yo tuve no bebía más de tres onzas (88.7 ml) a la vez. Los bebés tienen necesidades individuales. El aumento consistente de peso es lo que una madre debe buscar.

Posparto

Por su propio bien, tanto como por el de su bebé, no tenga prisa para volver a un horario completo después del parto. Si usted puede conseguir algo de ayuda con los quehaceres domésticos, aprovéchela. Descanse lo más que pueda por lo menos dos semanas para darle a su cuerpo la oportunidad de recuperarse. Si usted está amamantado, debe dejar que su leche se establezca. Permanecer tranquilamente en casa es lo mejor para la madre y el bebé.

Cuando nació mi hija, me quedé en el hospital durante dos semanas. Luego me fui a casa, y alguien me cuidó por dos semanas. Después de eso lo tomé con calma por un tiempo. Tal vez antiguamente exageramos el periodo de recuperación, pero yo creo que si se ha estado embarazada por nueve meses se necesita algo de descanso. Usted ha perdido algo de sangre. Sus músculos abdominales están débiles y todo está fuera de línea. Creo que una madre debe andar con calma por un mes después del parto, especialmente si planea amamantar.

Demasiada compañía y excesiva plática han sido la ruina de un bebé indefenso. A estos dos, mamá y bebé, se les debe permitir vivir juntos tranquilamente y darles la oportunidad de conocerse antes de que alguno tenga tiempo de enojarse.[17]

Si una madre se levanta el día que nace el bebé y planea un banquete, ella está débil, desgastada, y todavía no es ella misma. Si ella quiere lactar, ella necesita estar contenta. Yo creo que después del parto debería haber un tiempo de paz. Una mujer necesita tiempo para establecerse antes de que ella intente asumir todas sus responsabilidades nuevamente.

Colocando al Bebé

Los bebés siempre deben colocarse sobre su estómago por los primeros cinco meses. Están más seguros y se sienten más protegidos en esa posición. Un bebé colocado sobre su espalda agita sus brazos porque tiene miedo de caerse. Por meses ha estado envuelto en el vientre de su madre; pero estando sobre su espalda, sus extremidades se mueven con demasiada libertad, por lo que se siente inseguro. Él se asusta, jadea y toma aire que produce cólicos.

El dejar a un bebé en su espalda es potencialmente fatal. Hay un peligro constante de que el bebé pueda echar buches y se asfixie a sí mismo si está acostado sobre su espalda. En su estómago, no tiene peligro de asfixiarse con su vómito. Toallas colocadas debajo de su sábana absorberán el vómito y el bebé no lo aspirará hacia sus pulmones.[18]

Todos los sistemas del cuerpo del bebé funcionan mejor cuando está sobre su estómago, y nada drena adecuadamente cuando está

---

17. Denmark, *Cada Niño Debe Tener una Oportunidad,* 3.

18. Vea Uso de Muebles, página 20.

sobre su espalda. Es más fácil para él tener evacuaciones y pasar gases. La colocación sobre su espalda contribuye para infecciones de sinusitis, respiratorias y del oído. Las Trompas de Eustaquio no pueden drenar tan bien, así que el fluido se acumula detrás de los tímpanos y a menudo esto conduce a infecciones. Desafortunadamente muchos médicos insertarán tubos para drenar el líquido.[19]

Un bebé está más capacitado para ejercitar los músculos del cuello, hombros, y brazos cuando está en su estómago. Él probablemente va a gatear más pronto y por más tiempo. El gatear es fundamental para el desarrollo tanto mental como físico del niño.

También dormir boca abajo ayuda al niño a desarrollar una cabeza bien formada. Poniéndolo de lado puede causarle una forma desigual en su cabeza.

Un niño colocado sobre su espalda, normalmente desarrolla una cara ancha y una cabeza plana en la parte posterior. Si el bebé es cargado mucho, la parte posterior de la cabeza se verá mejor, pero su rostro quedará más ancho. La cara del bebé se forma bien cuando está durmiendo sobre sus mejillas.[20]

He practicado medicina durante más de 75 años, y nunca he tenido una muerte de cuna. Les digo a las madres, "Desde el momento que el bebé nace, nunca lo dejen sobre su espalda excepto para alimentarlo."[21]

Hace años, las madres comúnmente colocaban a los bebés con Síndrome de Down sobre sus espaldas. Los bebés con Síndrome de Down tienen problemas respiratorios, y las madres tenían miedo de que sus hijos se asfixiaran si estaban sobre su rostro. Esto era hacer lo equivocado. Las cabezas de los bebés se ponían planas y los problemas respiratorios se agravaban. Raramente se esperaba que el promedio de vida con Síndrome de Down fuera de más de cuatro años.

19. Vea Tubos, página 97-98.
20. Vea página 257–258.
21. Vea Síndrome de Muerte Súbita Infantil, páginas 236–237.

En mi práctica nunca perdí un bebé con Síndrome de Down. Siempre instruí a las madres para que colocaran los bebés en su estómago y que les extrajeran sus amígdalas y adenoides para que respiraran mejor.[22]

Claramente el consejo de la Dra. Denmark acerca de colocar a los bebés sobre su estómago confronta la campaña actual de "dormir en la espalda" defendida por tantos hospitales y pediatras. Me duele y me frustra que las madres jóvenes están siendo persuadidas por esta propaganda. Mis hijos vivieron casi exclusivamente sobre sus pancitas (cuando no estaban en brazos) por las primeras 12 semanas. Ellos durmieron, jugaron, se bañaron, se les cambiaron pañales, fueron vestidos, y fueron envueltos en esa posición. La Dra. Denmark desde mucho tiempo atrás me había demostrado cómo envolverlos y cambiarles sus pañales mientras que estaban acostados sobre sus estómagos.

El envolver al bebé lo hace sentir cómodo y seguro. La única vez que me abstuve de envolver a mis recién nacidos, fue cuando el tiempo estaba tan caliente que aún una frazada delgada les causaba sudor. Extienda una frazada sobre una superficie lisa. Doble hacia atrás una esquina de la frazada y coloque al bebé **pecho hacia abajo** sobre ella con su rostro en la parte doblada. A continuación, doble la esquina opuesta sobre sus pies y envuelva las otras esquinas cómodamente alrededor de su cuerpo.

Generalmente colocaba las manos de mi recién nacido al lado de sus mejillas y también me aseguraba que su habilidad para respirar no fuera inhibida por la frazada.

Cambiarle los pañales a un recién nacido que está sobre su estómago no es realmente un desafío. ¡De cierto modo, es más fácil limpiarlo en esa posición! Cuando necesitaba voltearlo para limpiarlo enfrente o para cuidar su cordón umbilical, yo unía sus antebrazos y manos juntos contra su pecho para evitar que los agitara y lo volteaba suavemente, manteniendo sus brazos juntos mientras que le daba el tratamiento.

Cuando tenga su recién nacido en brazos, no deje que él agite sus

---

22. Vea páginas 100–102.

brazos. Envuélvalo y acomode su pancita contra su hombro, pecho, o antebrazo para que él se sienta seguro.

La campaña de "dormir en la espalda" estaba en pleno apogeo cuando nuestra pequeña, Emily, nació. Me recuerdo verla durmiendo complacidamente sobre su estómago y silenciosamente agradecía a Dios por el sabio consejo que había recibido.

Uso de Muebles

Los columpios infantiles y los asientos modernos para carros lamentablemente no son buenos para la columna vertebral. El cartílago entre las vértebras es particularmente suave en la espalda de un recién nacido, y a él no debería permitírsele encorvarse en los primeros meses. Es mejor mantenerlo en su cuna en casa, pasando el tiempo mínimo en un asiento de carro, especialmente antes de cinco o seis meses de edad.

Es importante hacer la cama del bebé correctamente. Extienda cuatro toallas sobre el colchón de la cuna y ponga una sábana bien restirada sobre ellas. Este tipo de superficie contribuye a la correcta respiración y absorbe el líquido. Nunca coloque a su bebé sobre una superficie con textura mullida o afelpada que pueda inhibir su respiración. Ni tampoco debe colocarlo sobre la alfombra aunque le ponga una frazada debajo de él. Las alfombras contienen una multitud de alérgenos, y los bebés pueden desarrollar congestión nasal e infecciones de oído a causa de esto.

Tranquilidad

Un recién nacido no siempre parece ser sensible al ruido. En realidad, es muy afectado por él. Sus tímpanos son tan delgados como papel china y cualquier sonido que recibía previamente a través del líquido amniótico era amortiguado.

Usted querrá proteger a su bebé de ruidos fuertes innecesarios, sobre todo respetando el tiempo de sueño. Mantenga la habitación tan tranquila como sea posible y permita un mínimo de visitantes, especialmente durante los primeros cinco meses. Apague el televisor y la radio. Si hay un teléfono en la habitación, desactive el timbre.

Es lamentable cuando las madres tienen prisa por sacar a sus bebés en público. Ellos necesitan una vida tranquila, lejos del bullicio del mundo exterior, especialmente durante esos primeros cinco meses. Exponiéndolos a gentíos aumenta la probabilidad de que ellos se enfermen, lo cual puede interferir con el crecimiento rápido que es crucial en este tiempo.

A esta pequeña nueva vida debe permitírsele tomar gradualmente los golpes ... El bebé debe ser tratado como eran tratados los bebés de los indios [americanos], o como la gata trata a sus gatitos— él debe ser escondido por las primeras semanas de vida hasta que él pueda tener un buen comienzo.[23]

Un pequeño recién nacido tiene bajas defensas. Si usted lo lleva a la Iglesia y lo lleva al cuidado infantil el domingo, probablemente lo veré el miércoles. ¿Por qué? Porque alguien llevo un bebé enfermo al cuidado infantil y tosió sobre él.

Luz del Sol

Para cuando su bebé tenga dos semanas de edad, sáquelo afuera por cinco minutos al día. Levante su camisa y permita que el sol le dé en su espalda. Esto satisfará su necesidad de vitamina D.

Ictericia

Cuando la piel o lo blanco de los ojos parecen inusualmente de color amarillo, un niño puede considerarse que tiene ictericia. Si su bebé parece tener ictericia, primero cheque el color de sus evacuaciones y de su orina. Si el excremento es blanco y la orina color té, eso significa que la bilis no está pasando por los conductos biliares. Él necesita inmediata atención médica. Orina y excrementos normales indican que su bebé está probablemente bien y no necesita ningún tratamiento. Las lámparas solares no son necesarias y no se le debe dejar de amamantar. Como se indicó anteriormente, llévelo afuera para que tome un poco de sol en los días despejados.

---

23. Denmark, *Cada Niño Debe Tener una Oportunidad*, 4.

Un recién nacido puede sufrir ictericia si la madre estuvo anémica durante el embarazo. El oxígeno que él recibió vino a través de su sangre por vía de la placenta. Si ella estaba anémica, el nivel de oxígeno estaba bajo y el niño tenía que formar tantos glóbulos rojos como fuera posible con el fin de recoger cualquier oxígeno que se le brindara. Su sistema fabricó más glóbulos rojos de lo que necesitaba después del nacimiento. Luego los glóbulos extras fueron destruidos, causando ictericia, que generalmente desaparece después de unos días.

La anemia en el embarazo es comúnmente causada por consumo excesivo de productos lácteos.[24]

Chupón (Chupete) y Candidiasis Bucal

No se les deben dar chupones a los bebés; es mucho mejor para ellos que chupen sus dedos o pulgares. Aquellos que usan chupones pueden desarrollar un hongo llamado Candidiasis Bucal. De color blanco, se ve como leche cortada y cubre la lengua, garganta, mejillas y paladar. En algunos casos se extenderá a las nalgas y las uñas.

Los pezones de mamá son suaves y plácidos. El chupar el hule áspero de un chupón, interfiere con las células epiteliales en la boca del bebé y puede causar un crecimiento del hongo que produce la candidiasis bucal. Si sólo la parte superior de la lengua del bebé se ve blanca y otras partes de su boca no, él probablemente no lo tiene. Él puede simplemente estar durmiendo con la boca abierta. Para tratar la candidiasis ponga una suspensión de nistatina[25] en un hisopo de algodón (cotonete) y frótelo en la parte interior de las mejillas, el paladar y debajo de los labios después de cada comida.

Nunca utilice agua en una botella como un chupón. Si su soñoliento bebé sigue chupando y usted sigue llenando la botella, el exceso de agua puede diluir electrólitos del bebé.[26]

---

24. Vea páginas 160–162.

25. Vea página 127.

26. Vea Bebidas, página 159.

La Dra. Denmark se opuso a la mentalidad que respalda el uso de chupones. Ella afirmaba que la mayoría de los padres que dependen de chupones siguen un patrón. Ellos generalmente no resuelven los problemas. Le meten un chupón en la boca del bebé para callarlo y le dejan tener otras cosas que no son buenos para él simplemente porque no quieren escuchar quejas. Las madres nunca deben tranquilizar o ceder a las demandas de los niños en contra de sus intereses. Deben amarlos lo suficiente para negarse a someterse cuando sea necesario y verdaderamente ayudar a los niños a resolver sus problemas.

Un chupón es algo sucio. Se coloca en lugares donde uno nunca pondría un cepillo de dientes y luego se coloca de nuevo en la boca del bebé. Hay gérmenes y hongos en la casa, así que muchos bebés con chupones sufren de candidiasis bucal y diarrea. ¡Un chupón es desagradable, pero ayuda la economía y el doctor necesita un trabajo!

Me parece a mí que todas las "madres con chupones" lucen igual, y tienen bebés más inseguros... [Algunos han sugerido] que quitemos chupones gradualmente. La respuesta a eso viene de una historia acerca de uno de mis pequeños pacientes quien dijo que iba a cortarle la cola a su perrito. Me dijo que iba a cortarle sólo un pedacito cada día para que no le doliera tanto.

Yo diría que la forma de tratar con niños es hacer las cosas que son mejores para ellos ahora, y nunca mencionar el tema de nuevo... La mejor forma de detener esta cosa terrible es tirar el chupón a la basura y dejar que el bebé llore por un tiempo—y luego se acabó el espectáculo.[27]

---

27. Denmark, *Cada Niño Debe Tener una Oportunidad*, 78.

Baño

Bañe a su bebé con agua tibia (no caliente) y con jabón que no deje residuo. Usted puede probar la temperatura del agua con el codo. Un recién nacido puede ser colocado boca abajo, en un mesa cubierta con una toalla gruesa en un cuarto donde no haya corrientes de aire, y lavarlo con esponja. Aplique jabón suavemente por todo su cuerpo (incluyendo la cabeza.) La madre puede levantar los brazos del bebé suavemente uno a la vez para lavar, volteando la cabeza de un lado a otro y luego levantando un poco la cabeza para arriba para limpiar su cuello, manteniéndolo todo el tiempo sobre su abdomen.

Enjuague bien con agua limpia. Con la lengua de usted puede tocar la piel del bebé para ver si tiene un residuo de jabón. Después de que su piel ya no tenga nada de jabón, séquelo con palmaditas suaves y absténgase de usar aceites de bebé, polvos o cremas. Estos son innecesarios, pueden causar erupciones y hacer que el bebé sienta frío. Los escalofriantes efectos de un cuerpo engrasado pueden realmente causar una disminución de glóbulos blancos, haciendo al niño más susceptible a las infecciones.

Los ojos y oídos no deben limpiarse con cualquier cosa sino solamente con una toallita de baño. Si se utilizan Q-tips en el oído, cerilla u otras sustancias podrían ser empujadas de regreso al canal auditivo y causar problemas.

Si hay algo de mucosidad en la nariz que causa obstrucción, tuerza un pequeño trozo de algodón mojado en agua esterilizada dentro de la nariz, teniendo cuidado de no introducirlo demasiado.Las perillas de succión (jeringas de goma) nunca deben usarse ya que tienden a causar que las membranas mucosas se hinchen, produciendo congestión. El llanto realmente ayuda a despejar la nariz del bebé.

La vulva debe limpiarse con agua esterilizada usando un pequeño trozo de algodón, nunca con un hisopo de algodón (cotonete). Los niños son más fáciles de limpiar si ellos han sido circuncidados. Sólo lave los genitales masculinos como se lava cualquier otra parte del cuerpo. Si un niño no ha sido circuncidado, entonces necesita un esfuerzo adicional para mantenerlo limpio para prevenir infección.

Es mejor no molestar el ombligo a menos que esté drenando. Se debe limpiar con un pedazo de algodón esterilizado, nunca cubriendo el cordón con vendaje adhesivo, pero dejándolo expuesto al aire libre hasta que sane. Doble el pañal de su bebé para que no cubra su ombligo mientras que está sanando.

Ropa

Después de bañar a su bebé, vístalo con ropa suave, cómoda, y absorbente (preferiblemente de lino o algodón). Nuevamente, manténgalo sobre su estómago mientras le pone el pañal y lo viste. Asegúrese de que el pañal no le cubra el ombligo hasta que haya sanado.

Levante la cabeza del bebé y deslice la prenda completa y rápidamente sobre su cabeza para que él pueda respirar libremente. Después se pueden poner los brazos a través de las mangas. Idealmente, toda la ropa que se pone el bebé los primeros tres meses debe abrocharse en la espalda si hay broches de presión o botones. De esa manera no se frotan contra su estómago ni lo ponen incómodo. Algunas veces, las prendas de vestir funcionan si se ponen al revés. La primera ropa que llevaba nuestra Malinda a la oficina de la Dra. Denmark era una bata de algodón con broches en el frente. La Dra. Denmark me enseñó cómo ponérsela al revés para que Malinda estuviera más cómoda.

A menos que el tiempo estuviera muy caliente, siempre usé camisetas suaves de algodón debajo de vestimenta de algodón en los primeros meses. Si su bebé suda, es que tiene ropa de más y está incómodo. La transpiración va aliberar sal y aceite de su piel y no se va a sentir limpio. Obviamente él tampoco se sentirá cómodo si el cuarto está muy frio.

Como padres jóvenes, nosotros vivimos en una casa sin aire acondicionado. Durante los calurosos meses de verano, yo vestía a mis bebés simplemente con una camiseta de algodón y pañal. Ni siquiera usaba una frazada delgada, pero tenía cuidado de colocar al bebé en su pancita. En años más tarde, nos mudamos a una casa con aire acondicionado. En aquel tiempo, mis recién nacidos normalmente eran vestidos con camiseta, bata, pañal y calcetines. Ellos eran envueltos en una frazada de algodón dependiendo del clima. Use el sentido común y ponga atención a la temperatura del medio ambiente que rodea a su bebé. Cúbralo con frazadas extras si las necesita, y póngale un gorro en la cabeza si lo va a sacar afuera en días fríos.

Durante los primeros seis meses de la vida de un bebé, una madre debe elegir ropa que es simplemente suave y cómoda. A los seis meses, hay un cambio definitivo. En esta etapa, la ropa debe permitirle libertad al niño para gatear.

Al año, la distinción de género se torna importante. Un pequeño niño parece saber que él es un niño y una niña sabe, o parece saber, que ella es una niña. Cuando ella está vestida con un hermoso vestido, ella mostrará una marcada sensación de placer. Le gusta mirarse en el espejo y admirarse. Un niño pequeño parece erguir su pecho cuando está vestido como niño y tiene un corte de cabello masculino.

Al año, si a un niño se le viste como niña y se le deja el cabello largo, usualmente él desarrolla una actitud. Él a menudo se vuelve negativo y destructivo, queriendo demostrarle al mundo que sin duda es un chico duro sin importar su cabello y ropa afeminados.

Si estamos mucho tiempo alrededor de él, pronto pensaremos que él es un diablillo...He tenido la oportunidad de seguir a estos niños desde el nacimiento hasta la edad adulta y parece que nunca superan la experiencia.[28]

A nuestras pequeñas hijas les encantaban moños y adornos. Nada causaba más emoción que los vestidos con la marca de Miniaturas de Martha que la abuela compraba en el mercado de venta de mayoreo. Estos incluso tenían campanitas cosidas en las enaguas. En ocasiones especiales a menudo yo rizaba su cabello con rodillos de esponja rosada. Los domingos por la mañana y especialmente en días festivos, había mucho baile, remolineo de faldas, tintineo y movimiento de rizos.

---

28. Denmark, *Cada Niño Debe Tener una Oportunidad*, 83.

Era fácil de ver que las niñas pequeñas tienen diferentes grados de delicadeza. Entre los días de reposo, Leila ponía poca atención a su atuendo, retozando afuera felizmente y entrando de nuevo a menudo con cabello despeinado y pies mugrientos. Christina, por el contrario, era la Señorita Fastidiosa. Ella se vestía cuidadosamente; constantemente cepillaba sus rizos de color castaño claro; siempre llevaba zapatos; y titubeaba aun para plantar semillas en el jardín. "¡No quiero ensuciarme mis dedos!"

Pies y Zapatos

Cada bebé nace con los pies torcidos. Se vuelven hacia adentro o hacia afuera dependiendo en qué posición estaba en el vientre de su madre. Generalmente, un niño nacido con los pies torcidos hacia adentro caminará más pronto que uno que nace con pies torcidos hacia afuera. Excepto en casos extremos como el de pies deformes, los pies se enderezan por sí mismos y no necesitan ningún cuidado ortopédico. El bebé realmente no necesita zapatos en los primeros meses. Él necesita usar sus pies, y le es más fácil caminar si está descalzo.

Los pies de nuestra Jessica estaban torcidos hacia adentro considerablemente cuando era una recién nacida. En ese tiempo estábamos viviendo en el extranjero y fuimos aconsejados por un ortopedista para poner sus pies en zapatos especiales y abrazaderas ortopédicas. Más adelante la Dra. Denmark vio sus pies y nos aseguró que estaban dentro del promedio normal. Seguimos los consejos de la Dra. Denmark y se le enderezaron sin ningún problema. (¡En la escritura de esta edición, Jessica está entrenando para correr un maratón!) Nuestros otros hijos raramente usaron zapatos en sus primeros años.

Cuando empecé a practicar medicina, nosotros gastamos un mundo de dinero en entablillados para la noche y zapatos especiales. Descubrí que si se dejan en paz, para la edad de dos años la mayoría de los pies de los bebés se arreglan por sí solos. Si no se habían enderezado para ese tiempo, yo ponía a la mamá a comprar patines de rueda para que dejara al bebé patinar unos minutos al día. Es una manera grandiosa para entrenar a los pies a que mantengan los dedos derechos.

Mi propio nieto no tuvo un par de zapatos hasta la edad de año y medio. Yo fui a verlo una vez, y me dijo, "¡Dra. Leila, estoy tan orgulloso de mis zapatitos negros!"

Erupción de Pañal

Una erupción leve de pañal aparece como un poco de enrojecimiento. Erupciones más severas son rojas encendidas y con granos y pueden incluso tener ampollas similares a las de una quemadura. Las tres causas más comunes son los antibióticos, orina alcalina (a menudo como resultado de beber jugo) y reacción alérgica. Una erupción severa es el resultado de una reacción alérgica transformándose en una infección de micosis.

Al cambiar pañales, limpie el trasero del bebé con una toallita de tela, enjuagada en agua tibia y exprimida. A la hora del baño tenga cuidado de enjuagar bien para quitarle el jabón completamente de la área del pañal.

Incluso una leve erupción de pañal es incómoda y puede empeorarse, así que debe ser tratada inmediatamente. Trate quitando el pañal para permitir que más aire llegue a la piel del bebé. (Usted tendrá que cambiar la ropa de cama frecuentemente.) También trate de determinar la causa de la reacción alérgica que está produciendo la erupción. Las causas posibles pueden ser un determinado detergente usado para lavar el pañal, o un alimento que usted está comiendo y al que el bebé está reaccionando a través de la leche materna. No le dé al bebé demasiada fruta o jugo.

Si usted está usando pañales desechables, tal vez necesita cambiar a otra marca. Considere el uso de pañales de tela. Los desechables son muy a prueba de aire y mantienen la piel a una temperatura más alta que los pañales de tela, contribuyendo así al crecimiento de hongos.

Para una erupción de pañal severa, la cual indica una infección de micosis, mantenga el área tan seca como sea posible y aplique nistatina tópica en polvo[29] tres veces al día. Si en la piel se ve la carne viva o ampollada, use Crema de Silvadene[30] tres veces al día además de la nistatina. Aplique la crema primero y luego espolvoree polvo. (Ungüentos y cremas comunes para erupciones realmente causan que una erupción severa se empeore).

Dentición

Muchas generaciones de mujeres americanas creían que la "dentición" era una condición que requería tratamiento. Se nos ha dicho que puede causar irritabilidad severa, dolor e incluso fiebre en nuestros niños. Hace tres generaciones, se hacían punciones en las encías de los bebés para reducir el dolor.

La Dra. Denmark rechazó esta noción de la dentición. Ella dijo, "Un niño realmente comienza con la dentición cinco meses después de la concepción y continúa haciéndolo durante 18 años con ningún síntoma severo sólo la molestia de la erupción de los dientes."

Tres meses

Horarios

6:00 a.m.	Amamante.
9:30 a.m.	Bañe (según sea necesario).
10:00 a.m.	Amamante y alimente. Siesta.
2:00 p.m.	Amamante y alimente. Tiempo de juego.
6:00 p.m.	Amamante y alimente. Acuéstelo a dormir.
10:00 p.m.	Amamante y póngalo a dormir por toda la noche.

A las 12 semanas, usted puede notar que su hijo permanece despierto por más tiempo, no llora tanto, y ha comenzado a babear. El babear es una indicación que la saliva del niño ahora contiene ptialina, la enzima que le permite cambiar el almidón en azúcar. Es la hora de comenzar lentamente a introducir alimentos en forma de puré en su dieta. El babeo se detiene cuando él aprende a tragar su saliva. Si su nariz está tapada, él puede babear indefinidamente.

---

29. Nistatina tópica en polvo (Micostatin en polvo), vea página 127.

30. Crema de Silvadene, vea página 127.

El programa de lactancia sigue siendo el mismo (6—10 — 2 — 6—10), pero ahora usted puede ofrecer alimentos en forma de puré después de amamantar a las 10—2—6. Pruebe un nuevo tipo de alimento a la vez, y observe al niño sobre los próximos cuatro días para detectar cualquier signo de reacción alérgica. Durante ese tiempo dele una cuarta parte de cucharadita del nuevo alimento por comida, aumentando cada día hasta que se den dos cucharadas soperas a las 10-2-6.

Si no ocurre ninguna reacción usted puede asumir que no hay alergia. Ahora agregue otro nuevo alimento, un cuarto de cucharadita a la vez, aumentando la cantidad a dos cucharadas soperas durante un período de cuatro días. Es una manera segura de introducir al bebé a una gran variedad de alimentos y usted detectará temprano cualquier alergia.

Si ocurre una reacción alérgica, anote el tipo de alimento que la causó y una descripción de la reacción. Puede manifestarse como una erupción, diarrea, asma, eccema, vómito, fiebre de heno, escurrimiento nasal claro o llanto excesivo. Cualquier condición anormal debe anotarse. Pruebe el alimento en cuestión un mes después para investigar por una reacción similar. Introduzca ese alimento tres veces con intervalos de un mes. Si la reacción ocurre cada vez, usted puede asumir que el niño tiene una alergia de por vida a eso.

Hasta que ellos se aclimaten a su nueva textura, muchos de los bebés escupen la mayoría de los alimentos. Algunos bebés son más fáciles de alimentar que otros, pero de cualquier modo tenga paciencia y siga intentándolo. Diviértase y disfrute la nueva experiencia con él.

El cereal de arroz, plátanos, y puré de manzana son buenos para empezar. A continuación introduzca verduras y carne. Mezcle todo junto. Su bebé está acostumbrado al sabor dulce y tibio de la leche materna o fórmula, por lo que es más probable que lo acepte si se sirve tibio y endulzado con fruta. **Dele tanto como él quiera**. Después de un poco de tiempo usted se sorprenderá de cuánto come.

La comida para bebé producida comercialmente está bien (vea página 36). Si usted la hace en casa, asegúrese de que esté bien hecha puré y hervida por tres minutos antes de servirla.

Siempre ofrezca el pecho antes de la comida. **La alimentación de botella debe venir después de la comida.** Si usted está complementando la leche materna, amamante primero, dele los alimentos en puré en segundo lugar, y por último la alimentación de botella. Ese orden es más propicio para el éxito. Una madre que suplementa debe mezclar tanta fórmula con los alimentos de puré como sea posible.

Los bebés prematuros suelen ponerse al corriente en el desarrollo, pero inicialmente pueden retrasarse un poco. A menudo, es aconsejable esperar unas semanas adicionales antes de introducir alimentos de puré a un prematuro. Un bebé nacido cuatro semanas prematuramente tal vez necesite esperar un mes adicional y empezar con los purés a los cuatro meses en lugar de los tres. Las madres deben estar atentas a señales de babeo, indicando que el sistema digestivo se ha desarrollado al punto donde está listo para procesar alimentos en puré.[31]

La comida de bebé ha hecho más por los pequeños que cualquier otra cosa con excepción de las vacunas. Hasta hace unos 75 años, las madres masticaban por sus hijos. El bebé comía todo del plato de ella. Después aprendimos sobre los gérmenes, y las madres dejaron de hacerlo. Los bebés no podían masticar por sí mismos y no obtenían los nutrientes que necesitaban. Muchos desarrollaron escorbuto, raquitismo, trastorno digestivo intestinal—todo tipo de enfermedades de deficiencia. La gente comenzó a pasar la sopa de vegetales Campbell a través de un colador y funcionó como magia. Un anciano pobre, el Sr. Clapp (una vez yo fui a escalar con él en las Montañas Smokies), tenía una esposa enferma que no podía digerir bien los alimentos, así que él comenzó a colar y envasar para ella. Tuvo la idea de hacer comida de bebé en esa forma y venderla. ¡Y de allí nos fuimos al "paraíso"!

Comida de Bebe Hecha en Casa

El plan de comida de bebé de la Dra. Denmark funcionó maravillosamente para todos nuestros 11 hijos. Mezclando los

31. Vea página 278.

distintos tipos de alimentos con suficiente fruta como endulzante es una manera excelente para asegurar que el bebé reciba un balance de todos los nutrientes necesarios. La mezcla puede sonar repugnante, pero a nuestros niños les encantó y tuvieron éxito con ella.

Generalmente los empezaba con cereal de arroz comercial mezclado con leche materna extraída, luego progresamos a plátanos y otras frutas y eliminamos la leche. Después de la fruta generalmente agregaba zanahorias o calabaza. Las proteínas vinieron por último.

Cuando mis bebés estaban comiendo pequeñas cantidades, usaba comida comprada en la tienda por conveniencia. La Dra. Denmark me aseguró que estaba bien si era el tipo correcto.[32] Sin embargo, cualquier persona que ha visto el precio en el supermercado sabe los gastos que involucra al usarla regularmente. Después de que mis bebés estaban comiendo más, normalmente yo hacía mi propia comida. Los siguientes consejos pueden ser útiles.

Invierta en un buen procesador de alimentos o licuadora. No hay duda que nuestra marca Cuisinart nos ha ahorrado miles de dólares. En general, los procesadores de alimentos son mejores para triturar carne. Las licuadoras normalmente producen una consistencia más suave. Nuestra Emily fue tan particular sobre textura que cambié de un procesador Cuisinart a una licuadora Cuisinart. Funcionó muy bien con todos los alimentos que usé.

Asegúrese de que toda la comida esté bien cocida y mezclada con suficiente agua para obtener una consistencia suave de puré. Generalmente yo hacía la mía un poco más espesa que la variedad comprada en la tienda. A la mayoría de los bebés no les gustan los grumos y se pueden ahogar con los grandes. Asegúrese de licuarlos o colarlos bien. Utilice plátanos bien maduros, en rodajas.

Evite el uso de alimentos salados o condimentados. Yo compraba artículos sin sal si usaba alimentos enlatados y apartaba las verduras cocinadas en casa antes de agregar sal para el resto de la familia. Asegúrese de que todos los alimentos sean frescos. No los guarde en el refrigerador por mucho tiempo. **Cuando tenga duda tírelos.** Los estómagos de los bebés son especialmente sensibles a la bacteria.

---

32. Vea página 36.

Probablemente es mejor hervirlos justamente antes de servirlos, especialmente para los bebés pequeños.

Algunas madres hacen la comida necesaria para una semana en una sola vez y la congelan en recipientes para cubos de hielo hasta que se necesite. Otras preparan lo necesario para un par de días y lo mantienen en el refrigerador. Generalmente yo hacía lo suficiente para tres o cuatro comidas, haciendo puré la misma comida que había cocinado para el resto de la familia. Use el sistema que le parezca más conveniente.

Cuatro meses

Horarios

Si un niño comienza con alimentos en puré a las 12 semanas de acuerdo al sistema de la Dra. Denmark, su consumo debe aumentar rápidamente. Ahora, él está listo para iniciar un programa de tres comidas. Separe las comidas por 5-1/2 horas para la digestión adecuada (el puré tarda más en digerirse que la leche).

Amamante antes de cada alimentación

7:00 a.m.	Amamante y alimente.*
9:00 a.m.	Bañe (según sea necesario) y acueste para una siesta de tres horas
12:30 p.m.	Amamante y alimente;* juegue en la tarde (no siesta programada).
6:00 p.m.	Amamante, alimente,* y póngalo a dormir (debe dormir hasta la mañana).

Cualquier alimentación de botella debe ser dada después de los alimentos en puré.

Desayuno

- 2 cucharadas soperas de fruta
- 3 cucharadas soperas de proteína
- 3 cucharadas soperas de almidones
- 1 plátano

Todo lo anterior debe estar bien hecho puré, mezclado junto, hervido por tres minutos y servido tibio. Es mejor servir la comida directamente de la olla para reducir la posibilidad de contaminación.

Almuerzo

- 2 cucharadas soperas de fruta
- 3 cucharadas soperas de proteína
- 3 cucharadas soperas de almidones
- 3 cucharadas soperas de verduras
- 1 plátano

Cena

- Igual que el almuerzo

Las proteínas aceptables son carne magra, huevos, o guisantes (chicharos) de ojo negro. Otros frijoles pueden usarse ocasionalmente, pero los guisantes de ojo negro son las legumbres superiores debido a su alto contenido de proteína.

Verduras de hojas verdes son los mejores para usar debido a su alto contenido de hierro. Otras verduras pueden ser entremezcladas con ellas. La comida de bebé producida comercialmente está bien, pero siempre compre la variedad que no tiene mezcla. Los alimentos mezclados contienen demasiado almidón. Por ejemplo, compre carne de res y zanahoria en frascos separados, no como guisado de carne.

Las cantidades de alimentos mencionadas anteriormente son para un apetito promedio. Algunos niños comerán más y algunos menos en cada comida. **Asegúrese que el bebé reciba tanto como él quiera de la mezcla con las mismas proporciones mencionadas anteriormente.** Debe de haber un poco de comida de sobra en el tazón indicando que él está lleno y ha tenido suficiente. Su hijo no debería tener jugo ni cualquier otra bebida.

Cuando nuestro John era un niño, él tenía un apetito voraz y consumía casi el doble de las cantidades enumeradas para cada comida. Estábamos pasando por un momento apretado económicamente y recortamos el consumo de carne. ¡Él era un bebé feliz y vigoroso y comía "enormes cantidades " de guisantes de ojo negro!

Hora de Siesta

A los cuatro meses un bebé ya no necesita una siesta programada por la tarde. Él puede dormitar cuando esté en su corralito de juego o en el asiento de carro, pero debe comenzar a dejar la siesta de la tarde. Anímelo a permanecer despierto manteniéndolo en la sala donde él pueda ver la actividad familiar y jugar con sus juguetes.

Quitarles a nuestros hijos la siesta de la tarde nos llevó un tiempo, pero gradualmente se acostumbraron a tomar una siesta larga en la mañana.

Cinco Meses

Alimentos, Horarios, Dormir

La dieta, los horarios de comida y tiempo de siesta son idénticos al de los cuatro meses, pero ahora comience dándole pequeños sorbos de agua de una taza después de cada comida. Nunca hay necesidad de darle en botella. Se necesita práctica, pero pueden aprender a beber de una taza a una edad temprana. (Él puede toser y salpicar un poco al principio).

Cuando mis bebés estaban aprendiendo a beber de una taza, los entrenaba con una taza de vidrio o plástico transparente para que yo pudiera ver cuando el agua tocaba sus labios. Después de que ellos tomaban con facilidad, a menudo cambiábamos a una taza de bebé para que pudieran beber solos sin tirar tanto.

No le dé a un niño alimentos medio desbaratados o enteros hasta que desarrollen sus ocho muelas aproximadamente a los 28 meses (el desarrollo es individualizado). Antes de que le salgan las muelas, él no puede masticar adecuadamente alimentos enteros o aún medio desbaratados. Hasta entonces, la comida debe ser bien licuada, o le puede irritar el estómago.

Cuando el bebé tiene la edad suficiente para notar que su comida es diferente al resto de la familia, a veces esto puede causar una lucha. Él quiere comer lo que todo el mundo tiene. Recuerde, él no tiene el discernimiento para darse cuenta que es difícil para que su estómago pueda digerir comida entera y no hecha puré. Resista la tentación de rendirse y permitirle que coma lo que él quiera. Si rechaza el alimento en una comida, no se moleste; simplemente espere hasta la próxima. Incluso los apetitos de bebés sanos pueden variar. Después de que él ha tenido comida media desbaratada es difícil regresar a los purés. ¡Sin embargo, él lo hará cuando aprenda que es lo único que va a obtener!

Cuando los ancianos pierden sus dientes gastan mucho dinero para comprar otros nuevos. Ellos no nada más... desbaratan su comida y se la pasan — eso les da asco.

Es justamente como una muchacha de campo, viendo la luz eléctrica — ella ya no va a querer lavar más pantallas para lámparas. Una vez que un niño ha probado comida media desbaratada de la mesa, él piensa que tiene que comer como sus padres, pero él no puede digerirla adecuadamente hasta que él tenga algo con que masticar. Sale en el pañal tal como entró.

Convencida de que era mejor esperar a dar comida de la mesa, intenté diversas tácticas para evitar una batalla. Dos cosas parecían particularmente efectivas: alimentar al bebé antes de que el resto de la familia comiera y no darle alguna cosa que le abriera el apetito por la comida de la mesa—galletas saladas, galletas, cereal Cheerios.

No le dé a su bebé jugo, bebidas gaseosas o aperitivos entre comidas.[33] Recuerde que las comidas deben ser separadas por 5-1/2 horas.

Los niños que comen entre comidas se ponen barrigones, anémicos, y lo lamentan. Sus estómagos nunca tienen la posibilidad de vaciarse, así que siempre tienen hambre pero nunca la suficiente para comer una comida decente. Un cerdo comerá mucho y se estirará para descansar hasta que haya digerido su comida. Luego comerá más. Incluso un cerdo tiene suficiente sentido para comer bien. Una vaca, por supuesto, tiene dos estómagos, por lo que puede comer todo el día.

_____

33. Vea Bebidas, páginas 150–160.

Si a mí clínica llegan niños con barrigas y cabellos secos y delgados, yo siempre le pregunto a su madre si ella les da de comer entre comidas. Si la madre dice que no, les reviso las suelas de sus zapatos para buscar migajas. Si encuentro algunas, probablemente esto significa que hay comida regada por toda la casa. Comer entre comidas es tan caótico.

Se puede ver barrigas grandes en ancianos que tienen los mismos hábitos de alimentación. Podrían ser gente agradable y bien ordenada si sólo comieran sencillamente tres comidas al día y se mantuvieran fuera de la oficina del doctor.

Las tres principales causas de caries dental son comer entre comidas, bebidas gaseosas y respirar por la boca.

Destetar

La Dra. Denmark hizo hincapié en que los bebés deben ser destetados entre 7-8 meses. Para entonces deben estar comiendo bastante comida en puré y tomando sorbos de agua de una taza. La mayoría de los bebés amamantados nunca necesitan una botella y pueden ser destetados para beber directamente de una taza.[34] Después de destetar ya no es necesario agregar leche o fórmula a su dieta. Puede producir anemia. La leche también disminuye su apetito para otros alimentos vitales.[35]

Ofrézcales a los bebés y niños agua con cada comida, pero no se preocupe si se niegan a beberla, a menos que estén enfermos. Los alimentos en puré contienen una gran cantidad de agua y su bebé tal vez no necesite beber después de comer. Si su niño está enfermo, rechazando la comida, o el clima está especialmente cálido, vigile cuidadosamente la cantidad de líquidos ingeridos.[36] (vea Más información de Cómo Prevenir la Deshidratación, páginas 79-80).

---

34. Vea Bebidas, páginas 150-160.
35. Vea Productos Lácteos, páginas 160-162.
36. Vea Mas Información de Como Prevenir la Deshidratación, páginas 79–80.

Dormir

Cuando el bebé es entrenado para esperar un horario consistente para su siesta, generalmente estará contento en la cama aunque no duerma todo el tiempo. Recuerde bajar las persianas, cerrar la puerta y mantener todo lo más tranquilo que sea posible. Ponga un "amigo" seguro (muñeca, frazada o un animalito de juguete) con él a la hora de la siesta y por la noche. Es bueno que él tenga un juguete preferido. Algunos niños necesitan dormir menos y se despiertan durante las siestas o por la noche y juegan con él en la cuna. Eso está bien y le permite a usted hacer las tareas domésticas necesarias.

La mañana es mejor hora para la siesta. Cuando el bebé duerme por la mañana y está despierto toda la tarde, está cansado y listo para la cama un poco después de la cena.

La mayoría de los niños en un horario regular no se oponen a quedarse en sus cunas de 9:00 a.m. a 12:00 del mediodía. Es una rutina que trae paz al hogar.

Si los padres ponen a sus hijos en la cama a una hora sensata, eventualmente ellos empiezan a dormir en el momento adecuado. Los que toman siesta por la tarde generalmente no son buenos para dormir durante la noche. Es importante para el bebé ir a la cama temprano para que mamá y papá pueden tener un descanso en la noche.

Cuando yo era una doctora joven, e inexperta, una madre trajo sus dos pequeñas hijas a mi clínica y afirmó que era imposible ponerlas a dormir. Ella quería que le recetara un sedante para ellas.

Yo estaba perpleja y continúe interrogándola para determinar la causa del insomnio de sus hijas. Finalmente, le pregunte, "¿A qué hora se levantan en la mañana?"

"Como a las 11:30," respondió ella.

"¡Bueno, entonces no deben de acostarse hasta las 11:30 p.m.!" le dije a la madre. Le aconsejé que las levantara a las 7 y que les diera de desayunar.

Si ella hiciera eso, ellas estarían listas para irse a dormir a la hora correcta.

El horario recomendado por la Dra. Denmark de una siesta por la mañana fue de un valor incalculable para nuestra vida familiar. Lo seguí muy estrictamente, así que mis bebés se acostumbraron a esperarla. Esas tres horas eran preciosas, y las usaba para cumplir cualquier tarea que requería concentración (papeleo, estudios de los niños, llamadas telefónicas importantes). No estoy segura que hubiera podido manejar la casa con algo parecido al orden si no hubiera sido así. Así que animé a mis pequeños a que estuvieran despiertos durante la tarde, para que definitivamente estuvieran listos para dormir por la noche. ¡También yo estaba lista para que ellos se fueran!

Dos años

Un niño de dos años es la cosa más graciosa que hay. Ellos dicen "Yo lo hago", y eso es lo que realmente quieren decir. De dos a seis años son lo más valientes que van a ser. Él es lo suficientemente valiente para intentar cualquier cosa, así que eso hace de este período de su vida el periodo más importante de enseñanza.[37]

Alimentos, Horarios, Dormir

7:00 a.m.	Desayuno
12:30 p.m.	Almuerzo
6:00 p.m.	Cena
	Hora de Acostarse

---

37. Denmark, *Cada Niño Debe Tener una Oportunidad*, 25.

A los 24 meses, el apetito de un niño por lo general disminuye drásticamente. El crecimiento es más lento, y comenzará a comer aproximadamente una quinta parte de lo que comía antes. Este cambio es normal.

Continúe con el menú de cuatro meses, dándole solamente agua para beber. La fruta en las comidas es más preferible que el jugo de frutas. Una vez más, asegúrese que las comidas estén separadas 5-1/2 horas para la correcta digestión y para ayudarle a desarrollar mejor apetito.

Entre los 24 y 28 meses (cuando el bebé haya desarrollado sus muelas) es un buen tiempo para introducir la comida de la mesa. En este tiempo él tiene la capacidad para moler la comida correctamente. Generalmente, un niño de dos años querrá principalmente almidones y dulces. Él quiere pan, galletas saladas, fideos, papas y galletas.

Yo primero pondría verduras y proteína en el plato de mi niño de dos años cuando él tuviera más hambre y no lo desalentaría con porciones grandes. Cuando ya hubiera terminado sus verduras y proteína, podría tener un almidón. Los postres se mantenían fuera de la vista, excepto en ocasiones especiales y después de que él había comido sus otros alimentos. No se preocupe tanto por la cantidad de comida, sino por el tipo y calidad de los alimentos que él come.

¡Evite cualquier bocadillo entre comidas! Estos acabaran con su ya disminuido apetito. No pelee con él por la comida. (Cuando mis hijos ya son mayores, yo les exijo que coman ciertas cosas.) La hora de la comida debe ser un tiempo feliz. Si él no quiere comer, tranquilamente guarde el alimento y espere a la próxima comida. ¡Él ya debe estar listo y hambriento para entonces!

A esta edad un niño ya no necesita una siesta durante el día y dormirá aproximadamente 12 horas por la noche hasta que tenga seis años de edad.

El eliminar la siesta le ayudará a dormir más temprano y mejor. ¡Los padres y niños mayores pueden disfrutar de una noche tranquila!

Si la madre opta por mantener esa siesta durante el día, ella debe esperar que el bebé esté más despierto en la noche y acostarlo más tarde. Es una decisión que ella tiene que tomar.

Yo alenté a mis niños pequeños a que tuvieran un "tiempo tranquilo" en la mañana cuando ya no tomaban siestas. Generalmente se sentaban con libros o juguetes. Un tiempo tranquilo para los niños pequeños les permite a los hermanos mayores que son enseñados en el hogar a concentrarse mejor en sus estudios y le ayuda a un bebé más pequeño a dormir más profundamente.

Disturbios en el Dormir

A veces el sueño de un niño pequeño puede ser disturbado sin razón aparente. Él puede despertar repetidamente, gritar, o apretar los dientes. Usted necesita encontrar la causa. Busque por fiebre, congestión, luces brillantes y ruidos fuertes. Para dormir bien, los bebés deben colocarse en sus estómagos. Un bebé colocado sobre su espalda puede despertarse a sí mismo fácilmente (vea páginas 19-21). ¿Está su bebé recibiendo suficiente alimento en su alimentación de las 10? (vea página 7)

Otro disturbio del sueño común es orina alcalina con ardor que a menudo es acompañada por una erupción de pañal. No le dé al bebé jugo para beber. El jugo y el exceso de fruta pueden causarle orina alcalina.

Si su hijo ha pasado su segundo cumpleaños y especialmente si se chupa los dedos o los pulgares, revise para ver si tiene oxiuros (vea página 71). Algunos niños no pueden calmarse después de juego demasiado áspero, especialmente si ellos han sido aventados en el aire.

Las imágenes inquietantes en la televisión son frecuentemente las que tienen la culpa. Los niños son emocionalmente vulnerables y necesitan que sus padres los protejan de imágenes confusas, emocionalmente tensas, de ritmo rápido, o aterradoras. Los niños deben pasar su tiempo libre jugando afuera, leyendo, o haciendo cosas. Los pocos programas que vean necesitan ser sanos y tranquilos (vea el Apéndice II).

La hora de dormir es un excelente tiempo para una canción, historia y oración. Un pequeño que es llevado a la cama de esta manera, es mucho menos probable que sea perturbado con pesadillas.

Resumen del Horario del Bebé

Desde el nacimiento hasta los tres meses

6:00 a.m.	Alimente (pecho o botella); dormir en un cuarto abierto.
9:30 am.	Bañe (según sea necesario).
10:00 a.m.	Alimente (pecho o botella); tiempo de siesta y tranquilidad.
2:00 p.m.	Alimente (pecho o botella); cuarto abierto.
6:00 p.m.	Alimente (pecho o botella); tiempo de juego.
10:00 p.m.	Alimente (pecho o botella); revise al bebé y póngalo a dormir por toda la noche.

Tres meses

Introduzca sólidos a las 10:00 a.m., 2:00 p.m., y 6:00 p.m.

6:00 a.m.	Alimente
9:30 a.m.	Bañe (según sea necesario).
10:00 a.m.	Alimente; siesta.
2:00 p.m.	Alimente; tiempo de juego.
6:00 p.m.	Alimente; acuéstelo.
10:00 p.m.	Alimente; póngalo a dormir por toda la noche.

Cuatro meses

Continúe con leche y sólidos en todas las tres comidas.

7:00 a.m.	Alimente.
9:00 a.m.	Bañe (según sea necesario); acuéstelo para una siesta de tres horas.
12:30 p.m.	Alimente; tiempo de juego (no hay siesta programada).
6:00 p.m.	Alimente; póngalo a dormir (debe dormir hasta la mañana).

Cinco meses

Continúe el horario de cuatro meses. Agregue sorbos de agua de una taza.

Siete meses a veinticuatro meses

Continúe el horario de cuatro meses. Destete al bebé de pecho o fórmula (no necesita agregar algo de leche a la dieta).

De Dos Años en Adelante

Continúe con tres comidas diariamente.
No hay necesidad de siestas. Póngalo a dormir después de la cena.

Vacunas

Las siguientes son las vacunas que Dra. Denmark administraba en su práctica. Ella creía que eran seguras y de vital importancia para la salud de su hijo. Deben ser administradas según el siguiente horario:

5 meses:	DPT, polio
6 meses:	DPT, polio
7 meses:	DPT, polio
15 meses:	MMR (Sarampión, Paperas y Rubéola)
Nota:	DPT representa difteria, pertusis, y tétanos.
	MMR representa sarampión, paperas y rubéola.
	Pertusis es la vacuna de la tosferina.

No son necesarias vacunas adicionales para un bebé que no va a cuidado infantil (guardería). Todos los bebés deben ser examinados para la posibilidad de enfermedad antes de ser vacunados. No vacune a un bebé que está enfermo.

Las vacunas deben administrarse en el músculo deltoides del brazo. Masajee el área bien después de administrar.

Las primeras vacunas no deben ser dadas antes de los cinco meses porque el sistema inmunológico del bebé no se ha desarrollado lo suficiente para crear anticuerpos. Después de las vacunas iniciales de DPT, él no necesitara una vacuna de tétanos por diez años a menos que reciba una herida en un lugar donde haya caballos o de una bala o un clavo oxidado. Por razones de seguridad, usted puede repetir el refuerzo cada diez años.[38]

---

38. Vea Vacunas, Capitulo Trece.

Ocasionalmente el bebé puede tener fiebre a causa de las vacunas. Puede empezar cuatro horas después de las vacunas y durar hasta 24 horas. Puede utilizarse aspirina[39] para reducir la fiebre y ayudar al bebé a que se sienta más cómodo. La Dra. Denmark no creía que la aspirina causara el Síndrome de Reye.[40]

Nota: Si un niño no vacunado contrae tosferina y sobrevive a la enfermedad sin medicamento, él es inmune de por vida. Si él se cura con antibióticos, no es inmune y tendrá que ser vacunado para evitar que le vuelva a ocurrir. La tosferina[41] es una enfermedad grave y siempre debe ser tratada con eritromicina.[42]

…este descubrimiento hemos aprendido sobre la vacunación… él más grande salvador de vidas que ha sido encontrado hasta este momento. Fiebre tifoidea, tétanos, difteria, tosferina, viruela, polio, sarampión, enfermedades que forman pus, fiebre amarilla, y muchas más enfermedades ya raramente vistas, porque el hombre ha creado en su propio cuerpo, con la ayuda de pequeñas dosis del agente destructor, un ejército [anticuerpos] que puede protegerlo contra los organismos que una vez causaron enfermedad o muerte …[43]

Usted debe decir una palabra de agradecimiento cada día por las vacunas y las buenas medicinas y por la bendición de que su hijo no tenga que sufrir las enfermedades prolongadas y mortales que sus padres y abuelos sufrieron. [44]

Desde la publicación de este libro, uno de los temas más comunes de discusión por los lectores ha sido ese de la vacunación. Muchos

39. Aspirina, vea páginas 121–122.
40. Vea páginas 74–75, 105.
41. Vea Tosferina, páginas 106–107, 262–265; Capitulo 13.
42. Eritromicina, vea páginas 111-112.
43. Denmark, *Cada Niño Debe Tener una Oportunidad,* 136.
44 Denmark, 40.

padres están confundidos y alarmados por lo que han leído en las revistas de noticias o a través de Internet.

Los padres deben tomar las mejores decisiones posibles para su propio hijo basándose en su propia investigación. Tenga en cuenta que los recursos de Internet son a menudo pesimistas e inexactos. Todo lo verdadero y todo lo falso pueden ser encontrados en el Internet. Mi esposo y yo estamos convencidos que las recomendaciones de la Dra. Denmark son sabias y creemos que las vacunas son una gran bendición. Sin embargo, no hay ninguna necesidad de sobre vacunar.

Todos nuestros hijos fueron vacunados por la Dra. Denmark con excepción de Jessica (nacida en el extranjero) y la más pequeña, Emily. La Dra. Denmark se retiró de la práctica no mucho tiempo después de que Emily nació. Cuando Emily era bebé, descubrimos directamente la gran cantidad de vacunas que son ofrecidas a los nuevos padres y algo de la presión ejercida para que ellos cumplan con las recomendaciones del CDC (Centro de Control de Enfermedades). Cuando nos ofrecían vacunas para Emily, intentamos cortés, tranquila, y confiadamente informarle al personal que habíamos hecho nuestra propia investigación y les dijimos cuales vacunas queríamos y cuando. La mayoría del personal médico se preocupa simplemente por la salud del niño y cuando se aseguran que los padres están tratando de actuar responsablemente no interfieren.

Fuimos informados en ese momento de que la DPT es ahora llamada Dtap y que la vacuna había sido mejorada. Después de descubrir que la vacuna había sido alterada, optamos por darle una cuarta dosis de Dtap en lugar de tres DPTs.

En ocasiones, escuchamos de algún médico que es absolutamente enfático en que cada paciente reciba su dictado régimen de vacunación y que los padres deben seguir cada "jota y tilde" de sus instrucciones prescritas para el cuidado del bebé. Algunos doctores han ido tan lejos que dan a entender que aquellos que no siguen sus consejos son culpables de negligencia. Los nuevos padres no necesitan este tipo de intimidación. Mi sugerencia es que los padres encuentren un médico que no sólo sea competente médicamente, pero que también tenga respeto por la autoridad de los padres y que sea lo suficientemente flexible como para permitirles a los padres que hagan algunas de sus propias decisiones en relación al cuidado de sus hijos.

Desde la última edición de este libro, hemos aprendido la inquietante información que muchas vacunas actualmente ofrecidas en los Estados Unidos fueron elaboradas de tejido de fetos abortados. Cuando estas vacunas fueron desarrolladas inicialmente, probablemente vinieron de fuentes que no eran moralmente reprochables. Aquellos deseando usar las vacunas que la Dra. Denmark recomendaba podían escoger las vacunas alternativas ofrecidas para DTP y polio.[45] Actualmente, la vacuna MMR no tiene ninguna línea celular alternativa ofrecida en los Estados Unidos. Tan importante como es la vacuna MMR, mi esposo y yo no pudimos respaldar su uso. Nuestra plegaria es que en el futuro se pueda obtener de otras fuentes.

Tratamos a los bebés más como juguetes, pero son seres humanos. Cuando usted trae un bebé al mundo, él es su responsabilidad. No se supone que el niño la haga sentir grandiosa; se supone que usted lo haga sentir a él grandioso. Necesita darle a ese niño una oportunidad.

---

45. Vea el Apéndice I.

2

Señales de Peligro que Indican una Emergencia

Son las 2:30 a.m. Una joven madre desesperada toma el teléfono y marca, abrazando a una niña de cuatro meses en su brazo izquierdo. Una voz adormilada responde, "Hola...Dra. Denmark."

"Dra. Denmark, soy Madia Bowman."

"Sí, espero que todo esté bien en la casa de la familia Bowman."

"Discúlpeme por llamarla a esta hora, pero no sabía qué hacer. ¡Mi bebé tiene una fiebre terriblemente alta! Acabo de tomar su temperatura por vía rectal y el termómetro marca 100° F (37.78° C)."

¡Uno puede imaginarse que Malinda sobrevivió la noche! Bajo las pacientes instrucciones de la Dra. Denmark, eventualmente aprendí a distinguir una verdadera emergencia de una enfermedad que puede esperar hasta la mañana para atención profesional. Los niños rara vez se enferman en horas convenientes. Es generalmente después de las horas de oficina que se eleva una fiebre o que un dolor de estómago se agrava. Las siguientes pautas pueden ayudarla a distinguir verdaderas emergencias.

Fiebre

Si un niño tiene fiebre, es probable que se deba a una enfermedad común. Sin embargo, es una buena idea revisarlo para meningitis.

Procedimiento

1. Acuéstelo sobre su espalda.

2. Coloque una mano en la parte posterior de su cuello y doble la cabeza suavemente hacía el frente, trayendo la barba hacia el pecho. Un niño inquieto puede endurecer su cuello para resistir el examen, así que cálmelo y distráigalo mientras que usted lo revisa.

Si el cuello está rígido y no se dobla, llévelo a la sala de emergencia del hospital.

3. Acueste al niño sobre su espalda.

4. Levante su rodilla e intente levantar la pierna en ángulo recto del cuerpo.

Si las piernas están muy rígidas, esto también indica una emergencia.

Una fontanela (mollera) abultada en un recién nacido puede también indicar meningitis (pág. 269-271).

Dolor de Estómago

Si un niño tiene dolor de estómago, determine primero si ha ingerido algo inusual. Si lo ha hecho, llame a su centro de control de envenenamiento local inmediatamente y siga sus instrucciones. Si no ha ingerido alguna cosa que requiera una emergencia médica, revíselo para apendicitis.

Procedimiento

1. Acueste al niño sobre su espalda.

2. Distráigalo con un juguete.

3. Oprima su estómago entre la cadera derecha y el ombligo

4. Si él experimenta dolor agudo, él reaccionará a la presión de una manera obvia. Un dolor agudo en esta región indica apendicitis aguda. Llévelo inmediatamente a la sala de emergencia y no le dé un enema.

Nota: No le pregunte al niño si esto o aquello le duele. Los niños normalmente contestan que "sí" tengan o no tengan dolor. Es importante distraerlo mientras que le presiona su abdomen.

Otros Signos de Emergencia

- Convulsiones
- Mucha sangre roja del recto
- Dificultad respiratoria severa
- Cianosis (tornándose morado o azul indica problemas cardíacos)

La Dra. Denmark recomendaba entrenamiento en técnicas de RCP (Resucitación Cardiopulmonar) y liberación de obstrucción en vías respiratorias (asfixia). Póngase en contacto con su hospital local para las clases que se ofrecen en su comunidad. Es una buena idea anotar en un lugar conveniente el número de teléfono del centro local de control de envenenamiento. Hemos encontrado que ellos son de ayuda y a menudo tranquilizadores cuando nuestros hijos han respirado, tocado o consumido cualquier cosa que causa preocupación.

No deje de llamar al 911 si la vida de su niño está en inminente peligro.

Si es necesario, es mejor ir directamente a un hospital cuya sala de emergencia se especializa en el cuidado de niños.

Si una madre no tiene una idea exacta sobre lo que está mal con su niño, ella no debería perder el tiempo y esperar hasta que él esté en un verdadero problema.

La mayoría de los médicos pueden reconocer una emergencia. En caso de emergencia usted necesita ir directamente a donde la puedan tratar.

3

Dolencias Comunes

"¡Ay, ay! ¡Mamá, tengo una cortada terrible en mi dedo!"
"David, ven aquí y déjame ver tu mano. ¿Dónde está?"
"En ésta. ¡Ay, me duele!"
"Yo no la veo. Enséñame dónde está la cortada.
"Bueno... a lo mejor está **en la otra mano.**"

Aliviar pequeñas heridas, reales o imaginarias, es una parte normal del día de una madre. Las cortadas, raspones, quemaduras, picaduras de abeja—la lista parece interminable. En mis tempranos días maternales, yo le estaba llamando a la Dra. Denmark para toda clase de quejas leves. En tanto que mi familia crecía, también crecía la frecuencia de las llamadas. Finalmente se me ocurrió que estaba repitiendo las mismas preguntas.

Documentando sus recomendaciones para tratamiento fue de ayuda para mí y un ahorro de tiempo para la Dra. Denmark.

Dolor de Estómago

Primero, revise al niño para posible envenenamiento o apendicitis[1]. Si eso es descartado, busque otros síntomas—gases, diarrea, vómito, fiebre. Con diarrea o vómito, puede tener una infección intestinal o salmonela (intoxicación por alimentos). Los enemas (lavativa) son

---

1. Vea páginas 48-49.

altamente eficaces en la lucha contra los trastornos intestinales[2]. Si el dolor de estómago va acompañado de fiebre, él puede necesitar antibióticos[3]. Para gas intestinal, una dosis de leche de magnesia[4] seguida por un vaso de agua tibia a menudo trae alivio. Si un adulto está enfermo, podría ser útil beber agua tan caliente como la gente suele usarla para beber té o café. Los niños no querrán beberla tan caliente como los adultos.

Dosis para Leche de Magnesia

0–6 meses:	1/2 cucharadita
6 meses–6 años:	1 cucharadita
6 años–adulto:	2 cucharaditas

Si el dolor continúa, revise periódicamente para apendicitis y consulte a un médico.

Los estómagos son muy sensibles y están diseñados por el Creador para vomitar fácilmente como una forma de protección contra veneno y bacterias. Si un niño tiene frecuentes dolores de estómago, obsérvelo cuidadosamente sobre un período de tiempo. Investigue los tipos de alimentos que come, patrones alimenticios, la hora del día en que los dolores de estómago ocurren, y el medio ambiente y el estado emocional del niño. A veces los niños se quejan de dolores de estómago en un esfuerzo por ganar la atención. Quizá tenga que "actuar como detective" para descubrir la causa.

Situaciones de emergencia relacionadas con dolor de estómago: apendicitis[5], dolor severo acompañado de sangre en las heces (excremento), y/o mucha sangre roja por el ano.

Mareo por Movimiento

El mareo por movimiento es más común en algunas familias que

---

2. Vea capitulo cuatro.
3. Vea capitulo siete.
4. Leche de magnesia, vea página 125.
5. Vea páginas 48-49.

en otras. La tendencia depende de la estructura del oído interno. Esto puede ser tratado con Dramamine.[6]

Nosotros descubrimos temprano que Susanna tenía tendencia a padecer de mareo por movimiento. Nuestra familia fue a acampar cuando ella era bebé. Todo el mundo parecía saludable y emocionado cuando salimos del estacionamiento. Más tarde, nuestra camioneta de 15 pasajeros empezó a ir por caminos alrededor de la montaña y la pobre Susanna se puso progresivamente más agitada.

Siempre he sido una "buena marinera" así que no se me ocurrió la posibilidad de mareo hasta que llegamos al campamento. ¡Yo asumí que habíamos traído un microbio del estómago al Parque Estatal de Vogel! Después de que preparamos el campamento y su mundo dejó de girar, la náusea disminuyó y las pequeñas sonrisas animadas de Susanna reaparecieron. Ahora, años más tarde, ella siempre recibe una dosis de Dramamine antes de viajes largos. Esto la pone soñolienta, pero mucho más cómoda.

Dolores de Cabeza

Los dolores de cabeza a menudo acompañan a los resfríos, infecciones respiratorias, gripe, intoxicación por alimentos y fatiga. Si un niño pequeño se queja de que le lastiman sus ojos, ello podría indicar que tiene un dolor de cabeza.

La menstruación, excitación, fatiga visual, alergias y demasiado sodio son también causas comunes de dolores de cabeza en adolescentes. Un niño que está aprendiendo a leer puede estar forzando sus ojos por leer demasiado tiempo y tal vez necesite anteojos. Gatorade, papitas fritas y otras comidas saladas deben ser evitadas, y un examen de la vista puede ser necesario.

Los dolores de cabeza de migrañas parecen darse en familias y pueden ser estimuladas por alergias debidas a casi cualquier cosa. Algunos niños tienen migrañas después de oler el asfalto, algunos después de comer una cebolla. Debe estudiarse al niño para ver si hay un patrón para los dolores de cabeza.

---

6. Dramamine, vea página 124.

A veces, la causa de dolores de cabeza es difícil de determinar. Si son frecuentes y parecen continuar sin razón aparente, lleve a su hijo para un examen físico. Si el examen no revela la causa, él puede necesitar exámenes más extensos [MRI (Imágenes por Resonancia Magnética), CT scan (Exploraciones de Tomografía)] para descartar la posibilidad de un tumor.

Tratamiento para el dolor de cabeza común: aspirina[7] y una bebida de agua caliente.

Piel

Cortadas

Cortadas profundas o amplias necesitan puntadas inmediatas en la oficina de un doctor antes que se desarrolle una infección. Lave cortadas menores con jabón y agua tibia. Enjuague cuidadosamente y limpie con alcohol. Es importante lavar las heridas cuidadosamente con un antiséptico para promover la cicatrización y evitar el posible envenenamiento de la sangre (septicemia).

La Crema de Silvadene[8] puede aplicarse después de la limpieza para prevenir o tratar la infección. No use peróxido. La mayoría de las cortadas pequeñas pueden ser cubiertas con un curita adhesivo que no esté apretado para mantener la cortada limpia. Si la cortada está abierta, cierre pegándola cuidadosamente con adhesivo médico o tiras esterilizadas. No moje ni moleste de alguna forma la cortada cubierta con la cinta por siete días.

Raspaduras y Arañazos (Rasguños)

Limpie una raspadura o un rasguño de la misma manera que trataría una cortada. No aplique ningún vendaje y manténgalo tan seco como sea posible.

---

7. Aspirina, vea páginas 121-122.
8. Crema de Silvadene, vea página 127.

Una Raspadura Difícil de Sanar

Cuando mi hijo David tenía cinco años de edad, él se raspó el interior de su tobillo. La abrasión no era grande, pero pronto descubrí que él constantemente se la frotaba con su zapato y la abría. Si él no se ponía zapatos, la tierra se le metía en la herida. Si le ponía un curita, la herida se le humedecía y le drenaba (típico de raspaduras).

Después de una semana, la raspadura empezó a verse peor. El área alrededor se estaba poniendo roja, indicando infección. Por desesperación, yo le prohibí salir, con la esperanza de mantener limpia la raspadura. Pronto se tropezó con un juguete y le empezó a sangrar de nuevo. Lo limpie, lo senté en una silla, y llame a la Dra. Denmark. Siguiendo sus instrucciones, cubrí la raspadura con una aplicación generosa de Crema de Silvadene y la cubrí con un vendaje de gasa adherido a su tobillo. Cambiaba el vendaje por lo menos una vez al día o cada vez que se ensuciaba. Era complicado para darle un baño sin mojar el tobillo. El tratamiento funcionó de maravilla, y el raspón sanó rápidamente. ¡Yo estaba agradecida por no tener que usar una camisa de fuerza en mi activo hijo de cinco años para lograr que su tobillo sanara!

Infección Severa

Posibles Síntomas

- Mucho enrojecimiento alrededor de la herida
- Fiebre
- Una bola en la ingle (herida de la pierna o el pie)
- Una bola en la axila (herida del brazo o la mano)
- Una raya roja

Tratamiento

1. Aplique Crema de Silvadene generosamente.
2. Cubra con un vendaje de gasa.
3. Cambie el vendaje diariamente.
4. Mantenga la herida sin mojarse.

5. Dé antibióticos para combatir la infección. **Ampicilina o penicilina**[9] son buenas opciones.

6. Tal vez tenga que consultar al médico.

Quemadura

Una quemadura de tercer grado es una quemadura profunda, severa. La piel puede quemarse y algo de la carne estará carbonizada. No trate de curar este tipo de herida usted misma. Lleve al niño inmediatamente al hospital para ser tratado.

Las quemaduras de primer y segundo grado causan enrojecimiento y dolor, y la piel podría ampollarse.

Tratamiento

1. Limpie la piel quemada de inmediato con cloro.
2. Inmediatamente enjuague suave pero **cuidadosamente** con agua.
3. Seque con toques suaves usando algodón esterilizado.
4. Mantenga el área afectada limpia y seca.

Si hay cualquier ruptura en la piel, continúe el tratamiento:

5. Ponga una capa gruesa de **Crema de Silvadene**[10] en la gasa.
6. Coloque el vendaje sobre la quemadura
7. Sujete esta gasa agregando más gasa.
8. Deje el vendaje puesto por cuatro días.
9. Coloque un nuevo vendaje de gasa después de cuatro días si es necesario.
10. Mantenga el área afectada seca.

Nota: Si la quemadura se ensucia después del tratamiento inicial, limpie con alcohol. Cuando las ampollas drenan por si

---

9. Ampicilina o penicilina, vea páginas 111–112.
10. Crema de Silvadene, vea página 127.

mismas, limpie con alcohol y aplique **Crema de Silvadene**. Dr. Jefferson FLowers recomienda remojar quemaduras en agua fría durante 20 minutos antes de aplicar la medicina.

Eccema

Si la piel del niño es escamosa y frecuentemente en parches, puede ser que tenga eccema, el cual tiende a presentarse donde la mayoría de la transpiración ocurre. El eccema es una reacción alérgica a algún factor ambiental. Cualquier irritante puede causar eccema si hay alergia. Además de tratar la condición, intente investigar la causa de la alergia. Las causas comunes son alimentos, jabón, telas, y humo del tabaco.[11] Si su hijo está propenso a eccema, cuidadosamente enjuáguelo del jabón y champú. Si un bebé tiene eccema, báñelo sólo una vez por semana, enjuagándolo completamente. Evite los jabones perfumados y aquellos que dejan un residuo. El jabón Ivory es frecuentemente el mejor. La piel de cada individuo es diferente, así que siga tratando diversos jabones hasta que encuentre uno que parezca funcionar bien con la piel de su hijo.

Tratamiento

Si el eccema es simplemente piel escamosa,

1. Lave la piel con agua esterilizada y seque.
2. Aplique 0.1% **Crema de Kenalog**[12] de 0.1% dos veces al día.

Si el eccema se ve infectado (como una úlcera),

1. Lave con agua esterilizada y seque.
2. Aplique **Crema de Silvadene**[13] dos veces al día, alternando con la **crema de Kenalog**. Por ejemplo, Silvadene por la mañana; Kenalog al mediodía; Silvadene en la noche, Kenalog antes de acostarse.

---

11. Vea páginas 115-118.
12. Crema de Kenalog, vea página 127.
13. Vea página 127.

Si el eccema envuelve una infección de micosis (caracterizada por piel escamosa acuosa),

1. Aplique **Crema de Silvadene** dos veces al día.
2. Despolvoree polvo de nistatina sobre la Crema de Silvadene.

Nota: La **Crema de Kenalog** es un esteroide y debe ser utilizada para un tratamiento a corto plazo.

Erupciones o Salpullido (En General)

Hay una serie de razones por las que a un individuo se le manifiesta una erupción. En términos generales, aunque no siempre, los siguientes principios aplican: Una erupción sistémica cubre todo el cuerpo o se concentra en zonas de alta transpiración como el doblez de los brazos o la parte posterior de las rodillas. Es una reacción a algo que el niño ha comido o bebido. Una erupción que cubre sólo partes del cuerpo y no está concentrada en esas áreas es una reacción a algo que ha estado en contacto con la piel tales como el tinte de una tela nueva, hiedra venenosa o jabones.

Una prueba sencilla puede permitirle determinar si una erupción es causada por una alergia. Raspe la piel de su niño con fricción moderada (¡no rompa la piel ni infrinja dolor!). Observe de cerca la reacción de la piel a la raspadura. Si la erupción forma ronchas y/o se pone muy roja, entonces hay probabilidad de histamina adicional en la piel. Esto indica que la erupción de su niño está probablemente relacionada con la alergia. Si la piel no reacciona de esta forma a la rascadura, entonces busque otras causas tales como: picaduras de insectos, infección, varicela, sarampión o fiebre escarlatina.

Si su hijo tiene una erupción por reacción a un alimento en particular, dele una dosis de **leche de magnesia**[14] para ayudar a limpiar su vías digestivas. Si su piel está reaccionando a algo tópico como el

---

14. Leche de Magnesia, vea página 125.

tinte de una tela nueva[15] limpie el área afectada con alcohol para quitar el tinte y lave la ropa. El **jarabe de Chlor-Trimeton (o Benadryl)**[16] puede ayudar a reducir la comezón. Cualquier erupción severa o relacionada con fiebre, llame a su médico.

Hiedra venenosa o Roble Venenoso

La erupción se caracteriza por enrojecimiento y ampollas y es causada por el contacto con el aceite de la planta. Durará 14 días desde el tiempo de contacto.

Tratamiento (use el mismo tratamiento para las picaduras de medusas)

1. Mantenga el área afectada completamente seca para prevenir la infección.
2. **El jarabe de Chlor-Trimeton o Benadryl**[17] reducirá la comezón.
3. **Caladryl, calamina**[18] o hamamelis aplicados localmente también reducen la comezón.

Si su hijo ha experimentado previamente una sensibilidad a la hiedra venenosa y recientemente ha sido expuesto, el siguiente procedimiento elimina el aceite y puede minimizar la reacción alérgica. Debe hacerse antes de que el enrojecimiento y la inflamación se desarrollen.

1. Frote de inmediato la piel expuesta con cloro.
2. Enjuague con agua inmediata y cuidadosamente.

Si la piel del niño ya ha desarrollado una reacción alérgica, puede seguir el mismo procedimiento con cloro diluido [una cucharada sopera de cloro mezclada con un cuarto de galón (0.94 litro) de agua]. Las ampollas se desarrollan en tanto que la piel intenta deshacerse del aceite de la hiedra venenosa. Aunque

---

15. Vea página 115.

16. Jarabe de Chlor-Trimeton (Benadryl), vea página 123.

17. Vea página 123.

18. Calamina, vea páginas 123, 126.

las ampollas se pongan excepcionalmente grandes, no intente drenarlas. Retóquelas con alcohol después que hayan drenado por sí solas, y aplique **Crema de Silvadene**. Silvadene también puede aplicarse si la piel se pone infectada (dos veces al día).

Nuestro Steven es muy alérgico a la hiedra venenosa. La primera vez que estuvo expuesto, su carita se le hinchó tanto que era difícil reconocerlo. Me recuerdo como se contemplaba en el espejo del baño. "¿Todavía sigo yo siendo Steven?" me preguntó patéticamente.

David, quien no tiene ningún problema con la hiedra, se aprovechó de la incapacidad de Steven. Él acosaba a su hermano mayor sin piedad y después corría al área de la hiedra venenosa donde no lo podía seguir. "¡Ay Steven, ven agarrarme!"

Una tarde Steven se cansó. Él se desplazó hasta la hiedra venenosa, agarró a su hermano y luego corrió a la cocina por un enjuague de cloro. ¡Retribución por fin!

Pie de Atleta

El pie de atleta es una infección de micosis que se caracteriza por una erupción que da comezón en las plantas de los pies y entre los dedos del pie. Puede causar que la piel se agriete y se pele.

Tratamiento

1. Lave los pies con agua con cloro [1 cucharada sopera de cloro por 1 cuarto de galón (0.94 litro) de agua].
2. Enjuague inmediata y cuidadosamente con agua.
3. Mantenga los pies limpios y secos y use calcetines de algodón con tenis como calzado.
4. Aplique **polvo tópico de nistatina**[19] dos veces al día hasta que la infección sane.

   Nota: Repetir el lavado una vez al día hasta que sane.

---

19. Polvo tópico de nistatina (Micostatin), vea la página 127.

Tiña

La tiña no es causada por una lombriz, pero es una infección de micosis que se encuentra con mayor frecuencia en niños que carecen de una dieta balanceada. Es una erupción redonda que da comezón, con un borde rojo en forma de anillo y que destruye temporalmente el pelo en ese lugar. La erupción generalmente consiste en uno o dos parches que son del tamaño de una moneda Americana de 25 centavos o más grandes. Éstos pueden ocurrir en cualquier lugar del cuerpo.

La tiña debe tratarse con un medicamento antimicótico tal como **polvo tópico de nistatina** dos veces al día hasta que desaparezca. Examine la dieta del niño para ver si hay una deficiencia, especialmente de vitamina B.[20]

Impétigo

El impétigo es una infección por estafilococo de la piel. Generalmente se ve como una quemada y tiene un color verdoso. Puede desarrollarse por cualquier cosa que provoque una ruptura en la piel—una mordedura, quemada, quemadura de sol, ortiga, o cortada. La piel se pela.

Tratamiento

1. Remoje las costras en agua tibia para removerlas.
2. Lave bien el área con agua y jabón. Asegúrese de enjuagar todo el jabón y no haga sangrar el área.
3. Aplique con toques suaves **Crema de Silvadene.**[21]

El procedimiento tal vez necesite repetirse dos veces al día por hasta una semana.

---

20. Vea capitulo once.
21. Crema de Silvadene, vea página 127.

Quemaduras del Sol

Un niño necesita una cantidad moderada de sol para una buena salud. La vitamina D, obtenida del sol es vital, pero no permita que él se queme en el sol. Puesto que el uso de bloqueadores solares es cuestionable, es mejor cubrir la piel con ropa. Si él juega mucho tiempo en el sol, necesita un sombrero para protegerse de la insolación tanto como de la quemadura del sol. Un kimono es ideal para los bebés que juegan en la arena.

Tratamiento

1. La piel del niño puede ser bañada con suavidad.
2. Limpie la quemadura con hamamelis o alcohol y mantenga la piel limpia.
3. Si hay ruptura en la piel, debe aplicarse **Crema de Silvadene** dos veces al día hasta que sane.

Abscesos o Pústulas

Con un verdadero absceso, hay una ampolla blanca (no clara) en la parte superior.

Tratamiento

1. Limpie con alcohol.
2. Use aguja esterilizada para abrir el absceso.
3. Retire la piel desde del centro para drenar (no la presione hacia a dentro).
4. Después de drenar, cúbralo con **Crema de Silvadene.**[22]

Aplicando compresas calientes o remojando los abscesos en agua tibia los hará sentirse mejor. Para hacer una compresa, sumerja un paño suave y limpio en agua caliente, exprímalo y aplíquelo al área afectada. Si hay una gran cantidad de calor o enrojecimiento alrededor del absceso y/o o una raya roja aparece, busque ayuda profesional de inmediato.

---

22. Crema de Silvadene, vea página 127.

Piel agrietada

Tan pronto como el clima se pone frío, las manos y caras de mis hijos se ponen agrietadas. La piel en el dorso de las manos de los muchachos comenzaba aparecer como papel de lija.

La Dra. Denmark recomendaba una capa muy ligera de Vaseline (jalea de petróleo) aplicada a la piel agrietada dos veces al día. Instruya a sus hijos para que se enjuaguen bien el jabón y a que cuidadosamente sequen sus manos. Persuádalos a que no se chupen sus labios.

Ampollas (fricción)

Las ampollas pueden ser causadas por muchas cosas diferentes (vea Ampollas en el Índice). Una manera en la que comúnmente se forman es cuando la piel se frota repetidas veces con una superficie dura (zapatos nuevos, raqueta de tenis, pala, etc.).

Tratamiento

1. Trate de eliminar—o amortiguar la piel de—la fuente de fricción.

2. Mantenga la ampolla limpia y sin tocar.

3. Después de que drene por sí sola, límpiela con alcohol y aplique **Crema de Silvadene**[23] dos veces al día hasta que sane.

4. Trate de mantener la ampolla drenada seca y limpia.

---

23. Vea página 127.

Mordeduras y Picaduras

Abeja, Avispa, Hormiga Roja

Tratamiento

1. Inmediatamente aplique cloro. Debe aplicarse antes de que la hinchazón y el enrojecimiento aparezcan.
2. Lave inmediata y cuidadosamente con agua.
3. Aplique alcohol o hamamelis.
4. Dele una dosis de **jarabe Chlor-Trimeton o Benadryl**[24] cada ocho horas si es necesario.
5. Puede aplicar **loción de Caladryl o de calamina**[25] para reducir la comezón.

Dosis para Chlor-Trimeton[26]

0-6 meses: ½ cucharadita de jarabe o
             ¼ de tableta de 4 mg machacada

6 meses-adultos: 1 cucharadita de jarabe o 1/2 tableta
                   de 4 mg machacada

(Normalmente administrada cada 8 horas como sea necesario.)

Para cualquier reacción alérgica severa, evidenciada por dificultades en la respiración o verdugones que cubran el cuerpo, lleve al niño a la sala de emergencias.

---

24. Jarabe Chlor-Trimeton o Benadryl, vea página 123.
25. Loción de Caladryl o de Calamina, vea página 123.
26. Jarabe Chlor-Trimeton o Benadryl, vea página 123.

Garrapatas

Tratamiento

1. Aplique gasolina a la garrapata con un hisopo de algodón (cotonete). Tenga cuidado de no tocar la piel que la rodea. Queroseno y Raid (insecticida) también son eficaces.

2. Después de un minuto, saque la garrapata con pinzas. Tenga cuidado que la garrapata esté entera, incluyendo la cabeza.

3. Lave bien con agua y jabón.

4. Aplique **Mercurocromo**[27] o alcohol para limpiar la zona.

Mosquitos y Otras Picaduras de Insectos Comunes

Tratamiento

Limpie las picaduras con alcohol o **Mercurocromo**. Si ocurre una reacción alérgica, resultando en grandes ronchas, dele al niño **jarabe de Chlor-Trimeton o Benadryl** en la misma dosis que para picaduras de abeja. La comezón puede tratarse con **loción de Caladryl, calamina**[28] o hamamelis.

Las picaduras que se han rascado pueden infectarse con impétigo y pueden empezar a supurar. Si esto sucede, trate con **Crema de Silvadene**[29] dos veces al día.

> **Nota:** Cualquier picaduras que se ampolle debe limpiarse de nuevo después de que las ampollas drenen por sí solas. Aplique alcohol o Mercurocrom con toques suaves para limpiar y aplique **Crema de Silvadene** después.

---

27. Mercurocromo, vea página 125.

28. Loción de Caladryl o de calamina, vea página 123.

29. Vea página 127.

Mordeduras Menores de Perro y Gato

Tratamiento

Limpie cuidadosamente la herida con agua y jabón, y luego alcohol. Déjela abierta al aire. Estudie al animal para asegurarse que su comportamiento no es anormal. Obsérvelo para una posible enfermedad. Investigue si ha recibido sus vacunas. Si el animal está enfermo, llame a un médico y al control de animales (antirrábico) inmediatamente. Si su hijo ha sido mordido y usted no encuentra el animal, consulte un médico inmediatamente.

Nota: Es también una buena idea limpiar cuidadosamente los rasguños de animales para prevenir una infección.

Mordeduras de Serpientes Venenosas

Tratamiento

Dele al niño dos cucharaditas de **jarabe de Chlor-Trimeton o Benadryl**[30] (una tableta de 4 mg), ponga hielo directamente sobre las perforaciones de la herida, y vaya inmediatamente a la sala de emergencias del hospital.

Piojos

Los piojos son reconocidos por comezón severa y pequeñas motitas blancas adheridas al cabello que no pueden removerse fácilmente. Las motas (huevos o liendres) están generalmente alrededor de las orejas. Use Kwell (vea página 125) y siga la indicaciones en la caja. Peines especiales de dientes finos ayudan a eliminar los huevos y pueden ser encontrados en farmacias.

Ingestión de Objetos

Si un niño se traga un objeto de tamaño mediano como una canica, moneda, o alfiler, busque el objeto en el excremento hasta por

---

30. Vea página 123.

diez días. Si el objeto no se ha pasado o él está experimentando dolor, consulte a un médico. Rayos X pueden ser necesarios.

Golpe a la Cabeza

Eleve la cabeza y trate de mantener al niño tan tranquilo como sea posible para minimizar la hemorragia interna. He usado paletas de dulce para consolar a un niño que recibió uno. El vómito es común con lesiones en la cabeza y no es un signo de peligro necesariamente. Aplique hielo a la protuberancia si eso no hace llorar al niño.

Busque por síntomas de peligro — ojos que no tienen enfoque, dilatación desigual en los ojos, sentido pobre del equilibrio u otro comportamiento anormal.

Alumbrando con una linterna en los ojos del niño y observando la respuesta de sus pupilas le ayudará a detectar dilatación desigual. Si tales síntomas están presentes, acuda a la sala de emergencias del hospital.

Un golpe al lado de la cabeza es potencialmente más peligroso que en el frente o atrás porque el cráneo es más delgado allí. Huesos más densos, sobre los ojos y en la parte posterior, protegen mejor al cerebro.

Conjuntivitis

La conjuntivitis es causada por lagrimales obstruidos, a menudo inducidos por alergias y resfriados. Se desarrolla pus en los ojos cuando los conductos se tapan. Si no se trata pueden ponerse rojos e infectarse. Muchas personas le llaman a esta condición "ojo rosa", aunque no es verdaderamente "ojo rosa".

Tratamiento

Para abrir el conducto lagrimal:

1. Coloque un pedazo pequeño de algodón esterilizado en su dedo índice.

2. Ponga su dedo debajo del ojo del niño. Suavemente presione la orilla del ojo cercana a la nariz, tire hacia abajo.

3. Repita el procedimiento cuatro veces al día.

Compresas calientes:

1. Tome un paño húmedo y caliente o una bola de algodón, exprima y coloque sobre el ojo por unos pocos minutos.
2. Cuando la compresa se enfríe, sumérjala en agua tibia y repita el procedimiento.
3. Empape el ojo de esta manera cuatro veces al día.

Si el ojo no responde al tratamiento después de unos días o el globo ocular se pone rojo, vea a un médico.

La Dra. Denmark usó Argyrol (vea página 129) por años para tratar infecciones de ojo. Ella ponía una gota en cada ojo diariamente durante tres días (nunca por más tiempo).

De vez en cuando un niño nace con un conducto lagrimal cerrado que debe abrirse quirúrgicamente. La cirugía puede ser necesaria si el ojo sigue secretando pus después del tratamiento completo.

Desmayos

Voltee al niño sobre su estómago y espere hasta que vuelva en sí. Si él no vuelve en sí inmediatamente, mantenga un poco de amoníaco bajo su nariz por unos segundos y cubra su rostro con un paño frío. Si este procedimiento no lo reanima, vaya inmediatamente a la sala de emergencias. En cualquier caso consulte a su médico para determinar la causa de su desmayo.

Dolor Menstrual

El dolor menstrual es causado por el endurecimiento del músculo cervical durante la menstruación.

Cualquier cosa que pone tensa a una joven puede agravar el dolor menstrual. Anímela a relajarse para que la sangre fluya fácilmente a través del cuello uterino.

Tratamiento

1. Evite toda clase de cafeína.
2. Beba un vaso de agua caliente y tome una aspirina.
3. Estírese en la cama sobre su estómago y descanse.

Úlceras Bucales Leves

Si un niño sufre con frecuencia de úlceras bucales, estudie su dieta para una posible deficiencia la cual reduzca las defensas del cuerpo. La falta de vitamina B es común.

Tratamiento

Pinte las ulceras con Mercurocromo (vea página 129) con la punta de un hisopo de algodón una vez al día durante tres días. Puede ser útil hacer gárgaras con Listerine (vea página 125) o agua con sal. El contenido de sal no debe de ser más de una cucharadita por cuarto de galón (0.94 litro) de agua. Una concentración más alta puede irritar los tejidos de la boca y la garganta.

Oído de Nadador

Sumergir la cabeza bajo el agua puede causar infección. Si su niño se queja de dolor de oído después de nadar, presione la protuberancia en forma de v en la parte exterior de su oído sobre el lóbulo de la oreja junto a su mejilla. Si la presión es dolorosa, puede tener oído de nadador. Una oreja con absceso no duele más cuando se presiona (vea páginas 96-98). El oído de nadador es una infección de micosis y requiere que un médico recete gotas para el oído. Úselas hasta que el dolor se quite.

Unas cuantas gotas de alcohol en el conducto auditivo inmediatamente después de nadar, ayudará a eliminar el agua que promueve la infección. El alcohol reduce la tensión superficial del agua, permitiéndole que salga más fácilmente. Puede secar el conducto auditivo con una toalla después.

Las piscinas (albercas) son casi las cosas más sucias que hemos creado. Hay orina y excremento en las piscinas. Son sucias... pero es importante que los niños aprendan a nadar.

Nuestras orejas son similares a las de un perro, gato o un caballo. Usted nunca ve alguno de ellos meter su cabeza bajo el agua cuando están nadando. Ellos tienen mucho sentido común.

Nací y fui criada cerca de Savannah, Georgia; pero vivimos en una granja y nunca aprendí a nadar cuando era niña. Cuando adulta yo tenía pesadillas acerca de niños ahogándose. Los sueños repetían el mismo escenario — había niños atrapados en una barra de arena. La marea entraba y no podía hacer nada.

A la edad de 61 años, tomé la determinación de aprender a nadar. En ese tiempo estábamos viajando en un barco, y había una piscina disponible para los pasajeros. Tomé prestado el traje de baño de Mary (Eustace pensó que me había vuelto loca), me levanté temprano para evitar que me vieran y comencé a enseñarme a mí misma. Había unos cuantos niños levantados a esa hora temprana, y ellos trataron de entrenarme. "Dra. Denmark, si no pone su cabeza bajo el agua, nunca aprenderá a nadar," ellos decían.

"Nunca voy a mojar mi cabeza," les dije. ¡Diez días después, uf, uf, yo atravesaba la piscina a lo largo! Nunca metí mi cabeza, pero aprendí a nadar y las pesadillas cesaron.

Sangrado Nasal

Los sangrados nasales se producen cuando los vasos capilares del tabique se rompen. Están cercanos a la superficie y se revientan si la nariz se tuerce o se golpea. Los sangrados nasales son más comunes en algunas familias que en otras.

Tratamiento

1. Haga que el niño se pare derecho. No levante su barba.

2. Haga presión bajo la nariz del niño presionando hacia abajo el labio superior y ponga una bolsa de hielo sobre la nariz.

3. En pocos minutos se habrá formado un coágulo y el sangrado se detendrá. Después el coágulo puede ser sonado suavemente hacia fuera. Si el sangrado nasal se produce con

frecuencia asegúrese de consultar a un médico. Tal vez se tenga que cauterizar la nariz. Si todavía continúa el sangrado, la sangre del niño debe ser estudiada para posible leucemia, fiebre reumática, o diabetes.

Oxiuros

Los oxiuros están en todas partes. Un niño las puede adquirir por comer sin lavarse las manos, morderse las uñas, chupárselos dedos y comer mucosidad de su nariz. Los síntomas son sueño intranquilo, apretar los dientes y llorar mientras duerme. Observe el ano del niño con una linterna en la noche en la oscuridad. Las lombrices blancas y delgadas son frecuentemente evidentes. Son dos veces más largas que una pestaña y puntiagudas en los extremos.

Tratamiento

1. Un tableta de Vermox* al día por tres días. La dosis es la misma para todas las edades.
2. Desinfecte las manijas de las puertas y la manija de la taza del baño limpiándolas con alcohol para frotar.

   Un niño puede sufrir de oxiuros repetidamente mientras que él se siga poniendo sus manos en la boca. Dele tratamiento cada vez, pero no debe tener Vermox más frecuente que cada tres meses.

   Nota: Muchos médicos recetan una tableta de Vermox (vea página 127), solo una vez para los oxiuros. Otros recetan dos dosis separadas por una semana. También hay medicinas que los padres pueden comprar sin receta. Sin embargo, la Dra. Denmark creía que su tratamiento mencionado anteriormente era el mejor.

Orzuelo o Perrillas

Una perrilla es una pequeña inflamación formada en el borde del párpado del ojo.

Tratamiento

Aplique compresas tibias dos o tres veces al día. Las compresas pueden hacerse sumergiendo un paño suave y limpio o una bola de algodón en agua caliente, exprima y aplique al área afectada. Después que el área afectada empieza a drenar por sí sola, aplique Crema de Silvadene (vea página 127) dos veces al día hasta que sane totalmente.

4

Trastornos Digestivos
y Enemas (Lavativas)

Era una hermosa mañana, y las cosas funcionaban sin problemas en la casa de la familia Bowman. Los niños mayores estaban sentados a la mesa desayunando. El bebé David estaba devorando un gran tazón de potaje. Apenas le había yo limpiado sus manos y cara cuando todo su desayuno cayó sobre toda la bandeja de su silla alta de bebé.

Él no podía estar enfermo, yo pensé. A él solo le debe haber dado asco. Lo voy a estar observando para ver. Cuando el desorden fue limpiado, le puse otro tazón de potaje sobre la bandeja y comencé a darle cucharadas en su boca. De repente, oí ruidos de advertencia de mi niña de tres años, Esther. Ella había vomitado sobre la mesa y en el piso también.

Con un sentido de desesperación, agarré un trapo y varias toallas. Sonó el teléfono. Después de levantar a David a mi cadera, un bebé llorando, contesté el teléfono—número equivocado. Apenas había colgado el teléfono cuando David vomitó su segundo desayuno en mi hombro. Un minuto después, Esther estaba enferma otra vez, esta vez en el sofá de la sala.

Me fui directamente por la leche de magnesia y saqué la bolsa del enema (lavativa) del armario. ¡Uf! ¡Qué manera de comenzar el día!

Diagnosticando Trastornos Digestivos

Cuando un niño tiene dolor de estómago debe primero ser revisado por posible envenenamiento o apendicitis (vea páginas 51-52). Si el dolor de estómago es leve, una dosis de leche de magnesia puede ser todo lo que él necesita (vea página 52). La Dra. Denmark recomendaba leche de magnesia[1] para una variedad de malestares intestinales. Su efecto laxante ayuda a que se recuperen las vías digestivas.

En la dieta recomendada por la Dra. Denmark, el estreñimiento no debería ser un problema, pero si ocurre, otra vez se recomienda la leche de magnesia. Cuando el excremento del niño es ligeramente anormal (consistencia inusual y olor fuerte) o tiene diarrea leve, dele leche de magnesia y busque otros síntomas. Una fiebre puede indicar la necesidad de un antibiótico (vea páginas 81-82). Con vómito y diarrea persistente, los enemas son probablemente necesarios.

Propósito de Enemas

El vómito y la diarrea son señales inmediatas de que el cuerpo está tratando de limpiarse de bacterias o intoxicación alimenticia. El dar medicina simplemente para parar los síntomas no es un método sabio de tratar los trastornos intestinales. La materia extraña debe ser expulsada para permitir que el cuerpo se recupere rápidamente.

En la mayoría de los casos, los enemas son particularmente eficaces en el tratamiento de los trastornos digestivos. Ayudan a parar el vómito y la diarrea, previenen deshidratación y son un eficaz protector contra **el Síndrome de Reye**.

El Síndrome de Reye es causado por vómito y diarrea después de los cuales la sangre llega a ser tan espesa que se coagula (coagulación vascular). Los enemas pueden prevenir el espesamiento de la sangre. Si un niño no puede retener líquido y tiene diarrea, los enemas previenen la deshidratación porque el líquido se absorbe a través del colon. La composición química de los enemas de la Dra. Denmark alivia el estómago y restaura el equilibrio de electrolitos. Los enemas también pueden ayudar a bajar la fiebre alta por la reposición de fluidos vitales al cuerpo.

Yo frecuentemente veía Síndrome de Reye cuando trabajaba en los barrios pobres. Los niños venían tan deshidratados que

---

1. Leche de magnesia, vea página 125.

parecían momias. Yo recuerdo un caso en particular cuando era una pasante de medicina en el Hospital de Egelston. El Dr. Hoppy me dijo, "Dra. Denmark, no tiene caso intentar tratar a ese niño. Es simplemente demasiado tarde". Le puse una aguja en el brazo del niño y le bombee 50 ccs de 50 por ciento de glucosa. El bebé estaba jugando en pocos minutos. Ya no estaba deshidratado. La primer cosa que un doctor haría por una persona con Síndrome de Reye es ponerlo en IV (solución-intravenosa) en un intento de diluirle la sangre y evitar la coagulación. Si la sangre se coagula, el paciente morirá o tendrá daño cerebral (vea página 105).

Enema Estándar

Método

1. Compre un estuche con bolsa para Enemas (vea página 124).
2. Dele leche de magnesia[2] al niño (dosis indicadas a continuación).
3. Espere dos horas.
4. Administre un enema estándar.

Dosis de la Leche de Magnesia

0–6 meses:	1/2 cucharadita
6 meses–6 años:	1 cucharadita
6 años–adulto:	2 cucharaditas

Si el niño vomita la leche de magnesia dentro de diez minutos, repita la dosis una vez y luego no le dé más hasta que sea el momento para el enema. El enema estándar consiste en agua hervida enfriada a la temperatura del cuerpo y mezclada con bicarbonato de sodio.

---

2. Leche de magnesia, vea página 125.

Medidas para la solución de enema

0–1 año: 1/4 cucharadita de bicarbonato de sodio y 8 onzas de agua

1 año–6 años: 1 cucharadita de bicarbonato de sodio y 16 onzas de agua

6 años–adulto: 2 cucharaditas de bicarbonato de sodio y un cuarto de galón (0.94 litro) de agua

Procedimiento

1. Cuelgue la bolsa llena con la solución para el enema.

2. Extraiga el aire del tubo dejando correr un poco de agua por la boquilla (o tubo). Presione rápidamente el tubo para evitar perder el resto de la solución.

3. Ponga Vaseline (jalea de petróleo) en la boquilla de tamaño adecuado.

4. Siéntese, extienda una toalla sobre su regazo y coloque a su hijo (con la pancita hacia abajo) sobre la toalla. Inserte con cuidado la boquilla de 1 a 1-1/2 pulgadas (2.5—3.8 cm) en el recto, con la punta apuntando hacia su ombligo. A menudo resulta útil girar la boquilla un poco mientras que se está insertando para poder pasar más allá de los músculos del esfínter.

5. Sostenga las nalgas, libere la solución y déjela ir lentamente.

6. Es mejor no dejar que la solución sea expulsada por diez minutos.

   Mantenga las nalgas del bebé unidas para evitar una expulsión temprana.

7. Después de diez minutos a menudo les ponía doble pañal a mis bebes y los ponía en su cuna para contener el desorden (un pañal de tela y cubierto con un desechable).

   Nota: Con los niños más pequeños yo colgaba la bolsa del enema en el tubo de la cortina de la regadera y me sentaba en el asiento del inodoro cerrado junto a la regadera. Los niños con edad suficiente para auto administrarse el enema pueden estar de pie en la regadera y colgar la bolsa del enema en la cabeza de la regadera. Recuérdele al niño mayor que debe poner la boquilla en ángulo señalando hacia su ombligo, que libere la solución, y espere hasta que toda la solución haya entrado. También recuérdele que trate de aguantarse por diez minutos si es posible antes de usar el baño. Los niños con nausea pueden estar muy mareados, así que cuidadosamente supervise la situación. Yo generalmente me paro afuera de la puerta del baño hasta que han terminado.

Lo más pronto que el enema es administrado, lo más efectivo que es para limpiar las vías digestivas de bacterias o del alimento causante porque ha habido menos tiempo para la absorción. Comience con la leche de magnesia inmediatamente después de que su niño primero vomitó y dos horas más tarde administre el enema (si el niño todavía está enfermo y lo necesita). Ocasionalmente algún excremento duro bloqueará el líquido. Administre el enema suavemente sin forzar. A veces, deslizando la boquilla ligeramente hacia a dentro y hacia fuera del recto unas cuantas veces permitirá mejor que el agua fluya.

Con vómito y diarrea excesivos, el cuerpo puede absorber la mayor parte o todo el enema en lugar de desecharlo. La absorción previene la deshidratación. Cuando a un niño se le da un enema, él puede expulsar la solución hasta 12 horas después en forma de excremento aguado. Si él todavía tiene excrementos aguados frecuentes después de 12 horas, estos deben atribuirse a la diarrea, no al enema.

Los enemas deben ser seguidos con una dieta suave (vea páginas 81-82).

Enema de Retención (Enema de Té)

Si el niño continúa vomitando y no puede retener líquidos después de que usted le ha dado un enema estándar, un enema de retención puede ser indicado para prevenir la deshidratación y restaurar el equilibrio de electrolitos.

Medidas

1. Ponga una bolsa de té tamaño individual (té negro simple) en 10 oz de agua. Hierva por 3 minutos. Agite la bolsa de té en el agua y después sáquela.

2. Mezcle lo siguiente:

- 8 oz. de la solución del té
- 24 oz. de agua hervida
- 1/2 cucharadita de bicarbonato de sodio
- 1/2 cucharadita de sal
- 2 cucharadas soperas de dextrosa o miel Karo blanca (jarabe ligero de maíz)

Procedimiento

Utilice el mismo procedimiento básico que el enema estándar (refiérase a la página 76) sólo con pequeñas dosis múltiples. Caliente la mezcla anterior a la temperatura del cuerpo y dé 8 oz en forma de enema cada dos horas, por cuatro dosis. Por ejemplo:

- 8 oz. a las 10:00 a.m.
- 8 oz. a las 12:00 del mediodía
- 8 oz. a las 2:00 p.m.
- 8 oz. a las 4:00 p.m.

Todas las edades tienen la misma dosis, incluso bebés. Es mejor si las soluciones de enema se retienen por diez minutos antes de expulsarlas.

No tengo duda en mi mente que los enemas nos han librado de docenas de viajes a la sala de emergencias. Varios de mis hijos parecen particularmente tener estómagos sensibles. Cuando empiezan a vomitar, nada se les queda. Esto puede ser muy peligroso y aterrador, especialmente con un bebé. Con vomito severo, yo uso el recurso del enema de retención y funciona de maravillas. Generalmente para la segunda dosis, el vómito ya ha parado.

Algunos médicos perderían su dentadura postiza si escucharan mi asesoramiento sobre los enemas, ¡pero ciertamente los enemas sí funcionan!

Un médico me dijo, "¡Los enemas se fueron con los Griegos!" No es así. Mis pacientes los usan con gran éxito. Y yo nunca tuve un niño que desarrollara el Síndrome de Reye que fuera tratado con enemas.

Información Adicional sobre la Prevención de la Deshidratación

La deshidratación es un motivo de preocupación cuando un niño no puede retener líquidos durante un período prolongado de tiempo debido al vómito severo y/o diarrea. Puede ser potencialmente mortal. Los síntomas son ojos hundidos, latido rápido del corazón, falta de orinar y debilidad en general.

Si su niño tiene sed, dele agua aunque la vomite. Su cuerpo absorberá algo de ella. Asegúrese de que el agua esté tibia. Pedialyte puede ser dado junto con el enema para restaurar el balance de los electrolitos a un niño que ha tenido problemas digestivos. Es útil para cualquier edad.

Si le preocupa que su bebé se esté deshidratando, dele un enema y ofrézcale bebidas frecuentes de Pedialyte y agua tibia. No amamante ni dé leche en botella más frecuentemente que lo recomendado por el horario (vea páginas 42-43). Aumentando la frecuencia de las "comidas de leche" puede irritar más el estómago y scr contraproducente.

Una Lección Aprendida

Una de nuestras hijas era de 18 meses de edad cuando el siguiente incidente ocurrió. Ella había estado muy contenta, pero sus evacuaciones no estaban normales. Habíamos estado cambiado uno o dos pañales malos al día por casi una semana. Su excremento estaba de consistencia anormal con un olor fuerte inusual. Ella no tenía fiebre ni vómito, así que sólo le di un poco de leche de magnesia y observé su comportamiento.

De repente el apetito de la bebé disminuyó, pero aún no había otros síntoma. Nosotros especulamos que el clima bochornoso la podría estar afectando.

Por dos días ella comió muy poco, y yo empezaba a preocuparme. La tarde del segundo día yo nuevamente le di un poco de leche de magnesia y la acosté. Mi plan era darle un enema en la mañana y llamar a la Dra. Denmark si su apetito no mejoraba. Esa noche ella parecía estar inquieta y débil. Yo me reprendí a mí misma por preocuparme demasiado. Seguramente ella sólo estaba cansada. Sólo me estaba alarmando sin tener una buena razón. ¿A caso no había yo echo lo mismo muchas veces en el pasado?

A las 5:00 a.m. desperté y la revisé. Para mi consternación, la encontré tan débil que apenas podía sentarse. Inmediatamente llamé a la Dra. Denmark. Ella me hizo algunas preguntas, y revisé su pulso. La Dra. Denmark llegó a la conclusión de que nuestra bebé había estado luchando una infección intestinal relativamente leve pero estaba en una condición grave por la deshidratación.

Yo rápidamente le di un enema de retención y sorbos frecuentes de Pedialyte o agua tibia para restaurar su balance de electrolitos y fluidos. Ella recuperó la fuerza y más tarde su apetito.

Viendo retrospectivamente, yo estaba desconcertada. ¿Cómo era posible que ella se hubiera deshidratado? Yo siempre había sido tan cuidadosa en observar como mis bebés ingerían líquido y como lo retenían, especialmente si ellos estaban vomitando o tenían diarrea severa. Esta vez no había habido vomito ni diarrea, así que me agarraron desprevenida.

De alguna manera nos habíamos centrado tanto en que ella no estaba comiendo, que no nos dimos cuenta de su falta de ingestión de líquidos. A los 18 meses de edad la mayoría de su agua venía de comida hecha puré y los bebés que no están comiendo pueden deshidratarse rápidamente. La moraleja de esta historia es: cuidadosamente vigile la ingestión de líquidos de su bebé y su retención, especialmente si él no se siente bien.

Dieta de Recuperación

Después de un trastorno digestivo tenga especial cuidado de no darle a un niño alimentos que puedan irritar su estómago. Bebidas y alimentos calientes son más suaves en el estómago que los fríos. Si el vómito ha sido severo, puede tomar más tiempo para ajustarse a una dieta normal. Comience intentando sorbos de lo siguiente:

- Té caliente o agua
- Jugo de pera
- Caldo de pollo o de res (vea abajo)
- Cereal de arroz aguado

   Mientras que él empieza a recuperarse, estos alimentos son apropiadamente suaves:

- Plátanos
- Puré de manzana
- Carne de res magra
- Pollo
- Arroz
- Pan tostado sin mantequilla
- Papas al horno sin mantequilla

   Los caramelos de menta son calmantes y buenos para niños que son lo suficientemente grandes como para no aspirarlos.

   Evite todos los productos lácteos y alimentos grasos.

   Separe las comidas por 5-1/2 horas aparte.

Caldo de Pollo

El caldo de pollo es un alimento maravilloso para el enfermo del estómago. Es suave para la pancita y contiene una gran cantidad de proteína gelatinosa que sale al hervir los huesos.

1. Coloque el pollo entero en una olla grande; agregue suficiente agua ligeramente salada para cubrirlo; hierva por 1-1/2 horas.

2. Vierta el caldo y enfríe a temperatura ambiente.

3. Refrigere hasta que la grasa se cuaje en la superficie.

4. Quite la grasa y sírvalo caliente.

Antibióticos y Trastornos Intestinales

Si un niño está teniendo fiebre con un problema intestinal, él puede necesitar antibióticos después que el vómito haya parado (vea Capítulo Siete).

Para la diarrea persistente pero no fiebre o vómito, primero trate un enema. Asegúrese de que el enema es seguido por una dieta blanda (vea página 81). Si el enema y la dieta blanda no curan la diarrea, el siguiente paso es determinar si la vía intestinal de su hijo está reaccionando a un determinado alimento. Hágase la pregunta, "¿Ha comido él algo inusual o nuevo recientemente?" Tal vez él es alérgico a algo.

Si usted no puede señalar cualquier alimento en particular que puede ser el causante de la diarrea, es probablemente sabio tratar un antibiótico. Es posible tener una infección intestinal, aún sin fiebre. La eritromicina[3]* es un antibiótico eficaz para las infecciones intestinales. Si la diarrea no es afectada para nada por el antibiótico, el niño puede necesitar exámenes en un hospital.

Nota: Para obtener información sobre la prevención de los trastornos intestinales infecciosos, vea Cómo Dejar de Pasar Gérmenes, páginas 107-108.

---

3. Eritromicina, vea páginas 111-113.

5

Fiebre

La temperatura de Esther era de 105.5°F (40.8°C). Me quedé mirando el termómetro con incredulidad. ¿Qué va a pasar si sigue subiendo? ¿Qué pasa si ella no se recupera? Sentí el pánico en mi pecho mientras miraba a mi pequeña hija acostada letárgicamente en el sofá. Su semblante estaba terriblemente pálido en contraste con sus rizos oscuros. Su típica sonrisa alegre había desaparecido y sus ojos que normalmente eran brillantes ahora estaban opacos y vidriosos. ¡Ay, cómo anhelaba a mi vivaracha Esther de regreso! Después de cinco angustiosos días su temperatura bajó, y como la Dra. Denmark había predicho, a ella le brotó una erupción típica de rubéola (sarampión alemán).

La fiebre puede ser atemorizante. Sin embargo, las temperaturas altas también son una bendición. Son el sistema de alarma del cuerpo, alertándonos de una enfermedad. Casi no hay niños que nunca hayan experimentado fiebre. Toda madre debe saber cómo diagnosticar y tratar.

Diagnosticando una Fiebre

Cuando un niño está inusualmente inquieto y caliente al toque, tómele su temperatura. Si usted está usando un termómetro digital, consulte las instrucciones que vienen en la caja. Para termómetros de vidrio, use las siguientes instrucciones:

Procedimiento

Rectal (bebés y niños pequeños)

1. Agite el termómetro para bajar el mercurio.
2. Coloque al bebé sobre su regazo e inserte suavemente el termómetro una pulgada (2.5 cm) en su recto.
3. Apriete las nalgas suavemente alrededor del termómetro para mantenerlo en su lugar y deténgalo uno o dos minutos antes de la lectura.

En la Axila bajo el Brazo (niños)

1. Agite el termómetro para bajar el mercurio.
2. Coloque el bulbo del termómetro en la axila del niño.
3. Baje el brazo sobre el extremo del termómetro y sostenga firmemente por dos o tres minutos. Intente mantener la axila apretada.

Oral (para los niños mayores que no morderán o romperán el termómetro)

1. Agite el termómetro para bajar el mercurio.
2. Coloque el bulbo del termómetro debajo de la lengua e instruya al niño a mantener su boca cerrada por uno o dos minutos.

Un grado más alto que las lecturas siguientes indica fiebre: en la axila bajo el brazo (97°F, 36.1°C), oral (98.6°F, 37°C), rectal (99.6°F, 37.5°C).

La fiebre es causada por una infección. Los científicos no están seguros lo que la fiebre hace, pero han observado que diferentes gérmenes causan fiebre con diversas características. Con una infección por estreptococo, la temperatura tiende a estar baja por la mañana y puede incluso estar casi normal antes del mediodía. Después comienza a elevarse, estar en lo más alto a las 6:00 p.m., y bajar alrededor de las 2:00 a.m.

Fiebres que acompañan a la gripe o la rubéola (sarampión alemán) tienden a permanecer constantes durante todo el día. Una fiebre provocada por un absceso generalmente baja cuando el absceso se abre.

Tratamiento

Si su hijo registra una temperatura anormal, revíselo primero para la meningitis (páginas 47-48). La meningitis es siempre una emergencia. Si la causa de la fiebre no es evidente, revíselo periódicamente para ver los síntomas. Si existen síntomas de meningitis, diríjase de inmediato al hospital. Cuando se descarta la meningitis, busque por lo siguiente:

- Un resfriado (páginas 91-93)
- Glándulas inflamadas en el cuello debajo de las mandíbulas (páginas 99-100)
- Una garganta más roja que el color de sus encías (páginas 99-100)
- Jalar los oídos (páginas 96-97)
- Dolor de estómago (páginas 51-52)
- Diarrea (vea Capítulo Cuatro)
- Vómito (ver Capítulo Cuatro)

Si un disturbio intestinal es evidente, probablemente se necesita un enema (vea Capítulo Cuatro). Si los síntomas son leves, indeterminables, y/o indican un problema respiratorio en la parte superior, se recomienda lo siguiente:

1. Un baño caliente. Abra la regadera con anticipación para que el cuarto esté caliente y con vapor. Seque al niño y póngale sus pijamas que trajo de otro cuarto para que estas estén secas.

2. Aspirina (la dosis indicada en la siguiente página).

3. Abrigue bien al niño. Cuando él empiece a sudar, generalmente alrededor de la parte posterior del cuello, comience a quitar capas de ropa.

   Cambie la ropa mojada.

4. Continúe observando al niño para un aumento de temperatura y otros síntomas.

Dosis de Aspirina[1] (Dosis baja de 81 mg tabletas masticables originalmente llamada aspirina "bebé" o "infantil")

1-3 meses:	Mezcle una aspirina bebé pulverizada con 5 cucharaditas de agua; dele 1 cucharadita.
3 a 5 meses:	Mezcle una aspirina bebé pulverizada con 4 cucharaditas de agua; dele 1 cucharadita.
5-7 meses:	Mezcle una aspirina bebé pulverizada con 3 cucharaditas de agua; dele 1 cucharadita.
7 a 12 meses:	Mezcle una aspirina bebé pulverizada con 2 cucharaditas de agua; dele 1 cucharadita.
12 meses:	Una aspirina bebé completa. Si él no sabe cómo pasarse tabletas, aplástela y mézclela con agua o miel.

De 2 años a menos de 3 años: 1-1/2 tabletas de aspirina bebé

De 3 años a menos de 4 años: 2 tabletas de aspirina bebé

De 4 años a menos de 6 años: 3 tabletas de aspirina bebé

De 6 años a menos de 9 años: 4 tabletas de aspirina bebé

De 9 años a menos de 11 años: 4-5 tabletas de aspirina bebé

De 11 años a menos de 12 años: 4-6 tabletas de aspirina bebé

De 12 años a adulto: 5-8 tabletas de aspirina bebé

Adultos: use aspirina para adultos y consulte el frasco para la dosis.

Nota: 4 tabletas de aspirina bebé equivalen a una aspirina para adultos de 325 mg.

---

1. La aspirina debe administrarse cada 4 horas según sea necesario. Es un medicamento seguro que ha sido usado por más de cien años. La Dra. Denmark no creía que la aspirina causara el Síndrome de Reye (para discusión adicional vea paginas 74-75, 105).

Con fiebre alta, un niño tiene escalofríos. Muchos bebés y niños pequeños querrán sentarse en el regazo de sus madres y desearan ser abrazados para obtener calor. No se recomienda aplicar compresas frías a la frente del niño ni baños fríos. Los baños fríos pueden causar una convulsión.

Vaya, voy a conocerlos a "ellos" algún día para que verdaderamente me eduquen.

Una mujer llamó el otro día con un bebé que tenía fiebre.

"Dele al bebé un poco de aspirina," le dije.

"Pero ellos dicen que no se debe dar aspirina a un bebé", dijo la madre.

Yo le dije, "Entonces ¿por qué me molesta? Haga lo que "ellos" dicen. Si "ellos" saben qué hacer, entonces ¿por qué molestar a la Dra. Denmark y hacerle perder su tiempo?"

Fiebre y Enemas

Una fiebre puede inhibir la digestión y por lo tanto causar vómito y diarrea. Los enemas ayudarán. Realmente pueden ayudar a reducir cualquier fiebre alta por medio de la reposición de fluidos vitales al cuerpo. A veces la aspirina puede añadirse al enema si el niño no puede mantenerla por vía oral (vea Capítulo Cuatro).

Diagnosticando la Gravedad de una Enfermedad

La reacción de cada niño a la infección es individual. Algunos típicamente tienen temperaturas más altas que otros. Alguno puede tener una fiebre baja y estar muy enfermo, mientras que otro pueda tener temperatura elevada y estar menos enfermo. Algunos tienen la tendencia a quejarse intensamente con la menor incomodidad, en tanto que otros casi no se quejan para nada, aun cuando están muy enfermos. A nuestra Leila se le eleva la temperatura a 105°F (40.5°C) y todavía está coherente, mientras que Steven ha estado delirando a 101°F (38.3°C).

Usted necesita evaluar el comportamiento general del niño para determinar la gravedad de la dolencia. Observe su apetito, su ánimo para jugar y coordinación además de su temperatura, y compare su comportamiento a lo que normalmente es.

Los instintos de usted son frecuentemente correctos. Si usted está preocupada y no está segura de cuál es el problema, consulte a su médico. Cualquier fiebre alta o prolongada puede indicar la necesidad de antibióticos.[2]

A muchos niños les da "escuelitis." Se despiertan en la mañana desesperadamente enfermos. ¡Tan pronto como el autobús escolar se va, hay una recuperación increíble!

Recuperación

Es fácil asumir que un niño está bien cuando su temperatura está baja en la mañana. Sin embargo, las temperaturas debidas a estafilococos e infecciones por estreptococos se caracterizan por ser bajas por la mañana incluso antes de la autentica recuperación. Sólo porque él parece estar bien, no lo mande de regreso a la escuela ni lo lleve a la iglesia. Yendo a lugares públicos demasiado pronto puede prolongar la enfermedad e infectar a otros niños. La cantidad de glóbulos blancos del niño puede estar bajo, haciéndolo más susceptible a contagiarse de algo más. Debe tener cuando menos dos noches sin fiebre antes de reanudar su rutina normal.

---

2. Vea Antibióticos, Capitulo Siete.

6

Enfermedades Infecciosas

Steven anunció dramáticamente, "Estoy enfermo y necesito ver a la Dra. Denmark." Él marchó a la sala jalando su estuche plástico de doctor. Yo estaba limpiando los trastes del almuerzo. Con el rabillo de mis ojos lo vi acomodando una almohada en el sofá, subiéndose a bordo, y jalando una cobija arriba hasta su barba.

Metódicamente, palpó su frente y se metió el termómetro de juguete en su boca. Cuando la cocina ya estaba limpia 20 minutos más tarde, yo traje a la sala una canasta de ropa limpia para doblarla. Él todavía estaba acostado en el sofá con el termómetro de juguete saliéndole de su boca.

"¿Todavía sigues jugando al doctor?"

"Tengo una infección en la garganta," vino la tenue respuesta, con los dientes apretados alrededor del termómetro.

"Pobrecito de ti, bebé," yo murmuré. Yo caminé hacia el sofá y le di un beso en la frente. Estaba caliente. Le toqué su cuello.

"Steven," comenté en sorpresa, "Tú en verdad tienes un dolor de garganta." Sus ojos cafés miraban con perplejidad.

"Yo te dije que estaba enfermo".

Nuestros hijos son generalmente muy saludables, pero no estamos exentos de resfriados, dolores de garganta y cosas similares, especialmente durante los meses de invierno. Las enfermedades comunes pueden agravarse si no se tratan adecuadamente. Con la ayuda de la Dra. Denmark aprendí a diagnosticarlas y tratarlas.

Hoy en día los pediatras jóvenes tienden a evitar tratar a sus pacientes hasta que la enfermedad es grave. Esa no es mi forma. En mi opinión, si un médico ve algo mal, él debe hacerse cargo del problema antes de que se agrave.

La aspirina se recomienda a lo largo de este capítulo para combatir fiebre y dolores. La Dra. Denmark no creía que la aspirina causara el Síndrome de Reye (vea páginas 74-75, 105).

Diagnóstico de Enfermedades Comunes

Observe cuidadosamente el comportamiento de su hijo y su aparente condición física. Busque por síntomas específicos que indiquen el problema.

- Fiebre
- Una garganta más roja que sus encías
- Glándulas del cuello inflamadas
- Congestión
- Escurrimiento nasal
- Tos
- Jalarse los oídos
- Dolor de estómago
- Evacuaciones anormales con un olor inusualmente fuerte
- Diarrea
- Vómito
- Erupciones
- Pérdida del apetito
- Dolor de cabeza
- Llanto inconsolable
- Sensación de ardor al orinar
- Letargo y debilidad
- Irritabilidad inusual

Normalmente, los síntomas indican una enfermedad en particular, pero ocasionalmente un niño puede estar luchando con más de una a la vez. Por ejemplo, él puede tener la gripe y la varicela al mismo tiempo. Él podría estar batallando contra un oído infectado y la intoxicación alimenticia simultáneamente. Ambas enfermedades deben ser tratadas al mismo tiempo. La Dra. Denmark prefería antibióticos de amplio espectro y éstos son eficaces en el tratamiento de una variedad de enfermedades al mismo tiempo. Además, su horario para administración de antibióticos debe ser seguido cuidadosamente (vea Capítulo Siete).

Los síntomas pueden ser cuestionables. Si no hay alguna emergencia (vea Capítulo Dos), tal vez usted tendrá que esperar unas pocas horas hasta que indicaciones más definitivas surjan.

Hace años cuando comencé a ejercer la medicina, sin un doctor no sabía lo que estaba mal, él decía que el paciente estaba bilioso. El trastorno bilioso se desgastó. Ahora los doctores dicen que sólo se trata de un virus. Ahora todo es un virus.

Resfriados

Un niño con un resfriado necesita cuidado para prevenir infecciones secundarias del seno nasal, oído y garganta. Manténgalo caliente, dele abundantes líquidos, aliméntelo bien y ayúdelo a descansar. La aspirina[1]* lo hará sentirse mejor y reducirá la inflamación. Si está muy congestionado, limpie su nariz para que pueda respirar mejor.

Procedimiento

1. Envuelva un pedazo de algodón esterilizado en el extremo de un hisopo de algodón para que cuelgue aproximadamente una pulgada (2.5 cm) de la orilla del hisopo.

2. Sumerja el extremo del algodón en Argyrol[2] * o solución salina (1 cucharadita de sal por 0.94 litro de agua) y exprima el exceso de líquido.

---

1. Aspirina, vea páginas 121-122.

2. Argyrol, vea página 126.

3. Gire el extremo del algodón para introducirlo en la fosa nasal del niño (sólo el algodón debe entrar en la fosa nasal) y sáquelo. Repita en el otro lado. Utilice el procedimiento una vez al día por **no más de tres días.**

Sentándose en un baño con vapor también puede aliviar la congestión. Cierre la puerta, abra la regadera en caliente y quédese con el niño hasta que él esté respirando con más facilidad. Séquelo del vapor y cámbielo con ropa que provenga de otro cuarto para que esté seca.

No utilice un vaporizador. Los vaporizadores o humidificadores aumentan la humedad en la casa y estimulan el crecimiento de moho, un alérgeno común. Si es necesario, use un deshumidificador.

Nota: También hemos usado Chlor-Trimeton o jarabe de Benadryl[3] para aliviar la congestión causada por el resfriado. Puede ser utilizado junto con aspirina.

Les contaré cómo comenzaron esos vaporizadores de aire frío. Hace años las madres notaron que si sus hijos tenían el crup, meciéndolos en el pórtico los ayudaba. No, no era el aire frío que les permitía respirar mejor—era el aire limpio. Adentro todos estaban fumando.

Una vez se me notificó que un paciente en el hospital con crup estaba desesperadamente enfermo. Cuando llegué, encontré que habían puesto al niño en una tienda, respirando niebla helada.

"Saque a ese bebé fuera de allí", le dije a la enfermera. Tráeme una silla mecedora y una frazada. Deje que la mamá lo envuelva bien y con firmeza y que lo meza por un tiempo. En pocos minutos, el niño estaba mucho mejor. No hay ninguna excusa para un vaporizador de aire frío. Nadie en su sano juicio iría a un clima frío y húmedo para ponerse bien.

---

3. Chlor-Trimeton o jarabe de Benadryl, página 123.

Nunca utilice un dispositivo de succión en la nariz. Si la nariz de su hijo tiene escurrimiento claro, esto probablemente indica una alergia (vea Capítulo 8). Si el escurrimiento no es claro, tiene sinusitis. Una fiebre con resfriado puede indicar una infección secundaria. Si tiene fiebre por la mañana, dele un baño caliente y aspirina[4] y observarlo. Si esta condición se empeora por la tarde, usted puede ver un médico y usar antibióticos. Con cualquier fiebre excesiva o persistente, notifíquele a un doctor.

Tos

Nunca use medicina para tos. Cuando se suprime el reflejo de la tos los pulmones pueden llenarse con líquido, y puede desarrollarse neumonía.

El toser, estornudar y escurrimiento nasal son las formas en que la naturaleza limpia el sistema. Tampoco debe usarse un expectorante o descongestionante.

La tos a menudo empeora durante la noche o temprano en la mañana cuando el niño primero despierta, a menudo debido al goteo post nasal.

Si una tos leve pero persistente lo mantiene despierto, trate de darle algo dulce. Un poco de azúcar, miel Karo, o un caramelito de menta podrían ayudar. (Ejercite su discernimiento en relación a la edad de su niño antes de darle el caramelo de menta. Un niño pequeño tiene el riesgo de asfixiarse.) El azúcar hace que la saliva fluya y diluye la mucosidad que puede estar causando la tos.

La aspirina* también es eficaz para tratar una tos leve causada por goteo post nasal. Ayuda a secar lo que está drenando y reduce la inflamación en los pasajes nasales. Chlor-Trimeton o jarabe de Benadryl[5]* pueden usarse también para tratar este tipo de tos.

En caso de tos excesiva y profunda, el niño debe acudir a un médico (vea Tosferina, páginas 106-107, Neumonía páginas 95-96).

Aunque el toser de un bebé en la noche le moleste, nunca le de jarabe para la tos. ¡No, no! ¡Si les molesta tanto, tal vez ustedes padres deben considerar tomar algo para que ustedes puedan dormir!

---

4. Aspirina, vea página 121-122.

5. Chlor-Trimeton o jarabe de Benadryl, página 123.

Sibilancias

Sibilancias al *inhalar* indica crup. Lleve al niño a un baño con vapor. Dele un baño caliente y aspirina. Un antibiótico puede ser necesario si hay fiebre (vea Antibióticos, Capítulo Siete).

Sibilancias al *exhalar* indica asma. Se produce por alérgenos y la(s) causa(s) debe(n) ser siempre investigada(s) (vea Alergias, Capítulo ocho). Dele al niño aspirina,* agua tibia o caliente para beber, y un antibiótico si hay fiebre. No utilice un vaporizador.

Gripe

Los síntomas son dolor de cabeza, fiebre y escalofríos. La fiebre puede impedir una digestión adecuada de los alimentos, por lo que el niño puede también sufrir trastornos intestinales. Asegúrese de que él se mantenga caliente y bien hidratado. Anímelo a que descanse y manténgalo en casa, aislado de otros gérmenes. La aspirina[6] puede usarse para la fiebre, y los enemas son útiles para combatir el vómito y diarrea. La gripe toma el curso siguiente:

Día Uno: El niño se siente infeliz con fiebre, escalofríos, dolor de cabeza, y posiblemente con trastornos digestivos.

Día Dos: Se siente mejor.

Día Tres: Se siente mucho mejor y a menudo querrá reanudar un horario normal. Desafortunadamente, es en el tercer día cuando la cuenta de glóbulos blancos disminuye drásticamente. En este tiempo la resistencia a infecciones secundarias es casi nula. Antes de que los antibióticos fueran descubiertos, la muerte no era inusual por infecciones secundarias contraídas a raíz de la gripe. Él debe ser mimado por una semana después de que los síntomas hayan disminuido para darle tiempo a que su resistencia vuelva a fortalecerse.

Los antibióticos son necesarios a menudo para prevenir infecciones secundarias. Se recomienda la ampicilina.[7]

6. Aspirina, vea páginas 121-122.

7. Ampicilina, vea página 111.

No hay ninguna inmunización eficaz contra la gripe simplemente porque se puede pescar varias veces. Las vacunas sólo funcionan contra las enfermedades como la tosferina porque dan inmunidad de por vida.

Aprendí de una manera difícil la verdad de las advertencias de la Dra. Denmark sobre infecciones secundarias. A Joseph le dio la gripe un verano mientras que él formaba parte del negocio de céspedes de sus hermanos. Él se sentía terriblemente mal y estuvo acostado en cama por unos días. Después del descanso, Joseph estaba mucho mejor y lo anime a regresar al trabajo a cortar céspedes. Sus hermanos necesitaban su ayuda—o así lo pensé.

No pasó mucho tiempo antes de que la fiebre le subiera de nuevo y esta vez se convirtió en una tos profunda. Una radiografía comprobó que tenía neumonía.

Esta vez le tomó mucho más tiempo para recuperarse, incluso con antibióticos. La tos persistió por semanas. No subestime los efectos de la gripe en su sistema inmunológico.

Neumonía

Como regla general, a los niños no les da neumonía a menos que hayan tomado jarabe para la tos o que accidentalmente hayan aspirado algo en sus pulmones, causando que una infección se desarrolle. Un niño también puede agarrar neumonía como una infección secundaria de la gripe (vea la página anterior).

Los síntomas son fiebre, tos y estertores en el pecho que son detectables a través de un estetoscopio. Pero a menudo usted puede escucharlos presionando su oído en la espalda del niño debajo de los omóplatos y mandándolo a respirar profundamente. Si él tiene neumonía, usted generalmente oye un sonido "pegajoso" mientras que él inhala. El sonido es similar a la de un mechón de cabello cuando se frota entre los dedos. La neumonía es grave. Si usted sospecha que su hijo la tiene, consulte a su médico. La penicilina[8] debe administrarse las veinticuatro horas por lo menos siete días. Nunca le dé jarabe para la tos.

----

8. Penicilina, vea páginas 110-111.

No existe tal cosa como "neumonía caminante". Bueno, me retracto. Si él tiene neumonía y camina al baño, puede decir que tiene "neumonía caminante". Si alguien entra a mi oficina caminando, allí está la "neumonía caminante." Como usted ve, es la misma neumonía que si estuviera en cama. Supongo que podría haber "neumonía de automóvil". ¡Todo depende de cómo está usted movilizándose!

Sinusitis

La infección se desarrolla cuando las alergias o resfríos causan que las paredes de las fosas nasales se junten. Las cavidades del seno nasal entonces se tapan y se forman los abscesos. Las temperaturas de algunos niños pueden elevarse hasta 106°F (41.1°C). Si un niño que grita tiene mucosidad amarilla drenando de su nariz, probablemente tiene sinusitis. Sin embargo, los senos nasales pueden estar tan tapados que no estén drenando para nada. Limpie la nariz con Argyrol[9] o solución salina para reducir la hinchazón (vea página 91). Si el niño presenta fiebre, obtenga una receta para penicilina o ampicilina.*

Para evitar tales infecciones, trate de determinar las causas de las alergias de su hijo y manténgalo lejos de ellas. Alérgenos comunes son polen, humo y polvo de las alfombras.

Oídos Infectados

Si un niño se queja de dolor de oído, especialmente después de nadar, presione la protuberancia en forma de V en la parte exterior del oído (sobre el lóbulo de la oreja junto a su mejilla). Si el presionar aumenta el dolor, es probable que tenga oído de nadador, una infección de micosis que requiere receta médica de un doctor. Por el contrario, el dolor de un oído por absceso generalmente no aumentara con tal presión. Puede incluso dar algún alivio temporal.

---

9. Argyrol, vea página 126.

La Dra. Denmark recomendaba aspirina[10] y Auralgan[11] para el dolor. Para administrar Auralgan, ponga al niño de lado y libere varias gotas, presiónelas dentro del oído apretando suavemente con sus dedos. El efecto dura unas cuatro horas. El Auralgan no combate la infección pero es meramente analgésico.

Use las gotas para el oído sólo cuando hay dolor. Un alivio repentino del dolor o sangre pueden indicar una ruptura del tímpano, la cual normalmente sana dentro de tres días sin causar sordera. Si el tímpano se reventara, no ponga nada en el oído.

En bebés muy pequeños, debe usarse precaución extrema para el uso de Auralgan. La ruptura de tímpanos es más difícil de detectar en orejas más pequeñas.

Nota: No confunda *Auralgan* con *Argyrol*. Auralgan puede usarse en los oídos pero es altamente peligrosa para la nariz o los ojos.

Si el niño tiene fiebre con dolor de oído y/o o el dolor de oído es especialmente severo, él puede necesitar ampicilina o penicilina.[12]

Frecuentemente un niño más pequeño llorará con dolor de oído hasta que él se siente en su regazo y presione su oído contra su pecho de usted. La presión alivia el dolor y tranquiliza al niño. Si usted lo pone de regreso en su cuna él puede empezar a llorar ya que nuevamente el dolor se intensifica.

Tubos

Al permitir que tubos sean insertados en el oído del niño puede realmente introducir una infección y dañara permanentemente el tímpano. Los tubos no son curativos; estos meramente alivian algo de la presión causada por abscesos como resultado de que las trompas de Eustaquio estén tapadas.

Es mucho más sabio curar los abscesos con antibióticos y determinar qué causó que las trompas de Eustaquio se taparan en primer lugar—comúnmente resfriados, alergias y adenoides. **El consumo de productos lácteos** y el poner a los bebés en las alfombras

---

10. Aspirina, vea páginas 121-122.

11. Auralgan, vea página 127.

12. Ampicilina/penicilina, páginas 110-111.

a menudo contribuyen a la congestión e infecciones de oído (vea Alergias, Capítulo 8; vea páginas 246-249).

Si un niño tiene la edad suficiente para seguir las instrucciones de "inhalar" muy fuerte, a veces esto puede aliviarle el dolor de oído despejándole las trompas de Eustaquio. El sistema de la Dra. Denmark de administración de antibióticos cada tres horas alrededor del reloj es un arma maravillosa contra las infecciones crónicas del oído (vea Antibióticos, Capítulo 7).

Si usted fuera un baterista y alguien le hiciera un agujero en la parte superior de su tambor más caro ¿podría usted alguna vez hacerlo perfecto de nuevo? Lo dudo. Usted tendría que comprar una tapa nueva para él. Perfore un tímpano y siempre habrá una cicatriz. Algunos pacientes llegan a mi oficina con pus saliéndoles de sus oídos y bajando por sus cuellos. Ellos no estaban conscientes de que tenían infección en los oídos porque no había ninguna presión del absceso contra los tímpanos. El pus había encontrado un camino alrededor de los tubos.

Los cirujanos plásticos intentan reconstruir los tímpanos que han sido destruidos. Los tubos son una cosa para ganar dinero, pero nunca han ayudado a ningún niño en el mundo.

Infección de Garganta por Estreptococos

Si se le hace un cultivo a cualquier garganta "saludable," ella mostrará evidencia de estreptococos. Cuando el cuerpo está desgastado, cansado, hambriento o estreñido, no puede resistir la infección. Cada garganta mala es estreptococo excepto en el caso de la difteria. Cuando un niño tiene fiebre, una de las causas más comunes es una garganta infectada. La temperatura comienza a subir alrededor de las 6:00 p.m. y baja alrededor de las 2:00 a.m. Para diagnosticar, revise con una linterna para buscar signos de enrojecimiento e hinchazón. Si la garganta está de un color más oscuro que las encías, eso probablemente significa infección. Para ver más claramente, quizás tenga que presionar la lengua con una cuchara e instruir al niño a que diga "ahhh."

Otro método es revisar por glándulas inflamadas. Sujete la parte posterior del cuello y la cabeza con una mano e instruya al niño a que levante levemente su mentón (barba). Con la otra mano, sienta debajo de la mandíbula por glándulas inflamadas. Se sienten como canicas grandes.

Tratami nto

Pinte la garganta con Mercurocromo o Merthiolate* una vez al día por **tres días** para eliminar los gérmenes y reducir el dolor (vea la página 103-104).

Procedimiento

1. Envuelva un pedazo de algodón esterilizado alrededor de una punta de un hisopo de algodón y sumérjalo en Mercurocromo o Merthiolate,[13] Mercurocromo exprimiendo el exceso hasta que esté casi seco.

2. Oprima la lengua con una cuchara; ponga al niño a que diga "ahh" y toque el área inflamada. Puede ser que necesite un ayudante con una linterna.

Gárgaras

Hacer gárgaras dos veces al día con Listerine o agua salada puede ayudar. Solución salina: una cucharadita de sal en 0.94 litro de agua. Una concentración mayor puede ampollar la garganta. El niño puede necesitar antibióticos si tiene fiebre. También pueden necesitarse si el dolor de la garganta es particularmente fuerte y persistente, incluso en la ausencia de fiebre. La penicilina[14]* funciona mejor para las infecciones de garganta.

La mayoría de nuestras enfermedades graves son resultado de tres problemas: (1) gargantas malas, (2) dientes malos

13. Vea página 125.
14. Penicilina, vea páginas 110-111.

y (3) una dieta deficiente. Las infecciones de la garganta pueden afectar otros órganos si permanecen sin tratamiento y deben ser tomadas seriamente.

Amígdalas

Las amígdalas son órganos en la parte posterior de la garganta que son absolutamente necesarias para el bebé durante su tiempo de lactancia. Se juntan con la úvula (campanilla) cuando el bebé está chupando. Cuando toma un trago de leche, las amígdalas se mueven hacia atrás, las adenoides impiden que la leche vaya a su nariz, y se la pasa. Después del periodo de lactancia, las amígdalas normalmente se atrofian.

Hay grandes bóvedas en las amígdalas las cuales las inflan si estreptococos o estafilococos cae en ellas. Abscesos que la medicina no puede alcanzar se forman en la parte inferior de la bóveda. Cuando la serie de medicamentos se ha completado, los gérmenes migran de regreso al tejido y el niño se enferma otra vez. El problema es similar a la de un diente con absceso. Es imposible hacerle llegar medicina a él.

Después de fiebre escarlatina, las amígdalas pueden infectarse con estreptococo hemolítico causante de una enorme cantidad de pus, evidente cuando ellas se presionan. El niño nunca se pondrá totalmente bien hasta que las amígdalas sean extraídas.

La amigdalotomía es también necesaria si el niño tiene un problema de respirar por la boca o ha tenido fiebre escarlativa y más tarde empieza a tener fiebres regulares por las tardes, indicando fiebre reumática. (Normalmente las adenoides deben ser removidas con las amígdalas.)

A una pequeña paciente le extrajeron sus amígdalas. El médico inadvertidamente le dejó un pequeño pedazo de amígdala que tenía un pequeño absceso blanco en él. A ella se le hizo una bola grande en su cuello y comenzó a tener hinchazón. Encontramos albúmina en su orina, indicando la nefritis.

"Si remueve la parte restante de la amígdala, la niña se recuperará," le dije a su doctor. Él no pensaba que era lo suficientemente grande para ser importante. La niña se puso tan mal que como último recurso, finalmente lo hizo. Ella comenzó a recuperarse y estuvo totalmente bien dentro de un mes. La infección de un diente es como la de esa amígdala. No es mucho más grande que la de una cabeza de alfiler, pero seguramente puede causar estragos en el cuerpo.

En el pasado, los niños con Síndrome de Down babeaban hasta que aprendimos a quitar sus adenoides. Cuando las adenoides ya no estaban, ellos podían respirar por su nariz y dejaron de babear.

━━━

A Christina y Leila les dio fiebre escarlatina cuando tenían cinco y siete años de edad. Sus temperaturas se les dispararon a más de 105°F (40.5 °C). Con la penicilina administrada durante todo el día (vea página 112) las fiebres desaparecieron, pero se quedaron con las amígdalas inflamadas y con repetidos dolores de garganta. La Dra. Denmark recomendó la extracción de las amígdalas.

El personal del hospital fue maravilloso y nos permitió quedarnos con ellas hasta que fueron sedadas. Las cirugías fueron bien y las recuperaciones no estuvieron tan mal, especialmente con todos los deliciosos helados, los regalos deseándoles su recuperación y toda la atención extra. Cariñosamente me acuerdo cuando ellas estaban acostadas una a lado de la otra en su litera de arriba, deliciosamente chupando paletas. Su hermanita, Susanna, me confesó quedamente, "A mí también me gustaría que me sacaran las amígdalas."

Fiebre Escarlatina

La fiebre escarlatina es una infección de estreptococo hemolítico. Sus síntomas son generalmente una garganta mala, fiebre alta y una erupción. Si usted frota su mano sobre el cuerpo del niño, la erupción se siente como granitos de frío. La piel en el abdomen puede aparecer rosa pero no muestra una erupción definitiva. La punta de la lengua y el paladar de la boca pueden estar rojos. Generalmente se prescribe la penicilina[15].

---

15. Penicilina, vea páginas 110-111.

Ocasionalmente un niño puede tener fiebre escarlatina sin tener temperatura alta. Si él exhibe otros síntomas de la enfermedad, vea a un doctor inmediatamente. La fiebre escarlatina es una enfermedad grave.

Después de la recuperación, revise periódicamente las amígdalas del niño por signos de infección (vea páginas 100-101).

Rubéola (Sarampión Alemán)

Los síntomas de la rubéola son dolor de cabeza, fiebre alta, y ganglios linfáticos inflamados en la cresta occipital detrás de las orejas, al igual que con la varicela. La fiebre puede estar presente continuamente por cinco días. En el quinto día brota una erupción, usualmente empezando detrás de las orejas y extendiéndose al pecho. De allí, se propaga por todo el cuerpo. La fiebre característicamente cesa en ese tiempo. La erupción puede no desaparecer por tres o cuatro días, pero una vez que aparece, el niño ya no es contagioso. Hasta que la erupción brota, uno no puede estar seguro de lo que el niño tiene, por lo que desde el principio se prescriben antibióticos. Mayormente se usa ampicilina cuando los síntomas no son determinados. No trate la erupción y está bien bañar al niño.

Varicela

La varicela empieza como una erupción roja, redonda y plana, que se desarrolla en protuberancias elevadas con ampollas claras en la parte superior. También puede ser con ganglios linfáticos inflamados en la cresta occipital detrás de las orejas.

Las ampollas pueden producir una terrible comezón por 72 horas y generalmente difundirse por todo el cuerpo. El brote total toma tres días. En el primer día las ámpulas son claras; en el segundo día se vuelven amarillas; y en el tercer día se ponen con costra y cafés. Estas permanecen por 16 días.

El período de incubación es de 16 días después de la exposición. Un niño no es contagioso hasta que le brota. Él entonces debe ser aislado de otros niños. Si usted sabe que su niño ha sido expuesto, aíslelo en el día 15 después de la exposición y manténgalo aislado hasta que usted esté segura de que él no va a empezar con la enfermedad. Nadie sabe por cuánto tiempo un individuo con varicela sigue siendo contagioso.

La fiebre no acompaña la varicela, a menos que haya excesivas ámpulas que impidan la transpiración, o ámpulas infectadas. La aspirina[16] puede ayudar con la fiebre o el dolor. Si el niño tiene fiebre alta, tal vez los antibióticos sean necesarios.

Tratamiento

(el **herpes zóster** o la **viruela** pueden tratarse del mismo modo)

1. Evite que el niño se ponga demasiado caliente; el calor intensifica la comezón.
2. Si el niño transpira mucho, dele unos toques suaves de alcohol o hamamelis a las ámpulas para prevenir la infección.
3. Mantenga al niño seco para inhibir el crecimiento de bacterias y para ayudarle a prevenir la infección secundaria y cicatrices. No permita que las ámpulas se mojen durante 16 días. Nunca use ninguna cosa abrasiva a la piel tales como los baños de avena u otros tratamientos similares.
4. No le permita que se rasque; manténgalo cubierto y córtele sus unas muy cortas.
5. Un toque de Caladryl o loción de calamina[17] las ámpulas reduce la comezón. Se puede aplicar varias veces según sea necesario.
6. Dele Chlor-Trimeton o jarabe de Benadryl[18] cada ocho horas para aliviar la comezón.
7. Si las ámpulas se infectan, aplique crema de Silvadene[19] dos veces al día directamente a las lesiones individualmente, no ponga demasiada crema para después extenderla.
8. Si la necesidad exige la limpieza de las ámpulas en cualquier parte del cuerpo, asegúrese de utilizar algodón esterilizado humedecido en agua esterilizada. En las niñas, si tienen ámpulas en la vulva, limpie removiendo la orina.
9. Si la garganta del niño está afectada, píntela con Mercurocromo o Merthiolate[20] (vea páginas 99-100 para el procedimiento).
10. Ofrézcale al niño diversiones — videos o trabajos manuales.

---

16. Aspirina, vea páginas 121-122.
17. Caladryl o loción de calamina, vea página 123.
18. Chlor-Trimeton/jarabe de Benadryl, vea página 123.
19. Crema de Silvadene, vea página 127.
20. Mercurocromo o Merthiolate, página 125.

Vi a un bebé con varicela justamente el otro día que había sido tratado con baños de avena. Le había dado impétigo y tenía ampollas tan grandes como las monedas de plata de dólar en todo su cuerpo por las ámpulas infectadas. Manténgalas secas y así rara vez se infectarán.

Un año batallamos contra seis casos malos de varicela, cinco al mismo tiempo. Los niños estaban con una terrible comezón y se sentían terriblemente mal por tres días y noches. Nosotros les dosificamos con Chlor-Trimeton las 24 horas y se les aplicó Caladryl sin parar. Uno de nosotros estaba deteniendo a la bebé la mayoría de las horas que estaba despierta para impedirle que se rascara.

Era difícil mantener las ámpulas de la bebé sin perturbar y secas en área del pañal. La pusimos en pañales de tela (sujetados suavemente sin pantalones plásticos) y la cambiaba tan pronto que le detectaba humedad. Cuando ella se ensuciaba, la limpiaba cuidadosamente con agua y algodón esterilizado y la secaba con algodón fresco. Ella estaba congestionada y tenía una tendencia a babear sobre su pecho. La mantuve con babero de algodón la mayoría del tiempo, cambiando éste y su camiseta con frecuencia. Después de las comidas, yo la limpiaba alrededor de su boca cuidadosamente con agua y algodón esterilizados, siempre secando con algodón fresco.

Después que las ámpulas comenzaron a sanar, tuve que combatir el poderoso impulso de ignorar el consejo de la Dra. Denmark y darles a todos una buena limpieza en la tina. ¡Apenas podía yo esperar a que estuvieran limpios otra vez!

Steven no compartía mi sentimiento y disfrutaba la suspensión de la espuma de jabón. Por fin, yo felizmente lo conduje al baño y le abrí al agua.

"¡Espera, Mami!" él me advirtió, buscando desesperadamente alguna ámpula en su estómago. "Sería mejor que no tome un baño todavía. ¡Estoy seguro que todavía hay una ámpula en algún lugar!"

¿Sabe usted por qué la gente tiene miedo de dar aspirina con la varicela? Es por ese caso hace muchos años que fue altamente publicitado. Hubo un niño que tenía varicela y le dio diarrea y vómito. (Por supuesto que diarrea y vómito no son síntomas de varicela. Algo más estaba pasando.) De cualquier manera, los síntomas intestinales duraron alrededor de cuatro días y la temperatura del niño se disparó a 106° (41.1°C).

En el camino al hospital, evidentemente al niño se le dio una aspirina bebé. Para el tiempo que llevaron al niño al hospital, estaba tan deshidratado que le dio Síndrome de Reye. El Síndrome de Reye se debió obviamente al vómito y diarrea prolongados, pero lo culparon a la aspirina. Había algo terriblemente mal con el niño si él tenía una temperatura de 106° (41.1°C) con varicela. Pudo haber sido encefalitis o septicemia. Sin embargo, la aspirina no fue la que causo el Síndrome de Reye (vea páginas 74-75).

Infecciones en las Vías Urinarias

Si una niña se queja de ardor al orinar, primero verifique enrojecimiento en su área vaginal. Asegúrese que no esté tomando baños de burbujas ni que esté usando demasiado jabón cuando se baña. Ella puede solo necesitar enjuagarse más cuidadosamente con agua limpia.

Los niños no deben tomar nada más que agua. El jugo de fruta produce orina alcalina que puede irritar tejidos vaginales sensibles, causa que los niños sean susceptibles a infecciones en las vías urinarias, y a veces causa enuresis nocturna (orinarse en la cama). Tenga en cuenta que la comezón constante en la área vaginal puede eventualmente llevar a la masturbación. Si la condición persiste después de haber tomado las precauciones anteriores, y/o ella tiene fiebre con los mismos síntomas, ella debe de ver un doctor y tener un análisis de orina.

Macrodantina[21] (un medicamento antibacterial) es eficaz en infecciones en las vías urinarias (cistitis). **Dosis para todas las edades:** una cucharadita en cada comida tres veces al día durante siete días sin parar hasta que se complete el último día.

Tosferina

La tosferina es una enfermedad grave del sistema respiratorio, altamente contagiosa que puede prevenirse mediante la vacunación a tiempo (vea Vacunas, páginas 43-46, Capitulo 13). Los niños con tosferina tienen ataques severos de tos, a menudo aterradores, cada cuatro horas mientras que sus cuerpos intentan expulsar porciones gruesas de mucosidad parecida a la clara de huevo. El niño se estará ahogando, desesperado por buscar aire y puede incluso tener convulsiones causadas por una falta de oxígeno al cerebro. No hay fiebre, a menos que se desarrolle una infección secundaria.

La eritromicina[22] debe darse por siete días. Puede ser necesario que usted provoque al niño una reacción como si fuera a vomitar para que tosa la mucosidad antes de darle su dosis de medicina para que no expulse la medicina al toser. Estimule la tos rosando su garganta con un hisopo de algodón mojado.

Nunca use jarabe para la tos. En realidad puede causar neumonía (vea Tos, páginas 93-94). Aún cuando un niño se ha recuperado de la tosferina, él puede continuar teniendo una tos mala cada vez que le dé un resfriado hasta por un año (vea Capítulo Trece y páginas 262-265).

Fibrosis Quística

Si su hijo tiene problemas respiratorios y digestivos crónicos, puede ser aconsejable revisarlo por fibrosis quística. La fibrosis quística es una enfermedad hereditaria en la que las células de las membranas mucosas en el cuerpo segregan grandes cantidades de moco. Muchos órganos pueden ser dañados por esta acumulación de mucosidad, principalmente los sistemas respiratorio y digestivo.

---

21. Macrodantina, vea página 127.

22. Eritromicina, vea páginas 111-112.

Usted puede determinar si su hijo tiene esta enfermedad en 24 horas con una simple prueba. Corte un cuadrado de rollo para fotografía e insértelo en el excremento que el niño expulsó recientemente. Envuelva el espécimen firmemente y póngalo a un lado durante 24 horas. Luego lave el cuadrado del rollo y mírelo. Si este cuadrado de rollo se ha puesto claro, entonces el niño no tiene fibrosis quística porque el excremento contiene las enzimas necesarias para digerir la proteína. Si el cuadrado de rollo para fotografía permanece sin alterar, entonces el niño carece de esas enzimas y probablemente tiene fibrosis cística.

La Dra. Denmark recomendaba que a un niño con fibrosis quística se le diera dosis regulares de granulados pancreáticos y jugo de papaya. A él también se le debe servir una dieta baja en proteína y sin productos lácteos. Debe consultarse a un médico inmediatamente.

Cómo Detener el Pase de los Gérmenes

Ocasionalmente uno de nuestros hijos traerá a casa un germen altamente contagioso y se transmitirá a toda la familia. Luchando contra tales enfermedades puede ser extremadamente desgastador para todos. ¡Hacemos realmente un esfuerzo para evitar recoger y transmitir los gérmenes alrededor!

Los niños sanos son menos propensos a contraer algo. Desarrolle buenos hábitos de salud (vea Capítulo 11). Instruya a sus hijos en la práctica de una buena higiene. Lavar las manos con frecuencia, cubrir la boca al toser y no compartir vasos son algunas de las reglas obvias.

Evite los resfriados. Tenga en mente la temperatura cuando vista a sus hijos. Las camisetas de algodón en el invierno son tan buenas para niñas como para niños.

Separe a los niños enfermos de los sanos tanto como sea posible (esto es difícil). Ciertamente no los deje dormir cerca.

Mantenga desinfectadas las superficies de su cocina y de los baños y los pisos limpios. Cuando nos mudamos a nuestro hogar actual reemplazamos las alfombras con pisos de madera y linóleo. Desde entonces hemos tenido significativamente menos enfermedades respiratorias. Es mucho más fácil mantener la madera y el linóleo sin polvo y limpios. Yo lavaba mi ropa más sucia (pañales, toallitas para limpiar, etc.) con un germicida y la enjuagaba abundantemente para evitar reacciones alérgicas al detergente o al germicida. Si el bebé estaba enfermo a veces también lavábamos y desinfectábamos sus juguetes.

No puede mantener a sus hijos en una "burbuja", pero sí puede evitar llevar a los pequeños en público cuando hay mucha enfermedad en torno. No deje a sus pequeños en guarderías o programas para que las madres tengan la mañana libre. En lugar de eso, contrate a una niñera ocasional. Trate de no usar la guardería de las iglesias. No lleve niños enfermos a la iglesia y amablemente motive para que sus amigos tampoco lo hagan.

Un otoño toda nuestra familia atendió a una gran conferencia. Lamentablemente, un problema intestinal regreso a casa con nosotros que se le transmitió a toda la familia no una vez, sino varias veces. Yo estaba desesperada. La Dra. Denmark me instruyó a limpiar todas las manijas y agarraderas de puertas en la casa con alcohol. Colocamos un desinfectante para manos (62% de alcohol) en la parte posterior de cada inodoro. A todos se les dijo que lo usaran después de cada movimiento intestinal aun antes de jalar la palanca del baño. Yo usaba el desinfectante inmediatamente después de limpiar vomito o de cambiar pañales. Finalmente dejamos de pasarnos ese germen alrededor.

7

Antibióticos

"Steve, llevé a John y Susanna a la Dra. Denmark hoy. Están malos de la garganta, y ella los puso en penicilina. ¿Me podrías ayudar hoy en la noche? Si tú les das la dosis a las doce en punto, yo se las daré a las tres. No se te olvide poner la alarma del despertador para mí. ¡Sabes lo que la Dra. Denmark dice acerca de omitir una dosis!"

Aliviar pequeñas heridas, reales o imaginarias, es una parte normal del día de una madre. Las cortadas, raspones, quemaduras, picaduras de abeja—la lista parece interminable. En mis tempranos días maternales, yo le estaba llamando a la Dra. Denmark para toda clase de quejas leves. En tanto que mi familia crecía, también crecía la frecuencia de las llamadas. Finalmente se me ocurrió que estaba repitiendo las mismas preguntas.

He hablado con docenas de madres que se muestran escépticas con los antibióticos. Ellas han relatado historia tras historia de niños tomándolos por semanas, incluso por meses. A menudo sus pediatras han tratado diversas clases de antibióticos, progresando de los más baratos hasta las variedades más caras. Sin embargo, sus hijos no responden a estos. Escucho acerca de dosis de mantenimiento, tubos en los oídos, infecciones de micosis.

Es un misterio para mí por qué los pediatras se han alejado del sistema original de administración de antibióticos que la Dra. Denmark usaba. En lugar de las típicas cuatro dosis al día durante diez días, nosotros seguimos el régimen preferido de la Dra. Denmark. Como resultado, el uso de antibióticos es de corta duración y altamente eficaz. En más de 30 años nuestros 11 hijos nunca han necesitado tubos en los oídos y casi nunca han tenido recaídas. Yo rara vez he tenido que repetir una ronda de antibióticos. Esta mamá está convencida que la forma original es la mejor.

Uso Eficaz de Antibióticos

Los antibióticos matan células bacterianas por varios métodos, uno de los cuales es evitando que se multipliquen. Para ser más eficaz, el medicamento tiene que mantenerse en el torrente sanguíneo por dosis dadas a intervalos regulares durante todo el día. Retrasando uno por 15 minutos puede reducir grandemente la eficacia del medicamento. Si son estos siempre administrados a tiempo usted puede esperar ver una diferencia en la condición de su hijo en 36 a 48 horas. Si el niño se está recuperando de la gripe, puede tardar un poco más. El régimen debe continuar cuando menos por 72 horas, pero rara vez es necesario más allá de eso. De vez en cuando se indica una repetición del ciclo de tratamiento completo.

Las siguientes son las listas de los medicamentos y dosis que la Dra. Denmark utilizaba más frecuentemente:

Penicilina

La penicilina es más eficaz contra las infecciones de la garganta y de sinusitis; neumonía; infecciones de vejiga, riñón y de seno; fiebre escarlatina; y a veces de impétigo.

Dosis* (basado en las concentraciones de mg)

0—4 meses:	125 mg (1/2 cucharadita)
4 meses—1 año:	125 mg (1 cucharadita)
1 año—adulto:	250 mg (1 cucharadita o una tableta)
Adulto:	dos tabletas de 250 mg para las primeras ocho dosis (cada tres horas) y luego cambie a una tableta de 250 mg durante las 48 horas restantes

*Cada 3 horas por 72 horas (alrededor del reloj).

Nota: Con neumonía, las dosis deben continuarse al menos siete días.

Nota: Si el niño es alérgico a la penicilina, la ampicilina puede ser sustituida.

Ampicilina y Amoxicilina

La ampicilina es mayormente eficaz en el tratamiento de las infecciones del oído, gripe y meningitis y también puede ser utilizada como alternativa a la penicilina. Los niños generalmente prefieren el sabor de la ampicilina, por lo que es más fácil de administrar. En caso de fiebre sin otros síntomas determinados (sin estar claro qué tipo de infección está presente), es mejor utilizar ampicilina. Las dosis de ampicilina son idénticas a las de la penicilina.

Eritromicina

La eritromicina es más eficaz en el tratamiento de problemas digestivos como la diarrea y la intoxicación por salmonela y puede ser utilizada para la tosferina.

Dosis* (basado en las concentraciones de mg)

0–4 meses:	200 mg (1/8 de cucharadita) o 125mg (1/4 de cucharadita)
4 meses–1 año:	200 mg (1/4 de cucharadita) o 125 mg (1/2 cucharadita)
1 año–adulto:	200 mg (1/2 cucharadita) o 125mg (1 cucharadita)

*Cada 3 horas por 72 horas (alrededor del reloj).

Nota: Con la tosferina, las dosis continúan durante siete días.

Si el niño vomita el medicamento dentro de los 20 minutos, repita la dosis. Si ya no hay vómito, continúe con el horario. Si este todavía continuara, suspenda el medicamento y trate de determinar la causa del vómito. El niño puede necesitar un enema, altamente eficaz en tales casos. Él puede ser alérgico al medicamento. En cualquier caso el vómito debe de pararse antes de que un antibiótico pueda ser eficaz. La eritromicina puede dar a los niños un dolor de estómago. Si es severo, corte la dosis a la mitad.

Alergia a los Antibióticos

Una reacción alérgica al medicamento se indica por vomito inmediato y repetido, diarrea o erupción. Un aumento de la temperatura no es sintomático de una alergia. Si se sospecha una reacción alérgica, suspéndalo inmediatamente y consulte a su médico.

Administración de Antibióticos

'Haciéndolo a la manera de la Dra. Denmark es ciertamente más difícil que la rutina de las cuatro dosis diarias. Es fundamental que el medicamento sea dado con precisión de acuerdo al horario, así que toma disciplina de parte de los padres — recordando poner la alarma, levantándose a media noche, batallando firmemente con un niño soñoliento que se resiste. La molestia es, sin embargo, un pequeño precio a pagar por los beneficios recibidos.

Generalmente yo doy las dosis usando las horas que son múltiplos de tres: 3:00-6:00-9:00, etc.. Me resulta más fácil recordar este horario cuando tengo sueño.

Consejos para Dar la Medicina a los Niños Pequeños

Pídale a su farmacéutico la marca de mejor sabor de una medicina en particular. Yo utilizo un gotero de gran tamaño que tiene una bola de hule en el extremo y está diseñado específicamente para bebés. Estos están disponibles en la mayoría de las farmacias. Estos minimizan el derrame y le permitan administrar la medicina al niño más lentamente. Para niños mayores yo recomiendo una cuchara para medicina en forma de un tubo que termina en un "pico de pato." Si su bebé (0—4 meses) está tomando eritromicina, puede que necesite comprar una cucharita de medida para 1/8.

Puesto que los antibióticos líquidos deben conservarse en el refrigerador, están más fríos de lo que los niños pequeños están acostumbrados. Llene el tubo con una dosis, ponga un dedo en el extremo para evitar que la medicina se derrame y deje correr agua caliente sobre él. Esto le quita la frialdad y la hace más apetecible.

Algunos niños se resisten sin importar cuánto se les trate de convencer o que tan sabrosa sea la medicina. Tenga en cuenta que son simplemente demasiado pequeños para entender su importancia. Hay momentos en los que un padre debe ser absolutamente firme.

Cuando primero empezamos a usar antibióticos, los pacientes iban al hospital cada tres horas para una inyección. Los resultados fueron milagrosos.

Más adelante descubrimos que tomando dosis orales cada tres horas tenían la misma efectividad. Cuando pasó el tiempo, los médicos decidieron que adherirse a un horario estricto de tres horas era muy problemático. Además, a los padres no les gustaba despertarse por la noche y, bueno, arruinaba la práctica de un doctor. ¡No es económicamente provechoso si los pacientes se recuperan rápidamente! Pero simplemente no hay forma para que un antibiótico sea eficaz a menos que se mantenga en el torrente sanguíneo.

8

Alergias

"Dra. Denmark,... es nuestra hija de 12 años de edad...
a ella le ha brotado una erupción por todos lados como
pequeñas ronchas o inflamaciones, excepto en el rostro.

¿Tiene ropa nueva?

Bueno, ella se puso un traje nuevo ayer, y no, no lo lavó
antes de ponérselo. ¿Dice usted que puede ser alérgica
al tinte?

Sí, ella tiene piel muy sensible."

Identificación

El día que una persona es concebida, se establecen alergias de por vida. Uno no desarrolla alergias, ni desaparecen cuando uno crece. Estas no se pueden curar, pero pueden evitarse los alérgenos.

Una alergia puede manifestarse en una variedad de maneras, incluyendo problemas respiratorios, fiebre de heno, vómito, diarrea, jaquecas dolores de cabeza, eczema, erupciones cutáneas, escurrimiento nasal claro, dolores de estómago, y asma. Pueden producir síntomas diferentes en diferentes momentos. Un día, un niño puede tener un dolor de cabeza y en otro tiempo le puede brotar una erupción en reacción al mismo alérgeno. (Típicamente la fiebre es evidencia de una infección y no de alergia.)

Tratamiento

El primer paso es descubrir la causa (o causas) y mantener al niño alejado de ella. Utilice el proceso de eliminación y obsérvelo de cerca.

Las fuentes comunes son moho, polen, humo, polvo, productos lácteos, frutas cítricas y chocolate. Si su hijo es alérgico a los productos lácteos, recuerde que la leche no es el único alimento que se debe evitar. Los productos lácteos incluyen queso, yogur, crema, queso cotage y aun suero de leche. La mayoría de las margarinas realmente contienen una pequeña cantidad de leche, así que asegúrese de leer los ingredientes.

Es difícil encontrar recetas que no incluyan productos lácteos, pero una madre debe persistir por el bien estar de su hijo. Elimine posibles alérgenos alimenticios cuando menos por dos semanas antes de descartar un alimento en particular.

Los tapetes y alfombras contienen muchos alérgenos, por lo que los pisos de madera son más preferibles que las alfombras de pared a pared. Si su familia tiene un problema con alergias, usted puede considerar reemplazar las alfombras con linóleo, loseta, o madera. Nunca coloque a un niño sobre una alfombra incluso con una manta debajo de él. Puede causar congestión y conducen a infecciones de oído. No utilice un humidificador porque produce moho. Mantenga la casa tan seca y libre de polvo como sea posible. Utilice un deshumidificador si es necesario. Prohíba fumar en el interior.

Evite el uso de lociones, talcos, cremas y perfumes y enjuague meticulosamente para quitar el jabón de la piel y ropa. Use un jabón puro como el de la marca Ivory, o trate una variedad hasta que encuentre uno que funcione bien con la piel de su hijo. Para un niño con piel sensible, lave la ropa nueva antes de que se la ponga (vea páginas 58-59).

Hace mucho tiempo las madres no conocían la palabra alergia, pero podían decir, "Cada vez que él va al gallinero empieza a jadear." Otra podría observar, "Cada vez que se va a casa de la abuela y duerme en la cama de plumas, empieza a jadear." La observación es un ingrediente clave para determinar las alergias.

La mayoría de las congestiones son el resultado de una reacción alérgica al humo de tabaco, el polen y el moho. Durante la temporada de lluvia muchos de los niños tienen su nariz congestionada. Si los padres utilizan un vaporizador, el nivel de humedad en la casa aumenta, produciendo más moho. El único lugar en el que se debe utilizar el vapor es en el baño con la puerta cerrada.

En años pasados enviamos a los niños al desierto o a la orilla del mar para curar problemas respiratorios. El aire del océano estaba fresco, y las casas de la playa tenían las ventanas abiertas, pisos de linóleo impecables, y poco polvo o moho. Era más fácil para personas propensas a las alergias respirar en esos ambientes. Al leer el Antiguo Testamento encontramos que los Israelitas incendiaban las casas que tenían moho creciendo en ellas. Ellos sabían que estas los enfermarían.

"Mamá, siento que hay arañas trepándose en mi colcha." (Dice John)

"¿Estuviste rodándote afuera en el pasto hoy?"

"No".

"¿Te bañaste esta noche?"

"Sí".

"Hmm, déjame mirar tus sabanas...no veo nada..."

Al principio parecía una estratagema para retrasar la hora de acostarse, pero esta clase de conversación ocurría con frecuencia, junto con la queja de camisetas, escotes y calcetines que picaban. Intentamos cambiar champús y jabones sin éxito. Por último, después que cambié a una nueva marca de detergente para ropa, las "arañas" desaparecieron. Probablemente nunca sabremos exactamente lo que era, pero había algo en el detergente anterior a lo que John era alérgico.

Alergias y Bebés

Una observación cuidadosa de un bebé que está en leche materna puede identificar alergias desde el principio. Si él muestra síntomas alérgicos, experimente con la eliminación de varios alimentos de la dieta de usted.

La introducción de alimentos de bebé demasiado temprano no causa alergias, pero no lo haga así antes de las 12 semanas en cualquier caso. Un bebé no es capaz de digerir alimentos correctamente antes de eso. A las 12 semanas el bebé típicamente comienza a babear, indicando que ahora su saliva contiene ptialina, un enzima que habilita al hígado a transformar el almidón en azúcar. La digestión de alimentos comienza en la boca y no es posible hasta que empieza el babeo. Ahora comience dándole un nuevo alimento a la vez con cuidadosa atención a posibles reacciones alérgicas. Si un niño es alérgico a un alimento en particular, él es alérgico a cantidades muy pequeñas, no sólo a grandes cantidades (vea páginas 31-32).

Una alergia es como el robo. Si usted toma un centavo, valdría más la pena haber tomado 1 millón de dólares—pero todavía es un pecado. Una madre dice: "Ho, yo no le di lo suficiente como para lastimarlo". Ella le dio una gota y su cuerpo reaccionó. Usted no puede jugar con una alergia. Si está mal, está mal.

Vacunas de Desensibilización

Una prueba de serie puede ser útil en la determinación de alergias, pero las inyecciones no son eficaces. Si un niño recibe una serie de prueba cutánea, la madre puede tratar de exponerlo a algunas de las sustancias a las que su piel demostró sensibilidad. Algunas de las sustancias pueden causar una reacción alérgica visible; otros no muestran ningún problema en absoluto. Pero la mejor solución es descubrir el alérgeno y alejarse de él.

Fue útil descubrir a través de la prueba de piel que nuestra Christina es alérgica a los gatos — al menos algunos de nosotros estábamos encantados de darnos cuenta de esto. Los amantes de los gatos en nuestra familia estaban angustiados y hubieran preferido que continuáramos ignorándolo. "Lo siento, no se permiten gatitos adentro."

Mi esposo tenía alergias severas, por lo que habitualmente evitamos tomar cualquier cuarto en el primer piso de un hotel. Sabíamos por experiencia que las alfombras allí estarían mohosas. Entre más alto esté la habitación, menos moho y polvo. También descubrimos que era alérgico a las manzanas crudas. Cada vez que visitamos a alguna de sus hermanas, él regresaba a casa terriblemente enfermo. Aunque él podía comer manzanas cocidas, finalmente determinamos que la culpabilidad la tenían las manzanas crudas en su maravillosa ensalada Waldorf.

Antihistamínicos y Descongestionantes

El jarabe de Chlor-Trimeton[1] es un buen antihistamínico. Sin embargo, no use un descongestionante. El cuerpo intenta expulsar materia extraña de la misma manera que los ojos lagrimean para expulsar arena o polvo. Un descongestionante impide ese proceso.

Emergencia

Algunas reacciones alérgicas son potencialmente mortales. Si su hijo comienza a tener problemas respiratorios o tiene ronchas que le cubren su cuerpo después de una picadura de abeja o avispa, llévelo de inmediato a la sala de emergencias. Con cualquier reacción alérgica severa, no dude en consultar a un médico.

---

1. Chlor-Trimeton, vea página 123.

9

Botiquín de Medicina de la Dra. Denmark

"Mami, lamento tener que despertarte, pero yo no puedo dormir. Mi oído me duele mucho. ¿Me puedes dar algo para que mi oído se sienta mejor?"

"Jessica, no te preocupes por despertarme. Debe dolerte mucho. Voy a traer Auralgan y aspirina del botiquín. Si no ha mejorado bastante en la mañana, le pediremos a la Dra. Denmark que lo vea."

Las enfermedades y las lesiones son impredecibles, por lo cual toda madre necesita un botiquín que tenga llave con algunos suministros básicos. La siguiente es una lista de suministros médicos y medicinas que la Dra. Denmark usaba. También se dan algunas dosis. Para el uso de los artículos medicinales, consulte los capítulos anteriores.

Artículos sin Receta

Aspirina — para resfriados, fiebre (vea Capítulo 5), dolor de cabeza, dolor de oído, dolor menstrual, dolor debido a lesiones menores o fiebre por vacunación. No cura la infección, pero es un reductor de dolor y fiebre y es antiinflamatorio.

Dosis (Dosis baja 81 mg tabletas masticables originalmente llamada "bebé" o aspirina "infantil".)

1–3 meses: disuelva 1 aspirina bebé pulverizada en 5 cucharaditas de agua; dé 1 cucharadita.*

3–5 meses: disuelva 1 aspirina bebé pulverizada en 4 cucharaditas de agua; dé 1 cucharadita.*

5–7 meses: disuelva 1 aspirina bebé pulverizada en 3 cucharaditas de agua; dé 1 cucharadita.*

7–12 meses: disuelva 1 aspirina bebé pulverizada en 2 cucharaditas de agua; dé 1 cucharadita.*

12 meses: 1 aspirina bebé.* Si su bebé de 12 meses no sabe pasarse una tableta, tritúrela y mézclela con agua o miel.

De 2 años a menos de 3 años:	1-1/2 tabletas de aspirina bebé
De 3 años a menos de 4 años:	2 tabletas de aspirina bebé
De 4 años a menos de 6 años:	3 tabletas de aspirina bebé
De 6 años a menos de 9 años:	4 tabletas de aspirina bebé
De 9 años a menos de 11 años:	4-5 tabletas de aspirina bebé
De 11 años a menos de 12 años:	4-6 tabletas de aspirina bebé
De 12 años a adulto:	5-8 tabletas de aspirina bebé

Adultos: use aspirina para adultos y consulte el frasco para la dosis.

Nota: La aspirina debe administrarse cada 4 horas según sea necesario. Es un medicamento seguro que ha sido usado por más de cien años. La Dra. Denmark no creía que la aspirina causara el Síndrome de Reye (para discusión adicional vea paginas 74-75, 105).

Nota: 4 tabletas de aspirina bebé equivalen a una aspirina para adultos de 325 mg.

Caladryl o Loción de Calamina (calamina 8%, pramoxina HCl
1%) —para comezón debido a picaduras de insectos (vea páginas 64-
65) o varicela (vea páginas 102-105).

Aplique según sea necesario para reducir la comezón.

Chlor-Trimeton (maleato de clorfeniramina) o Jarabe de
Benadryl (difenhidramina HCl) — para picaduras de abeja (vea
página 64), hiedra venenosa (vea páginas 59-60), molestias de
la varicela (vea páginas 103-105), o tos leve (vea páginas 93-94);
congestión (vea página 92); erupciones alérgicas (páginas 59-60)

El **jarabe** de Chlor-Trimeton no está generalmente disponible.
Nosotros ordenamos un jarabe de maleato de clorfeniramina a
través de nuestra farmacia. Se llama Aller-chlor y es fabricado por la
compañía Rugby. Visite una farmacia para ordenar, o use un jarabe
de Benadryl. Si su niño no puede tolerar Benadryl y usted no puede
obtener el jarabe de maleato de clorfeniramina, trate de triturar parte
de una tableta de Chlor-Trimeton y mézclela con agua, jarabe de maíz
o alimentos. Una cucharadita de jarabe de maleato de clorfeniramina
es igual a la mitad de una tableta de 4 mg de Chlor-Trimeton.

Dosis[1]

0–6 meses: 1/2 cucharadita de jarabe o 1/4 de tableta de 4 mg
triturada

6 meses–adulto: 1 cucharadita de jarabe o 1/2 de tableta de 4 mg
triturada

Hisopos de Algodón (Cotonetes) — para tratar gargantas
infectadas (vea páginas 99-100), candidiasis bucal (vea páginas 22-
23) y limpieza de narices (vea página 92)

Los aplicadores de algodón de seis pulgadas (15.2 cm) son mucho
más prácticos de usar que los hisopos de algodón comunes
pero son más difíciles de encontrar. Solicítelos a su farmacéutico
o llame a una farmacia que se especialice en suministros para
hospital.

---

1. Normalmente administrada cada 8 horas según sea necesario.

Dramamine (dimenhidrinato) — para el tratamiento de mareo por movimiento (vea páginas 52-53).

Bolsa de Enema — para la administración de enemas (vea Capítulo Cuatro y las instrucciones del estuche)

Compre un estuche de bolsa para enema. Éstas a veces pueden ser usadas también como una bolsa para agua caliente. Los estuches que he visto más recientemente en las farmacias son fabricados por las marcas Cara o Goodhealth. No todas las farmacias los tienen; pero pueden ordenarle uno para usted. Estas marcas funcionan bien, pero tienden a gotear después de usos múltiples donde la boquilla del enema (o tubo) se atornilla con los tubos.

Yo prefiero los estuches de enema de estilo de fuente. Ordenamos un estuche de enema de estilo de fuente de 1.5 litros en el internet en el sitio www.enemakit.com. La boquilla del enema se conecta firmemente en el tubo y no gotea. Yo también lo encuentro más fácil de limpiar. Después de usar el estuche, límpielo y almacénelo según las instrucciones de la caja. Yo generalmente limpio el tubo con alcohol entre usos.

Si no puede obtener fácilmente un estuche de bolsa para enema y está de prisa, compre un enema mas grande, premezclado (laxante salino) de marca Fleet. Incluso la boquilla de tamaño adulto es lo suficientemente pequeña como para un bebé. Deseche la solución, enjuague la botella y úsela en lugar de la bolsa de enema. Puesto que las botellas de marca Fleet suelen ser demasiado pequeñas para contener toda la solución de enema de la Dra. Denmark, usted probablemente tendrá que volverla a llenar y administrar el enema más de una vez. Después que la botella comience a colapsarse, puede ayudar retirando la boquilla y desenroscar la parte superior para que la botella se llene de aire y vuelva a tomar su forma. Enrosque la parte superior de nuevo, vuelva a colocar la boquilla y apriete para sacar el líquido restante. **Evite el pase de aire dentro del recto.**

> **Nota:** La Dra. Denmark no recomendaba la solución de enema salina laxante preparada de Fleet para trastornos digestivos, excepto para estreñimiento severo.

Gasa, Curitas, Cinta Adhesiva — para cubrir heridas leves

Kwell (lindano) — para el tratamiento de piojos (vea página 66)

Antiséptico y Enjuague Bucal Listerine — para aliviar dolores de garganta (gárgaras dos veces al día)

Mercurocromo o Merthiolate — antiséptico para la limpieza de heridas y para frote de gargantas (vea páginas 99-100)

Desafortunadamente, ambos medicamentos no están siendo comercializados en los Estados Unidos. Se pueden obtener de fuentes extranjeras. (Para sustituciones consulte páginas 129-133)

Leche de Magnesia — (hidróxido Magnisium) para dolores leves de estómago (vea páginas 51-52), diarrea leve o estreñimiento (vea páginas 73-74) y limpieza de vías digestivas (vea página 58). También se utiliza para preparar las vías digestivas para un enema (vea páginas 74-77).

Dosis

0–6 meses:	1/2 cucharadita
6 meses–6 años:	1 cucharadita
6 años–adulto:	2 cucharaditas

Pedialyte — para restaurar el equilibrio electrolítico y prevención de deshidratación. Puede ser utilizado con eficacia a cualquier edad (vea página 79).

Alcohol Isopropílico (Para Frotar) — para la limpieza de heridas y para desinfectar agarraderas de puerta, manijas, y asientos de inodoros. Es bueno utilizar cuando hay mucha enfermedad en la casa (vea paginas 107-108) o cuando se viaja.

Cucharas Especiales para Medicina (vea páginas 112-113)

Algodón Esterilizado — para limpiar el área de pañal en los recién nacidos, limpieza de heridas, limpieza de narices, apertura de lagrimales y frote de gargantas

Termómetro (de mercurio o digital) — para tomar la temperatura del cuerpo (vea páginas 83-85).

Aunque los termómetros de mercurio son más precisos que los digitales, son mucho más difíciles de encontrar. Los termómetros de mercurio ya no se venden en los Estados Unidos; algunas farmacias extranjeras pueden venderlos a través de Internet. Para obtener instrucciones sobre el uso de un termómetro de mercurio, consulte la página 84. Después de su uso, límpielo con alcohol, luego lávelo con jabón y agua fría (no caliente).

Para el uso y cuidado de termómetros digitales, consulte las indicaciones de la compañía.

Vaseline (jalea de petróleo) — para aplicar a la boquilla del tubo de enema y para ayudar la piel agrietada (vea página 63).

Hamamelis — para la comezón debido a picaduras de insectos (vea página 64), varicela (vea páginas 102-104), o limpieza de quemaduras solares (vea página 62).

Artículos Recetados (Prescritos)

Argyrol, Proteína de Plata — para infecciones del ojo (vea páginas 67-68) y limpieza de nariz (vea páginas 91-92).

Argyrol no está disponible actualmente en el mercado general. Sin embargo, algunas farmacias de compuestos elaborarán Argyrol. (Para substituciones consulte páginas 130-133.)

Auralgan (Antipirina, Benzocaína y Glicerina Anhidra) — analgésico para el dolor de oído (vea páginas 97-98).

Auralgan nunca se debe confundir con Argyrol. Se obtiene por prescripción médica en los Estados Unidos. En otros países, es un artículo que no necesita ser recetado. Investigue esto a través de internet. (Para substituciones consulte página 131.)

Crema de Kenalog (triamcinolona) — para el tratamiento del eccema (vea páginas 57-58) de 0.1% Crema de Kenalog tendría que obtenerse en una farmacia que elaboren compuestos.

Macrodantina (nitrofurantoína) — para el tratamiento de infecciones de vías urinarias (vea página 106).

Polvo Tópico de Nistatina (Micostatin en polvo), **100.000 USP unidades/gramo** — para erupción de pañal (tres veces al día, vea páginas 28-29), eccema con una infección de micosis (vea páginas 57-58), pie de atleta (vea página 60), o tiña (vea página 61). El polvo de nistatina está disponible sólo con receta en los Estados Unidos. En otros países es un artículo disponible sin receta y de bajo costo. Investigue a través de internet. (Para sustitución consulte 130, 133.)

Suspensión Oral de Nistatina (Suspensión de Micostatin) — para la candidiasis bucal (vea páginas 9, 22-23). (Para sustitución consulte página 130.)

Crema de Silvadene (Crema de Sulfadiazina de Plata 1%) — para promover la curación cuando haya una ruptura en el piel. Pídale a su médico una receta. (Para sustitución consulte páginas 129-133.)

Vermox (mebendazol) — para tratamiento de oxiuros (vea página 71).

Artículos Disponibles de la Cocina

Bicarbonato de Sodio — para enemas

Sal — para dolores de garganta, enemas de té, limpieza de narices

Miel Karo (jarabe de maíz ligero) — para un enema de té

Té Negro — para un enema de té

Cloro (concentración normal: 5.25 % hipoclorito de sodio, 94.75 % agua) — para las picaduras de abeja, picaduras de hormiga, hiedra venenosa, pie de atleta, picaduras de medusas, quemaduras.

> **Nota:** Siempre se use el cloro para el tratamiento de lo anterior, debe enjuagarse cuidadosamente para evitar ampollas en la piel.

Yo he usado estos medicamentos desde que fueron elaborados y los que funcionan, los continúo usando. Nuevos medicamentos están siendo constantemente desarrollados, y son maravillosos. Pero en tanto que mis métodos y medicamentos son eficaces, ¿por qué cambiarlos?

Listas de Sustituciones
(para medicamentos difíciles de obtener)

Ha sido traído a nuestra atención que algunos de los medicamentos que la Dra. Denmark recomendaba son difíciles de obtener, especialmente Argyrol, Merthiolate y Mercurocromo que han sido retirados del mercado general de los Estados Unidos. En un esfuerzo para que esta publicación sea más accesible al usuario, hemos incluido listas de sustituciones. No podemos afirmar que la Dra. Denmark recomendaría las listas siguientes. Sin embargo, he consultado con un amigo y médico, Dr. Rhett Bergeron. El Dr. Bergeron respeta enormemente la filosofía de la Dra. Denmark e incorpora muchas de sus recomendaciones en su propia práctica. Él es un médico entrenado tradicionalmente que también utiliza medicamentos nutritivos y naturales. Al tiempo que se escribía esta edición, todas las sustituciones del Dr. Bergeron pueden ser obtenidas en una tienda de alimentos saludables o a través el internet.

Sustituciones Recomendadas por el Dr. Bergeron

Para Argyrol, Mercurocromo, Merthiolate

Argyrol, Mercurocromo y Merthiolate son todos medicamentos anti-bacterianos. La plata coloidal sirve para el mismo propósito, es altamente eficaz y no es tóxica. La plata coloidal puede utilizarse para tratar infecciones del ojo, frote de gargantas, limpieza de narices y limpieza de heridas.

El Dr. Bergeron observa algunas diferencias en el uso de plata coloidal para infecciones y congestión. Porque no es tóxico, puede utilizarse con más frecuencia y por períodos más largos de tiempo que Argyrol, Mercurocromo o Merthiolate.

Él sugiere que se use como gotas para los ojos de una a tres veces al día hasta cinco días, dependiendo de la severidad de la enfermedad (en comparación con el uso más limitado de Argyrol).

Para el tratamiento de dolores de garganta, frote la garganta o haga gárgaras con plata coloidal de una a cuatro veces diariamente hasta que el enrojecimiento y el dolor desaparezcan. Haciendo gárgaras con plata coloidal es probablemente más eficaz, pero el frote de gargantas se puede utilizar más para los niños que son demasiado pequeños para hacer gárgaras.

Use plata coloidal en la nariz, dos a tres veces al día hasta por diez días. Consulte la páginas 91-92 para el procedimiento que la Dra. Denmark usaba o irrigue la nariz con un aplicador de spray nasal.

Las marcas recomendadas para la plata coloidal son Sovereign Silver y Argentyn 23. El Dr. Bergeron enfatiza que los productos de plata elaborados en casa deben utilizarse con mucha cautela, siendo la principal preocupación la toxicidad de la plata.

Para Crema de Silvadene

La Crema de Silvadene es también un ungüento anti-bacteriano. La Dra. Denmark recetaba Silvadene para el tratamiento de cualquier ruptura en la piel. Como un sustituto de medicamento de venta libre para Silvadene, el Dr. Bergeron recomienda aplicar **plata coloidal, seguida por Crema de Caléndula mezclada con aceite de lavanda.** Por cada media cucharadita de Crema de Caléndula, mezcle aproximadamente una gota de aceite de lavanda. Aplique la plata y la mezcla de crema con la misma frecuencia que se recomienda para Silvadene.

Para Polvo de Nistatina o Micostatin

El polvo de Micostatin es un agente contra micosis. Como sustitución de Micostatin, uno puede utilizar **Crema de Caléndula mezclada con aceite de árbol del té, aceite de ajo o aceite de orégano.** Todos los tres aceites son contra micosis. Por cada media cucharadita de Caléndula, mezcle de una o dos gotas de aceite. A veces una combinación de dos diferentes aceites pueden mezclarse con la Caléndula.

Por ejemplo:　　　1/2 cucharadita de Caléndula

　　　　　　　　　1 a 2 gotas de aceite del árbol del té

　　　　　　　　　1 a 2 gotas de aceite de ajo

Use con la misma frecuencia como se recomienda el Micostatin.

Nota: el aceite de orégano es muy eficaz pero tiene un sabor muy fuerte, así que es mejor no utilizarlo oralmente.

Cuando se necesita una combinación de Silvadene y Micostatin, tal como una erupción de pañal severa, la plata coloidal puede aplicarse primero, seguida por Crema de Caléndula/mezcla contra micosis.

Para suspensión de Nistatina o Micostatin

La suspensión de nistatina también es un medicamento antimicótico. La Dra. Denmark lo recomendaba para la candidiasis bucal. Para sustitución, utilice **ambos plata coloidal y aceite de ajo.** Primero sumerja un hisopo de algodón en plata coloidal y frote la boca del bebé con él. Después, utilice otro hisopo de algodón y frote la boca con aceite de ajo. Continúe frotando con ambos ungüentos después de cada sesión de alimentación hasta que la candidiasis bucal se quite.

Suplementos probióticos deben considerarse siempre en infecciones de micosis.

Para Crema de Kenalog

La Crema de Kenalog fue utilizada por la Dra. Denmark para el tratamiento a corto plazo de eccema. Kenalog es un esteroide. **Una mezcla de aceite de lavanda y de romero mezclada con Crema de Traumeel** es un buen sustituto para Kenalog.

Use:

1 cucharadita de Traumeel

1 a 2 gotas de aceite de lavanda

1 a 2 gotas de aceite de romero

Empiece usando 1 gota de cada tipo de aceite y aumente a 2 gotas según sea necesario, dependiendo de la severidad del eccema y de cómo responda a la pomada. Utilice con la misma frecuencia que se prescribe para Kenalog, alternando con plata coloidal cuando el eccema está infectado (vea páginas 57-58).

El Dr. Bergeron enfatiza la importancia de determinar la causa del eccema. A menudo, es una reacción a una alergia alimenticia. Productos lácteos, maíz, trigo, huevos y azúcar son causantes comunes.

Nota: La Crema de Traumeel es también buena para el tratamiento de contusiones, los esguinces y dolor muscular.

Para Auralgan

La Dra. Denmark recomendaba Auralgan para los dolores de oído. Auralgan es un analgésico y simplemente alivia el dolor. Use **Gotas de Oído de Traumeel en su lugar. Gotas de Árnica, Belladona o aceite de ajo** puede también utilizarse. Traumeel, Árnica y Belladona son analgésicos mientras que el ajo tiene un efecto anti-bacteriano. Puede usarse una combinación de gotas. Para cualquiera de estos remedios, use de **una a tres gotas cada una a cuatro horas hasta que el dolor ceda. Después, use de una o dos veces al día por unos días más.**

Para aquellas familias que no empleen "medicinas naturales," también consultamos con mi tío, Dr. Jefferson Flowers.

El Dr. Jefferson Flowers está certificado por la Junta Directiva tanto en medicina familiar como de emergencia. Él ha practicado por cincuenta y cuatro años.

Sustituciones Recomendadas por el Dr. Flowers

Para Argyrol

La Dra. Denmark utilizaba Argyrol para infecciones de ojo y limpieza de narices. El Dr. Flowers utiliza gotas de eritromicina para infecciones del ojo (un artículo de prescripción) y solución salina para la congestión. Mezcle una cucharadita de sal por cada cuarto (0.94 litro) de agua, ponga a hervir y deje enfriar completamente. Utilice unas cuantas gotas en cada fosa nasal, según sea necesario.

Para Mercurocromo, Merthiolate y Silvadene

La Dra. Denmark recomendaba Mercurocromo y Merthiolate para la limpieza de heridas y para frotar garganta. El Dr. Flowers sugiere primero, lavar las heridas con agua tibia y jabón Ivory. Si la herida es leve, en lugar de utilizar Silvadene, simplemente aplique uno de los tres ungüentos sin receta: Neomicina, Neo-polycin, o Bacitracina. Éstos deben aplicarse **dos a tres veces al día** hasta que la curación sea completa.

Si la herida es más grave, después de la limpieza del jabón Ivory siga con Hibiclens (Gluconato de Clorhexidina al 4%) Aplique dos a tres veces el primer día después de la lesión. Continúe después con las pomadas o ungüentos.

Estas pomadas son buenas para la mayoría de las heridas, pero el Dr. Flowers declara que realmente **no hay medicina que iguale a la Silvadene para tratamiento de quemaduras**. Si el color de una quemadura es más fuerte que un rojo claro, utilice Silvadene de dos a tres veces al día hasta que sane. Mantenga limpia la quemadura, pero es mejor no cubrirla con gasa o vendaje a menos que existan ampollas. Nunca intente reventar las ampollas que protegen la piel contra la infección.

En lugar de frotar las garganta con Mercurocromo o Merthiolate, disuelva dos cucharaditas de sal en un cuarto (0.94 litro) de agua. Haga gárgaras con la solución de dos a tres veces al día. Si el dolor no mejora en pocos días, tal vez sean necesarios antibióticos.

El Dr. Flowers también recomienda Crema de Mycolog (nistatina y triamcinolona, un artículo recetado) para erupción de pañal, eccema con una infección de micosis, pie de atleta, tiña, ampollas por fiebre, y pezones agrietados por amamantar. Él le llama una "medicina de escopeta" ya que contiene una ráfaga de cinco diferentes medicamentos. Mycolog debe aplicarse tres veces al día. Para pezones agrietados aplique, espere 15 minutos y enjuague con agua tibia antes de amamantar.

El Dr. Flowers trata la hiedra venenosa poniendo a sus pacientes a lavarse el área afectada tres veces diariamente con agua tibia y jabón Ivory hasta que desaparezca la erupción. Esta limpieza elimina el aceite de la hiedra y evita que la erupción se extienda.

10

La Presencia de una Madre

Lo siguiente fue escrito hace muchos años cuando la mayoría de nuestros hijos eran muy pequeños. Mis amigos me advirtieron que el tiempo pasaría rápidamente, y así ha sido. Incluso con 11 hijos, la infancia parecía irse volando y ahora nuestra casa está llena de jóvenes animados.

Yo vivo feliz en medio de lo que parece un panal de actividad, risa, discusiones, música y a veces argumentos y lágrimas. Las dinámicas y demandas son diferentes ahora. Todavía estoy ocupada, pero tengo mucha ayuda con el mantenimiento de la casa. Nuestra casa permanece más limpia y en ocasiones incluso puedo tomar siestas por la tarde.

Ha sido emocionante ver a nuestros hijos crecer, madurar, y desarrollar talentos. Hemos celebrado una miríada de cumpleaños, logros, éxitos, matrimonios y el nacimiento de nietos. También ha habido dolor—algo de lo que no puede escapar una madre en un mundo pecaminoso. Eva se acongojaba por su hijo asesinado.[1] Aún el corazón de María fue traspasado por una espada de agonía.[2] No podemos escapar de toda angustia, decepción, fatiga y dolor que vienen con la maternidad. Sin embargo, para quienes encomiendan su maternidad a Cristo y siguen su Palabra, hay una esperanza segura. Sin importar el pecado y los errores, al final, todo estará muy bien.

La Dra. Denmark una vez me dijo, "¡Sra. Bowman, usted es realmente una mujer bendecida!" Ella tenía razón. La crianza de 11

---

1. Génesis 4:25
2. Lucas 2:34-35

niños no ha sido fácil. Cada una de mis *"plantas de olivo"*[3] representan un desafío, pero cada una también agrega una riqueza a nuestro círculo familiar. Para los padres que conocen a Cristo, cada hijo es una recompensa,[4] una bendición. Cuando medito en el pasado, disfruto el presente y miro hacia el futuro, puedo honesta y jubilosamente repetir lo que escribí hace años:

> *Me deleita ser una madre.* Me encanta el toque tan suave de la cabecita de un recién nacido contra mi mejilla, el amantar a mi bebé en la mecedora de mi bisabuela, hacerles cosquillas a las pancitas recién salidas del baño, las risas de mis pequeños jugando (y ojalá no discutiendo) en el patio de atrás. Me encanta sacar a los niños a caminar en una hermosa tarde — yo empujando una carriola y niños emocionados moviéndose rápidamente en sus patines. Uno de mis pasatiempos favoritos es sentarme debajo de nuestros árboles de roble viendo a los pequeños columpiarse y mostrándome lo que pueden hacer en las barras.
>
> Es genial ver feliz anticipación en rostros cuando cocino algo especial para el viernes por la noche. Es divertido trenzar el cabello hermoso de las niñas, ayudar a mi niño de kínder a dominar su alfabeto (¡él es tan entusiasta!) y escuchar las conversaciones graciosas entre los niños.
>
> ¿Qué podría reemplazar las voces preciosas cuando ellos están orando, recitando versículos, o cantando acerca de Jesús? Yo nunca cambiaría las experiencias de leer historias en el sofá de la sala, los niños corriendo a saludarme cuando vuelvo de un mandado y todos los besos y tarjetas hechas en casa que recibo en mi cumpleaños.
>
> Sin embargo, sabemos que la maternidad no es toda una dulzura. Quien disfruta limpiar el vómito del suelo, tener que castigar a fulano de tal por enésima vez por el mismo delito, la ansiedad cuando su fiebre se dispara

3. Salmos 128:3

4. Salmos 127:3

hasta 105°F (40.5°C). Nadie disfruta descubrir a alguien muy sucio que debería haber ido al baño hace treinta minutos, resbalarse en legos mientras se trata de alcanzar el teléfono, o sentirse muy presionada cuando cuatro voces hacen preguntas al mismo tiempo.

Vivimos en un mundo caído. Somos pecadores y nuestros preciosos hijos también lo son. Pero de alguna manera, Dios en su sabiduría y misericordia, trae todas estas experiencias para enseñarnos, unirnos como familias y ayudarnos a aprender lo que significa vivir para su gloria. A través de la maldición de dolor y luchas, Él nos cambia, nos bendice y nos trae gozo en nuestros sagrados llamamientos a ser madres.

"¿Trabaja usted, Sra. Bowman?" Cuando me hacen esa pregunta, estoy tentada a ser impertinente.

¿Trabajo? Por supuesto que sí. Yo estuve despierta está mañana hasta las cuatro con un bebé enfermo, y sólo tuve dos horas de dormir antes que mi trabajo del día empezara de nuevo. No, yo usualmente no veo telenovelas ni como dulces. ¿Es un desafío? Por supuesto. Yo debo desplegar mis capacidades hasta el límite. En mi trabajo, hay muchas posiciones que debo asumir. Soy consejera, doctora, profesora, nutricionista, ama de llaves, sargento de disciplina, secretaria, y vigilante todo en uno."

¿Estoy dedicada a quedarme en casa? Sí, porque estoy convencida que mis hijos me necesitan. A pesar de todos mis errores e inconsistencias, proporciono algo que nadie más puede dar, algo que ellos desesperadamente necesitan—la presencia de una madre.

Una mamá gata nunca abandonaría a sus gatitos al cuidado de alguien más. Las mamás pájaras no empujan a sus bebés fuera del nido hasta que son suficientemente grandes como para volar, sin embargo, un creciente número de madres regularmente dejan a sus hijos en las instalaciones de la guardería.

Daniel Wattenberg, un escritor de la revista *Insight* (Visión), resume los resultados de investigaciones recientes sobre el cuidado infantil.

La evidencia se está acumulado que el tener dos ganadores de salario en la familia se ha convertido en la norma, los padres pueden haber comprometido el desarrollo temprano de los niños. La guardería o cuidado infantil está siendo ligada a problemas emocionales y de comportamiento en los niños.[5]

Jay Belsky, profesor de desarrollo humano de la Universidad Penn State y ex promotor de guarderías infantiles escribe:

Los niños que iniciaron el cuidado en su primer año... parecían estar en riesgo no sólo de inseguridad sino también de mayor agresividad, de desobediencia y el posible aislamiento social en preescolares y en los primeros años de escuela.[6]

Según Karl Zinsmuster, un académico auxiliar en el Instituto Americano de Empresas:

El cuidado amoroso de un padre biológico, la madre nueve de diez veces, sigue siendo todavía la mejor opción de cuidado; no acepte sustituciones. El niño, cuando menos por los primeros años, tiene que ver a un padre la mayor parte de sus horas en que está despierto...Aparentemente, los bebés no pueden superar las separaciones comunes prolongadas en esos primeros pares de años... Simplemente no hay evidencias de que usted pueda criar hijos como un pasatiempo extra y que ellos salgan bien.[7]

La Dra. Brenda Hunter, psicóloga y especialista en apego infantil felicita a las mamás que se quedan en casa.

Estas madres están en casa porque saben que ellas, y no un proveedor de cuidado de niños, pueden mejor cultivar a sus hijos y darles un sentido de hogar. Ellas saben que los niños florecen en presencia de su madre y sufren por sus ausencias

---

5. "The Parent Trap" ("La Trampa para los Padres"), *Insight* (*Visión*) (March 2, 1992), 6.

6. Jay Belsky, "Homeward Bound" ("De Regreso a Casa"), Focus on the Family (Enfoque en la Familia), (January 1992), 7.

7. "The Parent Trap" ("La Trampa para los Padres"), 9.

diarias, prolongadas...Los bebés necesitan a sus madres. Las necesitan más durante sus años tempranos de lo que necesitan niñeras, juguetes, o las comodidades que un segundo ingreso puede comprar.[8]

Los bebés no son los únicos en riesgo por falta de maternidad. En el libro *Can Motherhood Survive?* (*¿Puede la Maternidad Sobrevivir?*), Connie Marshner observa:

> Los niños en América están hambrientos—de amor, de atención, y de necesidad de que sus padres se den cuenta de su existencia—no de una manera casual, dándoles más juguetes. Estos niños aprenden temprano que hablar no cuesta nada. 'Te amo, querido,' no significa mucho de parte de tu mamá si tienes que pasar el rato en casa de un vecino para encontrar a alguien que tenga tiempo para escuchar lo que te preocupa.[9]

Christine Dubois dejó un trabajo emocionante en una oficina corporativa para cuidar de su bebé. "Después de dos años fuera de la oficina, todavía siento la atracción de las máquinas de fax y trajes de negocio," ella reflexiona.

"Pero honestamente puedo decir que prefiero hablar con Lucus, que reunirme con personas muy importantes, prefiero leer la historia de 'Humpty Dumpty' que estudiar notas altamente secretas, prefiero comer mantequilla de maní y mermelada que comer bien durante almuerzos de rendimiento."

"Mi hijo es una persona diferente de lo que era hace dos años. Y yo también. Yo he sido testigo del diario milagro del desarrollo humano, siendo parte del portentoso descubrimiento de Lucus. He alimentado y vestido,

---

8. "Homeward Bound," ("De Regreso a Casa") 6.

9. Connie Marshner, *Can Motherhood Survive?* (*¿Puede la Maternidad Sobrevivir?*) (Brentwood, TN: Wolgemuth and Hyatt, 1990), 11.

preocupado y reído, consolado y cuidado. Pero lo más importante de todo, he estado allí."[10]

¿Mamás, están escuchando? ¿Están ustedes allí para cultivar con su presencia y para disfrutar el privilegio de guiar y observar a sus hijos mientras crecen? Si no, tal vez usted se está perdiendo los momentos más grandiosos de sus vidas. No sean engañadas por las presiones culturales modernas. No venda su primogenitura por un plato de potaje.[11] No se equivoque: los niños pueden ser frustrantes y requieren mucho trabajo, pero ninguna ocupación está libre de momentos tediosos. No hay algún privilegio más grande ni ocupación más importante que ser una madre en casa.

¿Papás, están ustedes escuchando? "Los niños escriben la palabra amor T-I-E-M-P-O"[12] ¿Están ustedes dispuestos a abrazar este supremo llamamiento de sus esposas como algo más importante que tener un segundo ingreso?

La Dra. Denmark creía que es absolutamente esencial para la salud de los niños y para su bienestar que las madres invierten su tiempo y energías en el hogar, especialmente cuando los hijos son pequeños. Ella, también, estaba muy desconcertada por el creciente número de niños que pasan la mayor parte de sus horas despiertos en la guardería. Su consejo es alentador, de inspiración — y convincente. (**Lo siguiente es el consejo de la Dra. Denmark en sus propias palabras.**)

Responsabilidad

Las mujeres han hecho y criado a cada hombre en la tierra excepto Adán. De la forma que las mujeres piensan y conducen sus vidas, así va el país. Hoy en día a las mujeres se les ha lavado el cerebro haciéndoles creer que hay algún trabajo en la fuerza laboral superior a ser esposa y madre en el hogar.

---

10. "Romancing the Mom" ("Enamorando a Mamá"), Focus on the Family (Enfoque en la Familia), February, 1993.

11. Génesis 25:27-34

12. Reverend Jerry White, Bold Ministries (Ministerios Intrépidos).

"Yo no soy el tipo para estar atada a un bebé y al hogar. No hubiera podido aguantar esto," una mujer me dijo una vez. Bien ¿entonces para qué se casó y tuvo uno en primer lugar? Yo nunca mataría a un bebé bajo ninguna circunstancia [aborto]. Si pusiera al bebé en el mostrador y le diera a la madre un cuchillo y le dijera 'córtele la cabeza…' ninguna mujer lo haría — ni siquiera una. Ella quiere que se apruebe una ley para que alguien más mate al bebé en lugar de ella, y entonces ella no tenga la culpa. Estamos buscando excusas en la vida todo el tiempo.

Si la gente no quiere hijos, hay formas para evitar que los tengan — como quedarse soltero y vivir una vida de castidad.

El asunto no es la capacidad — una mujer es capaz de hacer casi cualquier cosa. Pero si ella trae un bebé al mundo, ella debe asumir la responsabilidad por él.

Educación

Alguien me trajo un libro titulado, *¿Por Qué una Mujer Tan Inteligente Como Usted Estaría en Casa? (Why Would a Woman As Smart As You Be at Home?)* La teoría es que si usted tiene una maravillosa educación, usted debe ir a hacer algo que vale la pena con ella y dejar que la gente que sea menos críe a sus hijos. Esto no va a funcionar; nunca ha funcionado. Una vaca nunca descuida a su becerro. Sería esclarecedor para la gente estudiar cómo los animales cuidan de sus crías hasta que crecen lo suficiente para cuidar de ellos mismos.

Nunca ha habido una mujer demasiado educada como para cuidar de su bebé. Mi madre me cuidó a mí, y no tuve un poco de mejor sentido que cuidar a mi hija. Mary tuvo una excelente educación y podría haber sido una exitosa mujer de negocios, pero ella también se quedó en casa y crio un par de excelentes hijos.

Estados Unidos es hoy una nación arruinada. Ochenta y cinco por ciento de nuestros hijos van a la guardería y aprenden a luchar por salir adelante en la vida. Allí, un niño trata de construir algo y los otros niños lo arrebatan y lo derriban. Él a su vez comienza a arrebatar y a pelear. No hay paz para él. Él no puede tener un tiempo tranquilo en casa. Él no aprenderá a hacer cosas por sí mismo ni aprenderá autodisciplina. Él no puede desarrollar confianza en nadie porque su madre lo ha abandonado. Los pequeños rechazados un día serán la ruina de nuestro país.

Tenemos que encontrar mujeres dispuestas a quedarse en casa y enseñar a sus niños a leer y escribir, y a que se queden en su habitación y construyan algo. Los niños en las guarderías aprenden a ser robots; en el hogar, aprenden a ser individuos.

Economía

Hemos sacado al bebé de la cuna y hemos puesto a la economía en ella, haciéndolo a un lado para ganar dinero. Vamos a hacer carreras y todo tipo de cosas, pero no estamos haciendo personas. Alguien tiene que estar dispuesto a quedarse en casa y hacer eso.

Se escucha de tantas mujeres que se incorporan a la fuerza laboral. Ellas creen que han encontrado la libertad pero no parecen darse cuenta que no son libres para nada. Trabajando ocho horas al día o siendo despedidas las hace más como esclavas. Si hubieran ganado un millón de dólares para cuando cumplan sesenta y cinco años y nunca conocen la alegría de criar hijos, nunca han logrado nada.

Hablé con una mujer no hace mucho tiempo cuyo bebé había estado en la guardería desde que tenía seis semanas de edad. Le costó cuatrocientos dólares al mes y otros cincuenta dólares cada semana o cada diez días en las visitas al médico. El bebé estaba constantemente enfermo. [Estas cifras son de hace veinticinco años. Los gastos de guardería y médicos son mucho más elevados ahora]. Ella decía que no tenía más remedio porque ella y su esposo estaban comprando una casa. Le pregunté cuánto tiempo le tomaría. Ellos tenían un préstamo hipotecario a treinta años.

Esa pobre mujer llega a casa cada noche cansada, a un esposo cansado y a un bebé enfermo. Después de treinta años ¿qué tendrá ella? Ella probablemente perderá a su esposo, su casa estará anticuada y ella nunca desarrollará una buena relación con su hijo. Ella nunca tendrá algunos de los placeres maravillosos de la vida. Es mejor vivir en un cobertizo y tener algo de diversión. Nosotros de alguna manera hemos convencido a las mujeres que trabajan que están teniendo un buen tiempo. No hay buen tiempo en ello para nada.

Un Dia de Johnny

Este es un ejemplo de la manera en que miles de niños son tratados hoy por las madres que piensan que el quedarse en casa es servil:

Mamá y Papá se levantan a las 6:00, deben levantar a Johnny y bañarlo de prisa, deben tomar desayuno y estar en la oficina o en otro lugar de negocio para las 8:30. Johnny se levanta infeliz porque él no durmió lo suficiente. El desayuno es apresurado y forzado para Johnny quien no comerá de prisa o no comerá nada. El tiempo pasa rápidamente, y deben llegar al trabajo; Papá y Mamá se enojan, hablan acaloradamente, se echan la culpa mutuamente por no conseguir que Johnny comiera. Él está demasiado molesto para comer algo o para usar el cuarto de baño. A las 7:30 llega la camioneta, y lo despiden apresuradamente sin un buen desayuno y sin que hubiera ido al baño.

Mamá y Papá van de prisa a sus trabajos separados y trabajan duro todo día. Mamá trabaja para un hombre guapo que se viste cuidadosamente y siempre parece estar de un buen humor. Ella se siente insatisfecha mientras que compara a su esposo con su jefe. Su jefe tiene una buena esposa en casa quien cuida de sus hijos y su ropa y toma el tiempo para ver que él tenga una buena comida y que esté servida bien. Él siente que el dinero que él gana se gasta en una causa buena y él es un hombre feliz. El hombre con el que ella está casada podría ser feliz si él tuviera una esposa que mantuviera un hogar para él aunque no pudieran comprar tantos aparatos.

Ella no se da cuenta que su jefe actuaría como su insatisfecho esposo si él estuviera casado con una mujer que trabaja como ella. Una buena esposa en el hogar es el mejor tónico para hacer un hombre feliz.

Papá se apresura a su oficina y tal vez sea atraído por una hermosa muchacha que trabajaba para él. Ella tiene ropa atractiva, y no está tan estresada. Tal vez la compare con su esposa quien está tratando de llevar acabo dos empleos de tiempo completo. La muchacha soltera de la oficina está más relajada, no demasiado cansada, tiene todo el dinero que ella gana para comprarse ropa, irse de viaje, y ampliar sus temas de conversación. Ella tiene tiempo para leer, mantenerse al día con las épocas y es divertido estar con ella.

Tal vez ponga a Papá a pensar, 'Si yo estuviera casado con una muchacha como esa, yo sería feliz.' (De hecho, esa muchacha sería justamente como su agotada esposa si ella lo tuviera a él y a sus hijos y mantuviera un empleo de tiempo completo fuera de casa).

El pequeño Johnny ha estado en la guardería todo el día entre personas con quienes él no se atreve actuar normalmente como él es, porque pocos niños actúan mal con cualquier persona excepto con sus padres. La maestra dirá: "Señora Jones, Johnny es el mejor niño que he tenido." Pero cuando Mamá y Papá se presentan, comienza a quejarse y a mostrar su temperamento.

La rutina de Johnny en la guardería funciona así: él llega allí entre 7:30-8:00; a las 10:00 un bocadillo de la mañana. (Él comió unos pocos bocados de alimentos en el desayuno). Almuerzo a las 12:00, que él come porque le da miedo no comer, y no hay alguien presente a quien él ame para expresar su objeción a la alimentación. Así que él se come todo. Hora de siesta a las 2:00, duerme dos horas, se levanta a las 4:00, se toma un vaso de leche con galletas. A las 6:00, va de regreso en la camioneta y es llevado a casa.

Mamá, Papá y Johnny llegan a casa, Papá está cansado y se recuerda de lo amable y agradable que la muchacha de la oficina fue con él y que bien se veía ella cuando salió de la oficina; Mamá cansada y atormentada por la conciencia por haber descuidado a su hijo, pero recordando que amablemente su jefe hablaba y que paciente era él. Johnny fue alimentado cuatro veces durante el día así que tiene un dolor de estómago y no tiene hambre. Se durmió toda la tarde y no tiene sueño.

Ahora tiene que prepararse la cena, ropa para lavar y planchar para mañana, tienen que tomarse baños, un apartamento para limpiar ya que no dio tiempo para hacer estas cosas antes del trabajo. Ahora Mamá le dice a Papá, "Estoy tan cansada como tú lo estás, así que suelta el periódico y dale un baño a Johnny mientras que yo preparo la cena." Johnny no ésta de acuerdo. Él no ha tenido la oportunidad durante todo el día para mostrar su fuerza de voluntad, porque él no podría hacer esto con una persona que no sea una buena audiencia. Así que comienza el espectáculo. Johnny no se quitará su ropa. Papá trata primero a persuadirlo, luego a sobornarlo, luego bromear con él. Cuando todo esto falla, usa gritos y luego el cinturón. Esto enoja a Mamá así que ella viene y termina de bañarlo. El pequeño muchacho se da cuenta que no tiene que preocuparse por Papá cuando Mamá está alrededor.

La cena está en la mesa, y es un trabajo meter a Johnny en su silla. Él tuvo comida justamente dos horas antes, por lo que no quiere comer la cena. Papá le sirve su plato y Johnny lo empuja para atrás. Tanto Mamá como Papá tratan todos los trucos para hacerlo comer, pero esto no funciona. Entonces ellos empiezan hablarse enojados, Johnny recibe nalgadas, y lo bajan. Mamá y Papá no hablan más hasta que han consumido la comida en sus platos.

Les gustaría acostar a Johnny, porque las tareas domésticas serían mucho más fáciles si él no estuviera estorbando. Mientras tanto, él está llorando, volteando sillas, subiendo el volumen a la TV, saltando en el mejor sofá, y azotando las puertas. Él hace todo esto para llamar la atención y para mostrarle a Papá que él no puede hacer mucho acerca de su conducta mientras que Mamá está alrededor. (Si en lugar de niño fuera una niña, ella pondría en evidencia a Mamá para que Papá se sienta mal por ella.)

Mamá está atormentada por la conciencia por el pobre Johnny porque ella sabe que lo está descuidando y que no soporta verlo azotado por su padre. Sabe que ella es la que merece el castigo.

Después ellos tratan de acostar a Johnny. Él no tiene sueño porque durmió toda la tarde. Le quitan su ropa a la fuerza y lo acuestan, pero no se queda allí, pide agua varias veces, y eventualmente se arrastra afuera. Se dan por vencidos y lo dejan estar parado hasta que acaban de hacer el quehacer, que es más o menos 11:30. Entonces todos ellos se acuestan, siempre y cuando Johnny deje de llamar "Mamá no me dejes. Mamá no quiero ir a dormir."

Está es la vida que miles de niños viven en nuestro país ahora. ¿Cómo podríamos esperar algo bueno de niños criados así?

¿Lo Mejor?

Muchas mujeres modernas están decididas a proveer para sus hijos todo lo que ellas no tuvieron cuando estaban creciendo. Así que encuentran trabajos fuera de casa.

¿Es mejor para los niños tener cosas o estar preparados para usar las cosas? Los padres podrían decidirse a que sus hijos tengan buenas casas, carros, educación. Lo mejor sería que les enseñaran a esos niños una manera de vivir; y entonces ya no necesitarían preocuparse por lo demás. He visto a mujeres en los barrios pobres que hacían sus sábanas de trapos, sin embargo, sus hijos fueron a la universidad.

Yo estudie la universidad sin pedirle ayuda a mis padres. Lo que me dieron fue un buen comienzo. Si le da a un hijo una buena manera de pensar, usted no tiene que darle dinero; él puede hacerlo por sí mismo. Se requiere cuidado paternal y orientación para que un niño pueda desarrollar su pleno potencial. Si él no tiene la madurez mental y emocional necesaria, todo el dinero del mundo no lo habilitará para tener éxito en la vida.

No creo que nadie puede ser demasiado pobre para cuidar de su bebé. Una de mis madres tuvo un hijo fuera del matrimonio. El padre no quiso tener nada que ver con ella, así que ella estaba sola. Ella limpiaba casas para ganarse la vida y se llevaba a su bebé con ella en una canasta mientras ella trabajaba. Esa mujer mantuvo a su hijo con ella hasta que tuvo edad suficiente para ir a la escuela. Él resultó en un buen muchacho.

Cuando yo era niña, habían inquilinos agricultores que trabajaban para mi padre. Las mujeres trabajaban con ellos en los campos, y ellas también llevaban a sus bebés junto con ellas en canastas – no los dejaban con extraños. Mi hermana era una costurera. Ella crio tres hijos buenos y nunca los dejó. Ella hacia su costura en casa.

Actitud

Una mujer que prefiere hacer algo más no puede ser una buena madre. Inconscientemente, ella odiará a sus hijos porque le impiden ser una abogada o una doctora o disfrutar su tiempo. Yo conocí a una gran tenista que puso a su bebé en la guardería. Si ella se sentía atada en casa cuando ella quería estar en la cancha ¿Cree usted que ella sería buena con su hijo? 'Ustedes niños me están privando de mi juego de hoy.' Esa es la actitud bajo la cual muchos niños están viviendo.

La salud mental de la madre y del hijo dependen grandemente de su actitud hacia su vocación. Hoy en día, a las mujeres se les ha lavado el cerebro para que piensen que han sido abusadas desde el principio de los tiempos. Resienten el hecho de que han tenido que lavar pañales, cocinar y atender a sus bebés. Nadie menciona cómo consiguieron el dinero para comprar los pañales y alimentos. Se olvidan del pobre hombre que tuvo que hacer surcos todo el día, desgastándose así mismo en frio y calor para que su ingreso comprara las cosas esenciales. Les estamos diciendo a las mujeres como fueron abusadas en el pasado. Simplemente esto no es cierto. Sus hogares fueron los más felices del mundo. Mamá hacía lo que más le gustaba, y su esposo estaba haciendo posible para que ella tuviera lo que necesitaba.

Relaciones

Las personas más importantes en la vida son nuestros pequeños, nuestros esposos, y quienes nos cuidaban cuando éramos chicos. Por desgracia, estas son las tres clases de personas a las que hemos descartado. Los ancianos son encerrados en asilos. ¿Los hombres? No los necesitamos más. Podemos manejar nuestros propios asuntos, y estamos cansadas de sus imposiciones que nos insultan. ¿Los bebés? Cuando cumplen seis semanas de edad, los ponemos en el cuidado de alguien más. Los niños son las criaturas más tristes y descuidadas que tenemos hoy en la tierra.

Yo veo tantas mujeres que simplemente no quieren concentrarse en sus hogares. Ellas encuentran algo fuera que quieren hacer. Ellas tienen que ir a hacer algo que 'valga la pena'. Están muy dispuestas a enseñar a los niños de otras personas o ser voluntarias en un hospital infantil, pero simplemente no quieren estar 'atadas' a sus propios hijos... la madre está trabajando para otra persona, en una oficina, escuela, iglesia, organización de orientación infantil, organización de la salud del niño, trabajando en la sociedad de padres o trabajo de club o participando en muchas otras actividades. Ella está dando su tiempo y sus pensamientos tratando de hacer un mundo mejor para que su hijo viva, pero está perdiendo la única oportunidad que ella tendrá para moldear a su hijo que va a vivir en el mundo que ella está tratando de formar. Es como una gallina que dejaría a sus polluelos afuera en el frío mientras que ella se va a construir su nido y encuentra, después de que ya ha hecho su nido, a sus polluelos muertos por negligencia.

¿Leyeron ustedes lo que Ann Landers escribió acerca de mí? Ella dijo, 'La Dra. Denmark predica que una mujer no debe seguir una carrera y cuidar de sus hijos, pero la Dra. Denmark es una profesionista ella misma.' Ann Landers no se dio cuenta de que estoy predicando lo que practico. Seguro, soy una profesionista. Tuve cantidad de ayuda con las faenas del hogar, pero mi oficina estaba al lado de mi casa y nadie más cuidaba de mi hija. Yo la alimentaba y la acostaba; ella jugaba fuera de mi ventana. Yo desayunaba con mi esposo y supervisaba las cosas en casa. Evitaba las innumerables actividades en las que otras mujeres doctoras se involucraban simplemente porque mi primera obligación era mi familia. Hice una promesa cuando me casé con Eustace que yo sería una buena esposa para él. Tuvimos un tiempo glorioso juntos.

No creo que sería capaz de manejar mi carrera de la misma manera hoy y todavía cuidar un hijo. No, sería imposible ser una madre atenta bajo las circunstancias actuales. La buena ayuda doméstica es demasiado escasa, y la practica medica moderna está estructurada de una manera diferente.

Por cierto, algo me ha atormentado por años. Mi esposo es el que hizo posible que yo practicara la medicina en la forma que lo he hecho. Nunca tuve que preocuparme por los gastos o por proveer un ingreso, así que pude donar mi tiempo a los pobres. Si no hubiera sido por Eustace, no hubiera podido cobrarles a mis pacientes regulares tan poco. He recibido muchos galardones, pero él nunca recibió ni un poco de reconocimiento. Él fue el responsable de cualquier logro que yo obtuve. No pude haberlo hecho sin él. ¿No piensa usted que el Creador debe ser más alabado que lo creado?"

Abuelos

Si una madre no puede cuidar de sus hijos por alguna razón, entonces una abuela que está trabajando debe jubilarse y hacerlo por ella. Si mi hija no hubiera podido cuidar de sus hijos, yo hubiera renunciado a la medicina. No significaba nada para mí en comparación con mis nietos. Por desgracia, los abuelos ya no sienten una responsabilidad hacia sus nietos. Actúan como si ya hubieran cumplido con sus deberes cuando se trata de la crianza de los niños.

Los abuelos son la Corte Suprema para sus nietos. Deben modelar un comportamiento decente, deben vestirse, comer y hablar bien. Muchos no son muy buenos modelos. Veo abuelas viniendo a mi oficina en faldas apretadas y con cigarrillos en sus bocas. Nunca nadie termina de pagar sus deberes. La gente siempre tiene responsabilidades el uno con el otro, especialmente con la familia.

Hogar

Todas las mujeres que han escalado a la cumbre en la sociedad (en medicina, leyes y negocios) y no han tenido la experiencia de criar a sus propios hijos... bueno, cuando cumplan 65 años alguien les dará una fiesta de jubilación de lujo; entonces quedarán sin nada."

Yo tenía un amiga hace años que fue una maravillosa doctora, tuvo un gran ingreso y vivió en una casa hermosa. Ella nunca se casó. Cuando ella se retiró nadie se ocupaba de visitarla."

"¿Si tú pudieras vivir tu vida de nuevo la vivirías de la misma manera?" Le pregunté poco antes de que muriera.

"No, no lo haría," ella respondió enfáticamente. "Nunca tuve ninguna de las cosas que traen la verdadera felicidad—un esposo o un hijo. Nunca tuve realmente un hogar."

Asesoramiento Experto y Crianza

Nosotros hemos sido engañados con la creencia de que nadie sabe nada sólo los expertos—médicos, psiquiatras, comentaristas de noticias. Cuando yo era una joven doctora, lo sabía todo. Por supuesto, que lo sabía porque acababa de terminar la facultad de medicina. Tenía todas las respuestas, eso es, hasta que Mary nació.

Una de estas mujeres altamente educadas y muy importantes me llamó la otra mañana. "Dra. Denmark," ella dijo, "he estado pensando sobre algunos de los consejos que usted da sobre la alimentación de los bebés. Sabe que las autoridades piensan que usted está equivocada. Dicen que debe amamantarse a un bebé según él lo demande y que los niños deben comer seis veces al día."

"¿Y quién en esta tierra es la autoridad? Esa palabra es graciosa, no cree usted?" le dije a ella.

La Señora Vaca nunca le preguntó a la Señora Cerdo cómo cuidar de su bebé.

Yo creo que una mujer es tan inteligente como una vaca. Seguramente ella puede cuidar a su bebé así como una vaca cuida a su ternero."

Es una cosa extraña—una vaca nunca leyó un libro, nunca vio un documental de la TV, nunca leyó una revista para padres o le preguntó a un doctor como ser buena madre. Yo creo que si sólo utilizamos nuestras cabezas, podemos cuidar de nuestros niños en lugar de arruinarlos como lo hacemos.

Cuando yo era una niña pequeña, había un doctor que vivía detrás de nuestra propiedad. El Dr. Bowen fue uno de nuestros amigos más queridos y más tarde me ayudó a través de la facultad de medicina. Cuando alguno en la familia estaba enfermo, él venía y preguntaba a mi madre, "¿Alice, que está mal? ¿Qué piensas tú que debemos hacer?" Ella le decía lo que pensaba, y esa era la forma en que se hacía. Alice hacia la consulta.

Una hermosa mujer vino a mi oficina no hace mucho tiempo con un bebé que parecía la ira de Dios. Ella lo alimentaba todo el día y no tenía ninguna distracción. Yo la interrogué sobre sus antecedentes. Evidentemente, su propia familia había sido terriblemente pobre, pero su madre había tomado el tiempo para preparar tres comidas decentes al día. Yo miré a la mujer y luego nuevamente a su bebé. Esa mujer no me necesitaba; necesitaba a su madre. Si la escuchara a ella, ella podría tener un bebé sano tal como su madre. Ya no necesitamos más doctores; nosotros necesitamos padres. Hoy en día tenemos todo bajo el sol para mantener a los niños sanos—dinero, agua potable, alimentos de bebé, licuadoras, medicina—todo excepto los padres.

Tanta gente hoy en día son como platos rotos. Individuos como la fallecida Madre Teresa y James Dobson están tratando de pegar los pedazos para unirlos de nuevo. Algunos de los platos pueden verse completos y podrían incluso llegar a ser utilizables. ¿Pero no sería mejor mantener los platos sin romperse en primer lugar? Si una madre se queda en casa y toma el tiempo para cuidar de su familia, ella le da la oportunidad a su hijo de permanecer completo.

11

Nutrición y Hábitos de Salud

La lectura de libros y artículos sobre nutrición puede ser terriblemente frustrante para una madre. Los expertos en nutrición cambian sus recomendaciones en unos cuantos años o incluso meses en tanto que nueva investigación es completada. No sólo es el consejo que recibimos a través de los medios de comunicación cambiable, los precios en las tiendas francamente son deprimentes. ¿Tiene que ser rica la familia para estar sana?

La Dra. Denmark siempre enfatizaba la importancia de una buena nutrición y un estilo de vida saludable, pero conversando con ella me dio confianza de que mis hijos pueden ser saludables si nos apegamos a las comidas simples y hábitos de salud de sentido común. El excelente estado de salud que la Dra. Denmark disfrutó por más de ciento diez años es convincente testimonio de su entendimiento sobre lo que un cuerpo verdaderamente necesita.

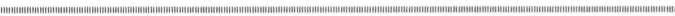

Después de muchos años en la práctica de la medicina, he visto un gran cambio en los problemas que vienen a los médicos. Las lágrimas que fueron derramadas por los niños [en la primera parte del siglo XX] fueron principalmente ocasionadas por los estragos de enfermedades causadas por organismos que mataron o dejaron a los niños discapacitados. La ciencia médica ha hecho grandes progresos en la conquista y reducción de enfermedades, pero las madres todavía vienen con sus lágrimas. Ahora son derramadas por el hijo que es un producto de la disipación, nacido a padres que no tuvieron el suficiente cuidado para darle al hijo el mejor principio de cuidado prenatal, y después el mejor ambiente posible que compensara para hacer de su vida la más perfecta posible[1] ... Parece que la raza humana ha perdido su conocimiento y sabiduría acerca de cómo cuidar el cuerpo humano...Una gran parte del tiempo de la consulta médica se pasa tratando de enseñar a la gente que debe comer o beber, cuando comer o beber, y para enmendar los cuerpos que han sido dañados por la disipación y la inadecuada alimentación.[2]

Muchas personas cuidan mejor de sus automóviles que lo que cuidan de sus propios cuerpos. Ellos nunca pensarían en usar el combustible equivocado, sin embargo constantemente ponen el tipo de alimento equivocado en sus bocas. Algunas familias gastan grandes sumas de dinero para toda clase de bebidas dulces, leche, cereal, galletas y muchas otras cosas. Ese dinero podría invertirse en buena carne, verduras, fruta y almidones constituidos de panes integrales y papas.

Hay muchos productos en el mercado hoy en día para volver a alguien rico y para destruir a la persona que es lo suficientemente necia como para comprarlos. Escucho a padres en mi oficina y en la clínica hablando acerca de lo caro que es vivir y lo poco que tienen. Como por regla general, si se sobrepasan de su presupuesto, ellos encontrarán que están gastando más para destruir sus cuerpos que lo que están gastando para edificarlos.[3]

Nutrición

Una buena nutrición es absolutamente fundamental para la salud y felicidad. Un niño en crecimiento necesita particularmente tres comidas balanceadas al día.

---

1. Leila Daughtry-Denmark, M.D., *Every Child Should Have a Chance* (*Cada Niño Debe Tener una Oportunidad*) (Atlanta, GA: 1971), 214.

2. Denmark, *Every Child Should Have a Chance* (*Cada Niño Debe Tener una Oportunidad*), 41.

3. Denmark, 72.

Proteína

Cada comida debe contener proteínas de alta calidad. Las mejores fuentes son la carne magra, huevos y guisantes de ojo negro. Otras legumbres pueden ser entremezcladas con carne y guisantes de ojo negro. La carne roja magra es saludable debido a su alto contenido de hierro. Un huevo al día no dañará a alguien que está comiendo una dieta balanceada. Dos huevos para el desayuno están muy bien para los niños. Para aquellos que no les gustan huevos, está bien para sustituir por otras proteínas. Usted también puede encubrir el sabor de huevos en panes franceses (vea página 165), o hirviendo un huevo batido en la avena. No sea esclava de los deseos de su hijo, pero ejercite algo de creatividad al animarlo a disfrutar alimentos saludables.

Por cierto, si alguien tiene dificultades para ponerse en movimiento en el mañana, considere si él come suficiente proteína en la cena.

Durante la primera guerra mundial, se hizo una investigación sobre las legumbres y otros sustitutos de la carne. Se descubrió que los guisantes de ojo negro tenían la mayor proteína. Nosotros tratamos la mantequilla de maní (cacahuate) —es mejor que nada, pero no es tan buena como algunas de las otras proteínas. Si usted come una buena proteína, no le dará hambre hasta la siguiente comida. Sin embargo, si usted come una comida de carbohidratos sin alguna proteína, usted producirá una gran cantidad de insulina. En un desayuno de sólo un pan y jugo de naranja, en dos horas usted tiene hipoglucemia. Luego una cucharadita de azúcar podría mantenerle maravillosamente durante dos horas. Le está matando, pero está muy bien—el sepulturero necesita un trabajo.

Si usted se moviera cada vez que un niño se mueve, creo que quemaría una buena cantidad de colesterol. No veo ningún daño en un huevo; no es nada más que pollo. He tenido un huevo todas las mañanas por cien años. Uno al día no le hará daño a nadie.

No, no creo que haya algo malo con huevos, pero la gente lleva las cosas al extremo. Tuve un niño que vino a mi oficina un día.

Él tenía 12 años y pesaba 225 libras (102.05 kilos). Le revisé su presión arterial era de 200/100. Estaba senil. Lo interrogue a cerca de sus comidas y él dijo que comía una docena de huevos y un pan grande entero para el desayuno. Todo lo que Dios hizo en la tierra, lo hizo bueno. Sin embargo, todo puede ser llevado al extremo…se puede beber suficiente agua para suicidarse.

No hay nada malo con la carne roja. Contiene una enorme cantidad de hierro que necesitamos en nuestra dieta. En algún momento la gente no compraba pollo porque no querían carne oscura, así que los granjeros empezaron a criar pollos alimentados con leche que estaban tan anémicos que no había suficiente sangre roja en el muslo para que la carne fuera oscura. El pollo tenía más carne blanca, pero los muslos no eran tan buen alimento como hubieran sido si los pollos hubieran comido normalmente.

Almidones

Cada comida debe contener un almidón. Granos integrales y papas son las mejores fuentes. Panes hechos en casa con granos integrales y cereales son una gran adición a la dieta de cualquier familia (vea las páginas 174-175).

Los granos integrales son muy importantes. Hoy en día sacamos las vitaminas de los alimentos, las ponemos en una botella y las vendemos.

Verduras

Tanto en el almuerzo como en la cena, un niño necesita una porción de verduras, especialmente las verdes y de hojas que contienen hierro. Espinacas, acelga, brócoli, repollo (col), coles de Bruselas y lechuga Romana son algunas buenas opciones. Altérnelas con verduras amarillas como las zanahorias y la calabaza. Aunque los productos frescos puedan tener un mayor contenido de vitaminas, las variedades congeladas o enlatadas son perfectamente aceptables. Las verduras congeladas son convenientes y contienen pocos aditivos o sal. Las verduras cocinadas son tan buenas como las crudas y son en realidad más fáciles de digerir.

Los hematocritos se realizan en los niños para mostrar el número de glóbulos rojos en la sangre que ellos tienen. No importa cuántos glóbulos haya a menos que los glóbulos contengan suficiente hemoglobina para transportar el oxígeno necesario. Trayendo cien vagones de tren vacíos a la ciudad hambrienta de Atlanta sería sin propósito; los vagones tienen que estar cargados con buena comida.

Es lo mismo con los hematocritos. La cantidad de hemoglobina en los glóbulos debe ser determinada. La gente necesita la hemoglobina obtenida de verduras de hojas verdes, carne magra y pan de granos integrales.

Fruta

La fruta no es vital para la nutrición. Cuando una familia está limitada en su presupuesto de alimentación, las manzanas y plátanos pueden ser las mejores opciones. Los cítricos tienden a ser sobrevalorados en su valor nutritivo. En años pasados, la fruta era comida sólo en su temporada. La dieta recomendada por la Dra. Denmark para los bebés (vea páginas 31-39) contiene una gran cantidad de fruta simplemente porque los niños comerán verduras y proteínas más fácilmente si se mezclan con la fruta. A los bebés les encanta la comida que es semejante a la leche materna. Como la leche materna, tiene que ser dulce y tibia.

Cuando yo era niña no teníamos naranjas en esta parte del país. Cada uno de nosotros recibíamos una naranja en nuestra media en Navidad y eso era todo. Muchas veces cuando las personas están haciendo sus compras en la tienda se enfocan en naranjas, uvas y similares, pero su dinero sería mejor gastado en buenas verduras, carne magra y almidones integrales.

Hemos llevado este negocio de fruta hasta el suelo. Su bisabuela nunca tuvo ninguna fruta sólo cuando estaba en temporada. La fruta está bien, pero hay otros alimentos que son más necesarios.

Dulces

La miel como endulzante es muy superior al azúcar. Incluso azúcar en cantidades limitadas no es perjudicial para el niño promedio. Un postre dulce una vez o dos veces a la semana no hace daño, pero los niños no deben esperar tenerlos todos los días. Postre el viernes por la noche o para la comida del domingo hace la comida especial y da a los niños algo a que esperar.

Nota: No de miel a bebés menores de un año de edad.

Todo es bueno hasta que el hombre lo hace malo. No hay nada mal con el azúcar a menos que se coma en exceso. Como una persona joven, yo era adicta a la azúcar. Comencé a desarrollar artritis a la edad de 35. Mis articulaciones se pusieron adoloridas, y tenía dolor en mi cadera. A los 50 años eliminé el azúcar de mi dieta y mi mano permanece todavía tan flexible como la de una muchacha de 16 años. Yo puedo tocar el piso sin doblar mis rodillas.

Rara vez compro dulces, pero cuando lo hacemos, desaparecen rápidamente. Los hijos mayores ocasionalmente se compran los suyos y los guardan en secreto. Cuando Joseph era un niño pequeño, parecía un osito con una nariz que buscaba la miel. Ningún lugar oculto estaba salvo de sus instintos de dulce. Una tarde me di cuenta de que la casa estaba demasiado tranquila, así que fui en busca de mi pequeño cachorro. Después de abrir cautelosamente la puerta de la recamara de las niñas, encontré a Joseph en el otro extremo de la habitación furtivamente devorando una caja de chocolates de San Valentín que había sobrado.

Cuando se dio cuenta que había sido descubierto y su tiempo era limitado, en vez de arrepentirse, las manos regordetas comenzaron a moverse más rápidamente, desesperadamente abarrotando los chocolates restantes en su boca. Cuando lo alcancé, ambas mejillas estaban abultadas y un gran hilo de saliva café y pegajoso le bajaba a su pecho.

Lo tomé de su mano pegajosa y lo llevé al baño. Él sabía lo que venía. "¡Lo siento mami! Voy a ser un buen niño."

Joseph, a los 19 años, ya no roba dulces, pero ocasionalmente lo encuentro en la cocina olfateando para buscar algo dulce. Él está más delgado ahora, pero me pregunto cuál será su espesor dentro de 20 años.

Bebidas

No beba nada más que agua y tómela cuando tenga sed. Muchos están diciendo que necesitamos ocho o más vasos de agua al día. No creo que eso sea necesario. Realmente hay algo que se llama Intoxicación por agua. La sangre puede estar tan diluida que no haya suficientes electrolitos para hacer latir al corazón (vea página 22). Solíamos tener una cubeta en el porche trasero y la gente tomaba cuando estaban sedientos. Las necesidades individuales pueden variar.

La familia no debe beber nada más que agua. Aun los jugos de frutas deben ser eliminados debido a la concentración de fructosa que contienen. Es preferible darle fruta a un niño que jugo. La fibra y proteína en la pulpa proporcionan un alimento mucho más equilibrado. El jugo estresa a los riñones y produce orina altamente alcalina que puede causar ardor, comezón e incluso infección en las vías urinarias. El beber agua exclusivamente a veces puede curar un problema de enuresis (mojar la cama).

Yo no le daría a un niño nada para beber, excepto agua. Tuve un niño en mi oficina no hace mucho tiempo. Parecía la ira de Dios. Le examine su orina. Nunca he visto tanta azúcar en la orina de algún ser humano. "¿De donde está sacando esta azúcar?" le pregunté a su madre.

"No permitimos que haya azúcar en nuestra casa," dijo ella. Ella era una de las fanáticas de salud.

"¿Que bebe él?"

"Jugo de manzana. Lo hago yo misma."

"¿Qué hace usted con la pulpa?"

"La tiro para convertirla en abono".

Calculé que el niño estaba recibiendo ocho onzas de azúcar pura diariamente. Estoy segura de que su visión estaba arruinada.

"¡Pero es azúcar natural!", dijo su madre.

¿Qué azúcar no es azúcar natural? La azúcar extraída de las cañas es natural. ¡Todo en la tierra es natural! Ella estaba tomando toda la pectina, celulosa y proteína en esa manzana y estaba tirándola. Lo único que conseguía el niño era el azúcar y el agua.

La gente no entiende que los niños no necesitan jugo. ¿Por qué no comprar la manzana en lugar de sólo el jugo? ¿Por qué no comprar la naranja o la zanahoria y conseguir todo?

Productos Lácteos

Los productos lácteos están muy sobrevalorados en la dieta americana; nunca deben ser el ingrediente principal de una comida. El queso no es una buena sustitución para la carne; el yogur y queso cottage no son mucho mejor. El consumo de leche produce anemia. Un poco de queso espolvoreado sobre un guisado, helado en una fiesta de cumpleaños, o leche en una salsa blanca de vez en cuando no será perjudicial. Pero nadie que es mayor de siete meses de edad debería beber leche. Protéjase contra el consumo regular de productos lácteos en general. Una buena margarina es una opción mejor que la mantequilla. Si un niño es alérgico a los productos lácteos, incluso una pequeña cantidad cocinada con su comida es perjudicial para su salud (vea el Índice — Infección del Oído).

Mi teoría es que demasiado calcio inhibe la absorción del hierro. Se han realizado muchas investigaciones sobre la anemia. Sabemos lo que la causa en terneros—alimentándolos con leche más allá del punto de destete para hacer reses. No se trata simplemente de que el animal se llene con leche y descuide otros alimentos de comida. Encontramos que si se le da a un perro medio litro de leche junto con su dieta normal, su hemoglobina baja diez puntos en un mes. Algunos médicos afirman que la anemia es causada por sangrado del colon. No estoy de acuerdo. Yo creo que tiene que ver algo con la absorción.

Un cuadrado de 7.6 cm de queso es equivalente a un vaso de leche. Una pizza contiene un ángulo completo de queso. Es uno de los más grandes recursos de nuestra profesión médica. Las pizzas producen más problemas coronarios lo que beneficia a cardiólogos y cirujanos. Ponen anémicos a los niños y benefician a los pediatrías. Bueno, los necios son necesarios para volver ricos a los ricos.

Cuando yo era joven, nunca vimos leche en nuestra mesa. Las vacas no producían mucha leche. Posteriormente, la cruza produjo vacas que daban más leche y todos empezaron a beber mucha de esta.

Entonces la gente comenzó a desarrollar la pelagra. Empezamos a comprar barras de pan por primera vez hace setenta años. En aquel momento, la leche con pan tostado se puso de moda. La gente tomaba una gran rebanada de la barra de pan, le ponía mantequilla y lo tostaba. Le espolvoreaban azúcar y le vertían leche sobre él. Podían añadirle un poco de vainilla o limón. Bueno, quienes comieron mucho de esto empezaron a tener diarrea; se volvieron anémicos y empezaron a actuar neciamente. Algunos fueron realmente enviados a asilos. Ellos desarrollaron la pelagra.

Un médico en Alabama comenzó dándoles a sus pacientes de pelagra licor de col de olla con gran éxito. Descubrimos que la vitamina B, esencial para la buena nutrición, era el ingrediente que faltaba en el pan tostado con leche.

Una madre trajo a su hija ya tarde. Ella había tenido diarrea por varias semanas. Las comisuras de su boca estaban en carne viva y sangraban. Su hemoglobina estaba en 5. Ella hubiera muerto cuando estaba dormida. No terminé mi examen porque la envié directamente al hospital para una transfusión. Esta niña tenía un caso severo de pelagra. La madre me informó que ella no comía nada más que queso y pan blanco.

Si yo tuviera una niña como esa, yo no le diría, "No puedes tener esto." En lugar yo le diría, "Cariño, no tenemos pan blanco o queso en la casa." Sirva los alimentos adecuados en las comidas, al tiempo correcto, y no hable de ello. Nunca he tenido ningún problema para alimentar a los niños.

Calcio

La ingestión de calcio se enfatiza exageradamente. La mayoría de los alimentos contienen suficiente de ello.

Muchas viudas desarrollan osteoporosis en la vejez, pero no por falta de calcio. Sin maridos para quienes cocinar, ellas comen bocadillos y no comen una dieta equilibrada. La osteoporosis es causada por falta de la vitamina D que es necesaria para que el cuerpo utilice el calcio. La vitamina D se obtiene a través de la luz del sol, carnes, verduras y bacalao.

Grasas

Evite cocinar con aceites saturados de grasas y de colesterol, pero un poco de aceite vegetal para la condimentación o incluso algún tocino cocinado con frijoles, sopas, o verduras verdes no es perjudicial. La clave es moderación. Cuando el trabajo físico regular era una parte rutinaria de la vida, la gente podía tolerar un mayor contenido de grasa en su dieta y mantenerse saludable; la quemaban. Hoy somos demasiado sedentarios para consumir demasiada grasa.

Hora de la Comida

Las comidas deben ser separadas por 5-1/2 horas, permitiéndole tiempo al estómago para vaciarse. Si un niño toma aperitivos durante todo el día, eso nunca sucede. El estómago no liberará alimentos no digeridos sólo el azúcar, así que su cuerpo es incapaz de hacer uso de lo que come, y él tiene hambre constantemente. Así que él puede tener un vientre grande. Incluso bocadillos nutritivos entre las comidas no deben ser permitidos.

Las horas de comida deben ser felices, sentándose juntos con su familia y dándole gracias a Dios por la comida y hablando de las cosas del día. La hora de la comida en la mesa es un lugar maravilloso para acercamiento, para aprender y crecer unidos y para discutir verdades espirituales y principios.

Es trágico que más y más familias rara vez comen juntas. No hay ningún sustituto para esa convivencia, aprendizaje y diversión que ocurre alrededor de la mesa. Cuando los miembros de la familia están demasiado ocupados para compartir la comida, deben reevaluar sus prioridades y compromisos de tiempo.

A la hora de la comida, es mejor no hablar de los alimentos (lo que a cada quien le gusta o le disgusta). No necesita preguntarle a los niños lo que quieren o no quieren; no puede ser un cocinero de ordenes rápidas. Los platos deben servirse con las porciones sensatas de todo y colocarse en frente de cada niño. Si hay algo en particular que a todos los niños les disgusta, utilice otros alimentos de valor semejante; por ejemplo, brócoli en lugar de coles de Bruselas, zanahorias crudas en vez de cocinadas.

Nunca le diga a su esposo, ella nunca los comerá de nuevo. Usted puede meter ideas en la cabeza de los niños. Si ellos no saben otra alternativa, ellos comen bien. Una vez que ellos descubran que negarse a comer un alimento produce un caos, ya no lo tocaran.

Tuve un paciente que no comía otra cosa más que pan de maíz. Bueno, su madre compró algunos alimentos para bebés. Ella le puso puré de ejotes y carne en su pan de maíz para su hijo. Se lo comió y los disfruto.

Una madre ocupada debe centrarse en la sencillez y buena nutrición. No hay nada de malo con cocinar más de lo suficiente para la cena y tener el resto para el almuerzo al día siguiente.

No es necesario proporcionar una comida gourmet cada noche. Está muy bien comer a menudo los mismos platos sencillos. Estos consumen menos tiempo, son más económicos y generalmente más saludables. Un banquete debe ser reservado para ocasiones especiales.

Los días festivos sin duda fueron tiempos de banquete para nuestra familia cuando los niños eran pequeños. Mi suegra fue de ascendencia libanesa y una cocinera gourmet maravillosa. "Sitti" (abuelita en árabe) y abuelito tenían a menudo un festín fabuloso del medio oriente para nosotros cuando llegábamos a celebrar. Alentaba a los niños para que se vistieran elegantes, que exageraran sus buenos modales en la mesa, que ayudaran a escombrar y se aseguraran de agradecer a Sitti y abuelito antes de irnos.

El evento siempre comenzaba y terminaba con muchos besos y abrazos. Nunca olvidaré a los pequeños sentados en mesas encantadoras con porcelana y velas, ataviados con vestidos elegantes, con trajes distinguidos y corbatas de moño.

La pequeña Jessica sacó de ambas abuelas su don para adornar y estar a la moda. También le gustaba hacer postres. La felicité una vez por un postre que ella había preparado. Su sonriente respuesta fue, "Sí, mami, el postre está delicioso. ¡Sitti y yo tenemos buenas papilas gustativas!"

Su bisabuela despertaba y servía el desayuno con la luz del día. No había ninguna refrigeración y nadie comía nada más hasta el almuerzo al mediodía; asimismo con la cena. Los ancianos que fueron criados en tres comidas al día han tratado de morir en los asilos. Desarrollaron tan buenos cuerpos que siguen viviendo. Hoy comemos todo el día, así que los niños están anémicos y no se desarrollan mentalmente como deben. Madre tras madre me dice que su familia nunca come en la mañana. No puedo imaginarme que los niños se levanten y no desayunen con Mamá y Papá antes de salir a la escuela. El desayuno es la comida más importante del día.

Muestras de Menús

Desayuno (debe incluir una proteína y un almidón)

- Huevo hervido, avena
- Pan francés con miel de abeja
- Huevo frito, pan tostado, plátano*

Es mejor no utilizar leche en la preparación de panes franceses. Coloque una pieza de pan integral en un plato y viértale un huevo batido sobre él. Deje que el pan absorba todo el huevo. Fríalo por ambos lados en un poco de margarina.

Almuerzo (debe incluir una proteína, almidón y verdura)
- Sándwiches de pollo, ensalada verde, manzana*
- Guisantes de ojo negro, arroz integral, col
- Sopa de lentejas con verduras, muffin

Cena (debe incluir una proteína, almidón y verdura)
- Carne magra, papas, brócoli
- Frijoles guisados, pan de maíz, calabaza amarilla
- Guisado de res, ensalada de fruta*

*Las frutas son el ingrediente menos importante para una buena dieta diaria.

Conversando con un joven pediatra en una reunión médica, yo señale que la cosa más importante que un pediatra debe hacer es enseñarle a una madre cómo alimentar y cuidar de sus hijos.

Enfaticé que sería mejor enseñarles a mantener bien a sus hijos en lugar de simplemente entregarles otra receta.

En respuesta a mis palabras el joven alzó sus brazos y dijo: "¡No nos pagan por eso!"

Sabe que sería mejor llevar un niño a un veterinario. Los veterinarios insisten sobre la buena nutrición para sus pacientes. El veterinario es muy consciente del hecho de que la comida significa todo.

Comidas de Plato Único

Comemos muchas comidas de plato único. Son fáciles de preparar, simples para servir y contienen todos los nutrientes esenciales. Aquí hay unas cuantas de nuestras favoritas aprobadas por la Dra. Denmark.

Guisado de Res

Combine:

> 2 lbs. (1 kg) carne de res para coser cortada en cubos de 2.5 cm
>
> 5 zanahorias en rodajas
>
> 1 cebolla grande picada
>
> 3 tallos de apio en rodajas
>
> 2-3 papas cortadas en cuadros
>
> 1 lata de 28 onzas de tomate (o su equivalente en fresco)
>
> 1 diente de ajo machacado
>
> 2 hojas de laurel
>
> Sal y pimienta al gusto

Cocine durante todo el día en una olla de cocción lenta.[4]

Ejotes Libaneses (puede utilizar chicharos o habas también)

Fría ligeramente dos cebollas medianas en aceite de oliva

---

4. *Rival Crock Pot Cookbook* (*Recetario de Olla de Cocción Lenta Rival*), 16.

Agregue:

  1 lata de 28 onzas de tomates (o su equivalente en fresco)

  2 latas de 14.5 onzas (o su equivalente en fresco) de ejotes

  4 cucharaditas de caldo de pollo en polvo

  1 o 2 cucharaditas de pimienta de limón

  1/4 cucharadita de pimienta

Cocine a fuego lento hasta que se mezclen los sabores y las verduras estén tiernas.

Agregue piezas sobrantes de carne, pollo o 1 a 2 lbs. (0.5—1 kg) de queso de soja

Sirva sobre arroz.

Sopa Famosa de la Abuela Hart de Fideos

Cocine a fuego lento, tapada por 1-1/2 horas:

  1 pollo grande

  14 tazas de agua

  1 cucharada de sal

  1/2 cucharadita de pimienta

  1/2 cucharadita dc albahaca

  1 hoja de laurel

  Retire el pollo y la hoja de laurel; quite la grasa del caldo.

  Agregue al caldo:

  6 zanahorias medianas, en rodajas

  3 tallos de apio, en rodajas

  2 cebollas rebanadas

Cocine a fuego lento por 45 minutos.

Mientras que el caldo está hirviendo a fuego lento, enfríe el pollo, deshuese y corte en trozos pequeños.

Agregue el pollo y 3 tazas de fideos crudos al caldo durante los últimos diez minutos de cocción.

Espolvoree con 1/4 de taza de perejil picado (opcional).[5]

Plato de Seis Capas

Ponga las capas en orden en un refractario engrasado, condimente cada capa con sal y pimienta:

4 papas medianas en rodajas

2 tazas de chicharos o guisantes congelados u otras verduras

2/3 de taza de arroz sin cocinar

2 cebollas medianas rebanadas

2 lbs. de carne de res molida, dorada y drenada

2 cuartos (64 oz.) de tomates en lata (o su equivalente en fresco)

Espolvoree con 2 cucharadas de azúcar morena.

Hornee a 300° por 2-1/2 a 3 horas hasta que el arroz y otras verduras estén cocidos.[6]

Pollo y Bolitas de Harina

Cubra con agua y hierva durante una hora:

1 pollo entero (4 a 5 lbs.; 2 a 2.5 kg)

1 cebolla picada

1/8 cucharadita de canela

Enfríe y deshuese el pollo.
Quite la grasa del caldo.
(Caldo debe generar aproximadamente 4 litros).

---

5. Gloria Repp, *Noodle Soup* (*Sopa de Fideos*), (Greenville, SC: BJU Press 1994), 28-29.

6. Doris Janzen Longacre, *More-With-Less Cookbook* (*Recetario Más con Menos*), (Scottdale, PA: Herald Press, 1988), 137.

Agregue al caldo:

>   1 paquete de verduras mixtas congeladas (o su equivalente
>   en fresco)
>
>   3 papas cortadas en cuadros
>
>   Pollo
>
>   Sal y pimienta al gusto

Cocine a fuego lento durante 25 minutos hasta que las papas estén tiernas.

Haga sus propias bolitas de harina* o utilice una lata refrigerada para biscuits cortados en cuartos.

Deje caer las bolas de harina o biscuits en la mezcla de pollo y verduras. Cocine por 10 minutos sin tapar y 10 minutos más tapado. Agréguelas mientras que las verduras están cocinando todavía para ahorrar tiempo.

*Bolitas de Harina:

>   3 cucharadas de manteca vegetal o margarina
>
>   1-1/2 tazas de harina
>
>   2 cucharaditas de polvo de hornear
>
>   3/4 cucharadita de sal
>
>   3/4 taza de leche

Mezcle la manteca con la harina, el polvo de hornear y la sal hasta que la mezcla se asemeje a migas finas. Agregue leche.

Burritos de Carne de Res y Arroz

Cocine 1 taza de arroz integral (2-1/2 tazas de rendimiento).

Dore junto:

>   1-1/2 lbs. de carne de res molida (3/4 kg)
>
>   1 cebolla pequeña picada
>
>   1 pimiento verde picado
>
>   2 dientes de ajo machados

Drene y agregue:

> 1 cucharadita de sal
>
> 1-2 cucharadas de chili en polvo
>
> 3 cucharaditas de comino
>
> 1 lata de 15 oz de frijoles negros
>
> 1 lata de 14 oz de tomates picados o tomates picados con chiles verdes sin escurrir (o su equivalente en fresco)

Cocine la mezcla a fuego medio durante aproximadamente 5 minutos.

Agregue el arroz cocinado caliente y póngalo con cuchara en tortillas. Envuelva y coma.

Comidas Completas de Platos de Frijoles

Comemos muchas legumbres por la economía y nutrición. Yo a menudo los hago en una olla a presión o una olla de cocción lenta durante todo el día. Los guisantes de ojo negro y las lentejas se suavizan más rápidamente que otras legumbres. Aquí están algunas de nuestras recetas favoritas de frijoles.

*Preparación de frijoles secos:

> Lave y limpie los frijoles, quitando los desfigurados.
>
> Ponga los frijoles en una olla y cúbralos con cinco centímetros de agua.
>
> Hierva durante 2 minutos.
>
> Apague el fuego, tape y deje remojando durante una hora o desde la noche anterior.
>
> Drene el líquido. Los frijoles están listos para cocinarse.
>
> **Nota:** Los tiempos de cocción para ollas a presión están indicados a continuación. Siga las instrucciones del fabricante.

Los tiempos para cocinar para las ollas de cocción lenta varían dependiendo de la olla. Ajuste la temperatura de su olla de cocción lenta a temperatura alta para la mayoría de las recetas de frijoles.

Frijoles Negros

Combine en la olla a presión (o la olla de cocción lenta):

- 1 lb (0.5 kg) de frijoles negros secos, preparados* (vea la página anterior)
- 6 tazas de caldo de pollo
- 1 cebolla picada
- 3 zanahorias en rodajas
- 1 hoja de laurel
- 1 cucharadita de orégano
- 2 papas picadas
- 1/2 cucharadita de ajo en polvo
- 1/4 cucharadita de pimienta

Mezcle los ingredientes. Cocine en olla a presión con silbido constante por 35 minutos. Deje que baje la presión por sí misma.

Justo antes de servir agregue 3 cucharadas de jugo de limón.[7]

Guiso Bowman de Guisantes de Ojo Negro

Combine en una olla:

- 1 lb (0.5 kg) de guisantes de ojo negro secos, preparados* (vea la página anterior)
- 1/4 cabeza de una col o repollo picado
- 1 lata de 28 onzas de tomates (o su equivalente en fresco)
- 3 papas cortadas en cuadros
- 3 zanahorias picadas
- 1 cebolla rebanada

---

7. Recipe on back of Jack Rabbit Black Turtle Beans (Receta en la parte posterior de frijoles negros Jack Rabbit).

9 a 10 tazas de agua

2 cucharaditas de sal

1/2 cucharadita de pimienta

3 cucharadas de aceite de oliva

1 diente de ajo machacado

Agregue calabazas amarillas y verdes rebanadas para que sea aún más agradable.

Cocine a fuego lento durante 20 minutos.

Otras Recetas de Legumbres

Agregue un almidón y una verdura a uno de los siguientes platos para servir una comida nutricionalmente completa.

Guisantes de Ojo Negro

Ponga en una cacerola:

1 lb (0.5 kg) de guisantes de ojo negro secos, preparados (vea página 170 "Preparación de frijoles secos")

2 cucharaditas de sal

2 cucharadas de aceite (nosotros utilizamos aceite de oliva)

Se puede también agregar cebolla ligeramente frita y ajo para acentuar el sabor.

Cubra apenas con agua.

Cocine a fuego lento durante 15 o 20 minutos y sirva sobre arroz o con pan de grano integral.

Habichuelas (Frijoles) Coloradas

Combine en la olla a presión (o la olla de cocción lenta):

1 lb (0.5 kg) de habichuelas coloradas secas, preparadas (vea página 170 "Preparación de frijoles secos")

3 cucharaditas de caldo de res en polvo

1 lata de 28 oz de tomates (o su equivalente en fresco)

1 cebolla picada

1 cucharada de chili en polvo

1/2 cucharadita de sal

1 taza TVP (proteína vegetal texturizada) opcional

Cubra apenas con agua en la olla a presión (o 4 tazas de agua en la olla de cocción lenta).

Mezcle los ingredientes. Cocine en olla a presión por 25 minutos con silbido constante. Deje que baje la presión por sí misma.

Guiso de Habichuelas con Melaza

Combine en olla a presión (u olla de cocción lenta):

1 lb (0.5 kg) de habichuelas Northern secas, preparadas (vea página 170 "Preparación de frijoles secos")

1/4 lb (125 g) de tocino cortado en cuadritos (o 1/3 de taza TVP con sabor a tocino)

3 cucharadas de azúcar morena

3 cucharadas de melaza

1 cucharadita de sal

1/2 cucharadita de mostaza

1 cebolla picada

2 cucharadas de cátsup

Cubra apenas con agua en la olla a presión (o 4 tazas de agua en la olla de cocción lenta).

Mezcle los ingredientes. Cocine con silbido constante por 45 minutos. Deje que baje la presión por sí misma.[8]

---

8. *Presto Pressure Cooker* (*Olla para Cocinar a Presión Presto*), (Eau Claire, WI: Johnson Printing, Inc., 1979), 51.

Guiso de Lentejas

Combine:

2 tazas de lentejas (escogidas y lavadas)

8 tazas de agua

1 cebolla picada

3 zanahorias picadas

1/3 de cabeza de col o repollo picada

1 cucharadita de sal

1/4 cucharadita de pimienta

2 cucharadas de aceite de oliva

Cocine fuego lento aproximadamente 20-30 minutos hasta que las lentejas estén tiernas. Sirva este guiso de lentejas con pan de maíz o pan integral para hacer una comida completa.

Nota: Algunos han expresado su preocupación sobre el uso de tomates en lata debido a su posible toxicidad. En lugar de tomates en lata, uno podría sustituir por los frescos, en frascos de vidrio, cajas de Tetra Pak, o salsa para pasta embotellada.

Pan Integral de Debra Ridings

Muela* 12 tazas de granos de trigo integral (mitad de Rojos Duros y mitad de Blancos Duros).

Prenda el horno a tibio e inserte el aspa o gancho en la batidora de masa*

Mida 6 tazas de harina en la batidora de masa. Agregue:

2 cucharadas de sal

2 cucharadas de levadura fresca

1/3 taza de gluten

2/3 taza de aceite para cocinar

2/3 taza de miel de abeja

1/3 taza de lecitina

1/4 taza de linaza molida (opcional)

6 tazas de agua tibia (100°–110°F o 37.7°–43.3°C)

*Utilizamos el molino de marca Grain Master Whisper Mill y el modelo DLX2000 de la batidora de masa de marca Magic Mill.

Ponga la batidora a velocidad baja hasta que todos los ingredientes estén bien mezclados. Entonces aumente la velocidad de la batidora y agregue la harina media taza a la vez, mezclando bien después de cada adición. Cuando la masa empiece a dejar el lado del recipiente limpio, deje de agregar harina y ponga la batidora por 8 minutos.

Mientras que la mezcla continua amasándose, rocíe cuatro moldes de pan con revestimiento antiadherente. Aceite ligeramente las manos y la superficie para formar los panes. Cuando la batidora termine de amasar el pan, remueva la masa, divida y forme en cuatro panes.

Coloque la masa en los moldes y deje que se levanten en el horno tibio hasta que dupliquen su tamaño (a nuestro horno le toma 33 minutos). No abra la puerta del horno una vez que la masa empiece a elevarse por la levadura o se colapsará. Revise el pan usando la luz y ventana del horno.

Gire a la temperatura del horno a 350° y hornee hasta que los panes suenen huecos cuando se le dé un golpecito en la parte superior (a nuestro horno le toma 45 minutos).

Engrase con mantequilla la parte superior de los panes y déjelos enfriar en los moldes por 10 minutos. Remueva los panes de los moldes.[9]

Todas las cosas son hechas buenas hasta que el hombre las hace malas. Él hace lo que sabe bien y lo que siente bien, incluso si se mata a sí mismo en el proceso.

9. Debra Ridings, *Feeding the Shepherd's Flocks* (*Alimentando el Rebaño del Pastor*) (Kearney, NE: Morris Press, 1999), 6.

Los aperitivos, realmente salvan la comida. Una anfitriona no tiene que cocinar tanto para sus invitados porque los aperitivos les quitan el apetito. Para el tiempo que los invitados han tomado unas bebidas y aperitivos, la anfitriona no tiene que preocuparse por el plato principal ¡Es un truco! Funciona de dos maneras — ahorra comida y arruina la salud, ayudando así a los médicos ganarse la vida.

Siempre he disfrutado montar a caballo en las montañas. Podríamos ver el bonito rododendro y laurel de la montaña. Las hojas son de un hermoso verde; tan grandioso. ¿Por qué no quiere el caballo darle un mordisco a esas hojas? Son venenosas. ¡No, él no las tocaría! Él comerá la hierba y las zarzas. Pero un hombre, tomaría sólo una probada. Él dirá, "Solo tengo que tener un poco de esas hojas verdes."

Rutina

Los niños necesitan la seguridad de una rutina. Debe de haber un horario regular para las comidas, siestas, trabajo, juego y para acostarse a dormir. Nuestro Creador diseñó un universo ordenado. La primavera siempre sigue al invierno. El día sigue la noche.[10] Incluso los animales siguen sus propias rutinas instintivas.[11] Seria sabio para nosotros los humanos seguir su ejemplo. Nuestros cuerpos función mejor bajo una rutina, lo que nos permitiría ser más productivos a largo plazo.

Una rutina entendida por todos los miembros del hogar promueve la paz. La mayoría de los niños no se opondrían a siestas si fueran al mismo tiempo todos los días. Toda la familia sería más feliz y más saludable si los padres ejercitaran la disciplina de comer a intervalos regulares y yendo a la cama a una hora razonable. ¿Estamos *"haciendo caminos rectos para nuestros pies"*?[12] Tantos dolores de cabeza, dolores de estómago, y molestias podrían evitarse tan solo comiendo y durmiendo según un horario consistente.

---

10. Génesis 8:22

11. Salmo 104:19-30

12. Hebreos 12:13

Las rutinas no son grabadas en piedra. La vida trae muchas interrupciones y a veces crisis. No se puede descuidar la hospitalidad si los amigos llegan a la hora de la comida. Los bebés no se enferman de acuerdo un horario. Sin embargo, si una familia ha desarrollado un conjunto básico de buenos hábitos, interrupciones ocasionales no lo destruirá. Cuando las interrupciones y crisis pasen, el orden se restituirá rápidamente.

Es mejor establecer los horarios del hogar junto con el horario de trabajo de su esposo.

La Dra. Denmark recomendaba lo siguiente:

6:00 a.m.	Hora de despertar
7:00 a.m.	Desayuno
9:00 a.m.	Hora de la siesta del bebé
12:30 p.m.	Almuerzo
6:00 p.m.	Cena, hora de acostar al bebé después de esto En nuestra casa nosotros seguimos un horario adaptado que funciona bien.
6:00 a.m.	La hora de despertar de mamá y papá
6:30 a.m.	Los niños despiertan
7:00 a.m.	Desayuno
	Hora de adoración familiar
	Quehaceres
10:00 a.m.– 1:00 p.m.	Escuela en el hogar y hora de siesta para el bebé
1:00 p.m.	Almuerzo; tiempo de juego
4:00 p.m.	Preparar la cena
6:00 p.m.	Quehaceres vespertinos (para todos)
6:30 p.m.	Cena
7:00 p.m.	Baño y hora de acostar a los pequeños
9:00p.m.– 10:00 p.m.	Hora de acostar a los niños más grandes

Dormir

Es en vano que se levante temprano. Que se acueste tarde. Con afanosa labor; Porque Él le da a sus amados, aun mientras duermen.[13]

El Creador nos ha dicho que necesitamos descanso. Necesitamos descansar en el domingo y mantener buenos hábitos para dormir. Si no reciben nuestros cuerpos suficiente descanso, hay consecuencias inevitables: fatiga, depresión, mal temperamento, mayor susceptibilidad a la enfermedad, desánimo, ansiedad. La lista podía continuar. Cuando el profeta Elías estaba asustado y desalentado, Dios lidió con su agotamiento antes de animarlo y darle instrucciones verbalmente.[14]

Los niños crecen en su sueño y requieren suficiente descanso sin disturbios para lograr su pleno potencial de crecimiento. Sin ello, no podrían aprender adecuadamente cuando estén despiertos. Como siempre, mantenga un equilibrio. Algunas personas tienen la tendencia a dormir demasiado. Los requerimientos individuales de sueño varían, así que sea sensible a las necesidades particulares de sus hijos.

Requerimiento Promedio de Sueño

Recién nacido:	20 horas
3 meses:	16 horas
2 años:	12 horas
6 años:	12 horas
Adolescente:	8 horas
Adulto:	8 horas

Los adolescentes necesitan más sueño de lo que reciben hoy en día. Los buenos hábitos para dormir tienen que comenzar desde el nacimiento y continúan mientras que el niño crece, él no debe ser tentado por las cosas en el hogar o atracciones exteriores. Hoy los niños que son lo suficientemente grandes para estar interesados en radio, televisión, [juegos computarizados],

---

13. Salmo 127:2

14. 1 Reyes 19:3–18

películas, exploraciones, clubs de muchas clases, o deportes tienen poca o ninguna posibilidad de conseguir la necesaria cantidad de sueño. Ven a sus padres funcionando sin dormir y sienten como que [no] se les debe decir que vayan a dormir.

Nosotros los padres podemos decir que ya no necesitamos dormir, pero esa no es una declaración verídica. Cada persona que espera que su cuerpo funcione lo mejor posible, debe dormir por la noche si es posible, y deben ser por lo menos ocho horas. Tal vez nunca vayamos de regreso a la idea que la noche fue hecha para descansar, ya que tenemos la emoción de la noche para atraernos, pero los padres deben enseñar a sus hijos el valor del sueño si quieren obtener de sus cuerpos lo mejor que hay en ellos.[15]

A veces me siento tentada de pensar que Thomas Edison no nos hizo un servicio. ¡Tuvo que haber sido mucho más fácil para todo el mundo dormir antes de que se inventara la luz eléctrica!

Cuando la Dra. Denmark era una niña, ella recordaba que su madre encendía una lámpara grande después de que se despejaban los platos de la cena. Ella ponía la lámpara en el centro de su mesa larga, después ayudaba a todos sus niños con la tarea. Después de las lecciones aprendidas, se apagaba la lámpara y los niños a la cama.

En los años tempranos, todos mis pequeños eran puestos en la cama un poco después de la cena. Ahora que son mayores, nuestras noches son muy diferentes.

La mayoría de los quehaceres y tareas escolares han terminado, por lo que después de la cena comienza la "fiesta": conversación, risas, historias, y música en la noche. Es divertido, pero yo trato de ser consciente que todos nosotros (especialmente John y Emily) necesitamos un descanso adecuado. El advenimiento de los focos eléctricos no elimina la necesidad de dormir.

---

15. Denmark, *Every Child Should Have a Chance* (*Cada Niño Debe Tener una Oportunidad*), 157.

Luz del Sol y Ejercicio

Anime a sus hijos a que jueguen al aire libre. Cuando un bebé tenga dos semanas de edad, sáquelo a tomar sol de cinco a diez minutos diariamente. Pero como todos sabemos, exponerse demasiado a los rayos solares es dañino. Sea prudente y no permita que sus hijos lo hagan demasiado. La Dra. Denmark recomendaba cubrirlos con sombrero y ropa en lugar de usar un protector solar.

Cuando llegué a Atlanta en 1928, hubo innumerables casos de raquitismo debido a la capa de humo que cubría la ciudad. Los trenes bufaban y los hornos quemaban hullas (o carbón suave). La gente mantenía sus luces encendidas y tenían bigotes para las 10:00 a.m. Los brazos y las piernas de los niños estaban torcidos. Ellos estaban obteniendo suficiente calcio de leche evaporada pero tenían raquitismo porque su piel carecía de exposición al sol. Las personas, especialmente las de piel clara, nunca deben broncearse en el sol. Sin embargo, necesitamos una cierta cantidad de sol para la vitamina D.

Fomente el ejercicio proporcionando juguetes básicos como pelotas, cuerdas de saltar, bicicletas o patines. Cuando se les da la oportunidad, la mayoría de los niños sanos reciben todo el ejercicio que necesitan por cuenta propia. Algunos, sin embargo, tienden a ser sedentarios y necesitan más estímulo. Los padres deben ser creativos en motivar a los niños inactivos, posiblemente con una casita para jugar afuera, sacando a una mascota a ser ejercicio, o tomando clases de fútbol. **Tenga cuidado que los deportes de sus niños no dominen su vida familiar.**

Cuidando la Salud de Nuestros Hijos

En los días anteriores a las vacunas y antibióticos, el índice de mortandad infantil era de 162.4 por mil nacimientos (1900).[16] Mi

16. Historical Statistics of the United States (Estadísticas Históricas de los Estados Unidos): Colonial Times to 1970 (Washington, D.C.: Government Printing Office, 1975).

bisabuela vivía en constante temor por la salud de su bebé. Las cartas que le escribió a su madre revelan su esmero para protegerlo. Ella lo resguardaba de resfriados, estaba ansiosa de que él recibiera suficiente aire puro y luz del sol y lo protegía en contra de gérmenes. Ella ponía especial atención en lo que él comía y veía que tuviera suficiente tiempo de dormir. Si alguna vez su hijo se enfermaba, ella lo cuidaba meticulosamente hasta que se recuperaba totalmente. Lo que estaba en juego era demasiado valioso como para descuidarlo. Las enfermedades peligrosas eran algo común, y también las lápidas de niños pequeños en el cementerio.

Con el advenimiento de la medicina moderna, la mortandad infantil bajó a 8.9 por cada mil nacimientos para el año 1991.[17] ¡Que milagro! Pero las madres se han puesto complacientes y ya no son tan consientes como sus predecesoras lo fueron. Que los pequeños tengan adecuado reposo, alimentación, luz del sol, y cuidado de la salud ya no es una prioridad en muchos hogares, y por esa negligencia hay perjuicio a su bien estar a largo tiempo. Para alcanzar su pleno potencial física y mentalmente, los niños deben desarrollar cuerpos fuertes a través de buenos hábitos de salud—cuerpos que duren más allá de la niñez y en la edad de madurez.

Los bebés y niños pequeños crecen a un ritmo enorme, y la enfermedad interrumpe su crecimiento. Cuando se enferman, cuidémoslos hasta que se recuperen totalmente antes de arrastrarlos afuera en público. Déjelos estar en casa y descansar, estar tranquilos, y tener la oportunidad para sanar.

¿Está su hijo enfermo con fiebre? Dele un baño tibio y piyamas frescas. Cambie las sábanas de su cama. Dele un libro especial o algo para que juegue, pero asegúrese de que descanse. Él debe estar sin fiebre por dos noches antes de reasumir sus actividades normales. Es mejor para él y para los otros niños que estarían expuestos a él. Cuando se esté recuperando de una enfermedad intestinal, él debe tener comida fácil de digerir por algunos días. Un niño que se está recuperando de la influenza debe abstenerse de ir en público durante

---

17. Statistical Abstracts of the United States (Resúmenes Estadísticos de los Estados Unidos) (Washington, D.C.: U.S. Department of Commerce, 1994).

una semana para permitir que su sistema inmunológico se recupere. La enfermedad puede unificar a la familia, le ofrece la oportunidad para demostrarle amor a su hijo, y aumentar su sentido de seguridad. Recuerde que estamos construyendo cuerpos para el futuro.

Recuerdo con gratitud de la excelente atención que recibí de mi madre cuando estaba enferma. Hubo baños calientes, sábanas limpias, tranquilidad, buena comida y palabras de ánimo. Sin duda detestaba la medicina, agujas y otras incomodidades y protestaba por ellas vigorosamente. Sin embargo, dentro de mí, sabía que eran por mi mejor interés. Había un maravilloso consuelo en saber que estaba cuidada bien.

Los factores más importantes para mantener a los niños sanos son una buena dieta, un buen horario, y mantenerlos alejados de niños enfermos.

12

¿Qué Es Necesario?

Era lunes. ¡Un vistazo al calendario me atemorizó! Cómo estaba mi horario para la semana: citas con doctores, clases de piano, reuniones vespertinas, ensayos, y una fiesta de cumpleaños. El gozo del servicio de adoración del domingo desapareció rápidamente.

Cuando los niños me vieron mirando el calendario, ellos asumieron que era la hora de presionar con sus agendas particulares. Un coro de voces se escuchó.

"Necesito un nuevo par de tenis. ¿Podemos ir de compras hoy?"

"¿Puede pasar Rebeca la noche aquí el viernes?"

"Prometiste llevarnos al lago ¿cuándo vamos?"

Algo se rompió. "¡Cállense!" les dije gruñendo. "¡Vuelvan a sus habitaciones y hagan sus quehaceres — ahora!" Silencio total y miradas que hieren. "Querido Jesús," suspiré, "perdóname mi mal temperamento. Las necesidades de mis hijos son abrumadoras y yo estoy tan cargada. Por favor, ayúdame." En ese momento las Escrituras vinieron a mi mente y reprendieron mi espíritu turbulento.

"Marta, Marta, tú estás preocupada y molesta por tantas cosas; pero una sola cosa es necesaria, y María ha escogido la parte buena, la cual no le será quitada."[1] *"Pero buscad primero su reino y su justicia, y todas estas cosas os serán añadidas."*[2]

---

1. Lucas 10:41b-42

2. Mateo 6:33

Debemos evaluar nuestras prioridades. Ni siquiera buenas posesiones y actividades sanas pueden ser importantes en este momento.

Charles E. Hummel sabiamente escribió: "No es Dios quien nos carga hasta que nos doblemos o afectemos con una úlcera, depresión nerviosa, ataque de corazón, o con un derrame cerebral. Estos provienen de nuestras compulsiones internas, acompañadas con la presión de las circunstancias." Él nos advierte en contra de "permitir que las cosas urgentes se impongan sobre las importantes."[3] Frecuentemente tengo que recordarme a mí misma del hecho que **Dios les da a sus hijos el tiempo y la fuerza suficientes para llevar a cabo el trabajo que ha diseñado para sus vidas cada nuevo día.**

Marta de Betania estaba frenéticamente ocupada con lo que ella percibía como trabajo importante mientras que María estaba sentada a los pies de Jesús escuchando y aprendiendo de Él. María había discernido lo que era importante para ese momento y fue elogiada por ello. Piense en las palabras de Jesús y el ejemplo de María. En medio del frenesí de la vida cotidiana ¿estamos haciendo lo que importa?

De acuerdo a nuestra época obsesionada con el entretenimiento, hay aquellos que tratan a los niños como juguetes, echando a perder y deleitándose en ellos por un tiempo, pero descuidando cuando disminuye la novedad de la paternidad o cuando la vida se pone desafiante. Sin lugar a dudas, los niños pueden ser divertidos.

Sin embargo, definitivamente ellos no nos han sido encomendados como otra diversión o como fuente de enriquecimiento personal. Ellos son almas vivientes y criarlos es una mayordomía sagrada. Padres, al perseguir nuestros deseos ¿estamos descuidando a nuestros hijos? Al intentar satisfacer sus deseos ¿estamos perdiendo de vista sus verdaderas necesidades?

Además de la necesidad de salud de un niño y de la presencia de su madre ¿qué es verdaderamente importante para él? La mayoría de los niños en nuestra cultura están ampliamente suministrados con cualquier indulgencia que el dinero pueda comprar. Sin embargo,

3. Charles Hummel, *Tyranny of the Urgent* (*Tiranía de lo Urgente*), (Downers Grove, IL: InterVarsity Press, 1967).

muchas de las cosas esenciales e importantes son descuidadas las cuales requieren regalos de tiempo, amor, y disciplina.

La siguiente discusión no pretende ser minuciosa, ni pretendo ser una autoridad final sobre el tema. Sin embargo, así como la Dra. Denmark me animaba a mí, yo quisiera animar a cada mamá que lee este libro a que periódicamente evalué sus propias prioridades y cuidadosamente determine las necesidades individuales de sus hijos. Usualmente es mejor evitar comparar a su familia con la del vecino o consultar los deseos de su hijo. En lugar de eso, estúdielo con sabiduría basada en la oración, busque los principios Bíblicos para guiarla en tanto que determina lo que es crucial para el bien estar de él y comprométase a ser una madre responsable. Uno no puede ser una madre amorosa aparte de ser una madre responsable ¿No es acaso la esencia de la maternidad para discernir las verdaderas necesidades de nuestra descendencia y dar de nosotras mismas sacrificialmente para satisfacerlas? Además ¿podría ser que mientras que ejercitamos nuestra maternidad pudiéramos descubrir nuestras verdaderas necesidades juntamente?

Mi padre tenía una maravillosa manera de responder a nuestras peticiones cuando le pedíamos algo. Él sugería que lo estudiáramos por tres semanas, y luego ver si todavía queríamos el artículo. Nueve de diez veces, habíamos perdido el interés. Pienso en algunos de los muchachos que solían gustarme. Oh, eran grandiosos pero ¿qué tal si me hubiera casado con alguno de ellos? ¡Hubiera destrozado mi vida! ¿Qué tal si Dios nos diera todas las cosas que le pedimos? Algunas de las cosas que deseamos tal vez no sean buenas para nosotros. No podemos tener cada cosa que deseamos.

Paciencia, paciencia, paciencia... una madre necesita ser muy paciente y ser verdaderamente diplomática, también. Todo el mundo le da sus consejos (adultos y niños por igual). Ella debe escuchar todo eso cuidadosa y respetuosamente, y luego hacer lo que ella cree que es mejor.

Obediencia

Una de las necesidades más fundamentales que un niño tiene es el entrenamiento en obediencia. Él necesita aprender a una edad muy temprana a obedecer a las autoridades designadas por Dios en su vida. Un niño obediente es típicamente más feliz, menos frustrado, más auto controlado y más propenso a seguir los mandamientos de Dios en tanto que crece en madurez. Es un gozo estar cerca de hijos obedientes.

No está en el ámbito de este capítulo dirigir el entrenamiento a la obediencia de una forma detallada. Sin embargo, tocaremos algunos principios básicos.

Los padres deben tener confianza en su autoridad porque es una autoridad delegada por Dios mismo. *"Hijos, obedeced a vuestros padres en el Señor, porque esto es justo. Honra a tu padre y a tu madre (que es el primer mandamiento con promesa), para que te vaya bien, y para que tengas larga vida sobre la tierra."*[4]

Ciertamente existen límites para cualquier autoridad humana; un padre nunca debe usar abuso psicológico o físico durante el proceso de entrenamiento, ni exigir que los niños hagan algo antiético. Por otro lado, los padres nunca necesitan sentir que deben disculparse por asumir un papel firme y de autoridad, o preocuparse que al insistir en el cumplimiento de normas de alguna manera puedan dañar el alma de su hijo, o su capacidad para madurar y hacer decisiones. Por el contrario, un control amoroso, seguro, y consistente del ejercicio de la autoridad paternal construye un sentido de seguridad y de madurez. ¡También fomenta un hogar tranquilo!

Los niños deben obedecer rápida y gustosamente. Es un error tratar de razonar o persuadir a un niño a la obediencia. Los pequeños no poseen habilidades de razonamiento maduro. Ni es adecuado asumir la posición de un abogado argumentando ante un juez (el niño). Intentar que un niño obedezca las normas a través del razonamiento no mantiene la autoridad de uno. Está poniendo al niño en la posición de autoridad y puede fomentar el orgullo.

Jerry White, un sabio educador/pastor/consejero escribió una vez: "...si usted tiene que decirle a sus hijos repetidamente que hagan alguna

4. Efesios 6:1-3

cosa, en frecuentes ocasiones teniendo que ser 'firme' antes que usted consiga la respuesta correcta y deseada, entonces sea honesta sobre el hecho de que ellos no la están obedeciendo.

La obediencia en términos de ellos es desobediencia y manifiesta un corazón de rebeldía en contra de su autoridad. Enseñe y demande respeto y obediencia, básicamente sin lugar a dudas si quiere tener un hijo seguro de sí mismo. Esto obviamente es asumiendo que usted le está enseñando y estableciendo normas de conducta y comunicación basadas en la Verdad (II Timoteo 3:14-17; Salmo 19:7-11; 119:9). Haciendo esto, usted prepara y equipa a sus hijos para que reciban y comprendan los principios de la verdad de Dios...

Como padre, reconozca que la enseñanza (dando instrucción) sin entrenamiento (exigiendo el cumplimiento con/obediencia a lo que se está enseñado) equivale a un ejercicio inútil destinado a fracasar antes de que empiece para usted y su hijo, cuyo resultado será frustración para usted y frustración además de creciente inseguridad para su hijo mientras que él o ella crece y madura en su desarrollo. El fracaso para ver y reconocer esto es una de las maneras en que el padre y la madre puedan secundariamente, estar provocando a sus hijos a la ira. La Palabra de Dios es clara — Efesios 6:1-4. *'Criadlos en la disciplina e instrucción del Señor'* es demandarles que aprendan, a una edad temprana (6 meses) a obedecerle ya sea que entiendan porque usted lo necesita o no. Lo que usted requiere debe ser primeramente la obediencia como está determinado en los principios de la Palabra de Dios y a su(s) hijo/hijos se le(s) debe exigir y hacer que obedezca(n) —período, con o sin entender—Proverbios 3:4-6 es un principio que se entreteje aquí."[5]

Nota: Después de que los jóvenes han adquirido madurez y demostrado una obediencia respetuosa hacia sus padres, es ciertamente adecuado e importante discutir con ellos las razones que están detrás de lo requerido. Para orientación adicional en entrenamiento a la obediencia, consulte la lista de recursos recomendada en la página 230.

---

5. Reverend Jerry White, "Training Children in Preparation for Godliness" ("Entrenando a los Niños en Preparación para la Piedad") Proverbios 22:6, Bold Ministries.

Enseñarle a un hijo lo que el amor significa puede ser un proceso doloroso a veces. Debemos ver a nuestro hijo queriendo cosas que no son buenas y que no las obtenga, y debemos verlo corregido por sus faltas y no disculparnos por castigarlo. El amor nunca se rinde ante la persuasión si no es bueno para el niño. El niño inseguro es aquel que sabe que puede conseguir lo que quiere llorando o teniendo un arrebato de ira.[6]

[Si un niño pequeño está tratando de ayudar a la mamá en la cocina y accidentalmente rompe su mejor taza], ella no debe alzar su voz o castigarlo, pero dígale que era la mejor taza de mamá, y ahora ya no está, y ya no la podemos tener. Ella debería decirle que cuando él la ayude, que agarre bien las cosas para que no se caigan. Luego él aprenderá una lección y no se desanimará en sus esfuerzos.

Si este mismo niño recogiera una taza con mal temperamento y la aventara al otro lado de la habitación, el buen método antiguo y probado de disciplina debe ser usado. Un pequeño golpe en las piernas es el mejor método y su madre no debe decir que está arrepentida por haberlo golpeado. Castigamos a un niño porque lo amamos y queremos que tenga el entrenamiento adecuado. Este asunto de la crianza de los niños es el más tedioso y exigente trabajo en la tierra, y no hay quien substituya a una madre.[7]

Un Buen Maestro

Jesucristo fue el maestro más consumado de todo los tiempos. Él enseñó por palabra y por hecho, en verdad y amor. Él no instruyó a sus discípulos en un salón de clases de cuatro paredes o les asignó un montón de libros para leer (aunque los salones y libros tienen su lugar limitado). Él les enseñó mostrándoles una forma de vida,

---

6. Leila Daughtry-Denmark, M.D., *Every Child Should Have a Chance* (*Cada Niño Debe Tener una Oportunidad*), (Atlanta, GA: 1971), 152

7. Denmark, *Every Child Should Have a Chance*, 100, 151.

instruyéndoles mientras que vivían juntos, cumpliendo perfectamente con las directivas de Deuteronomio 6:4-9:

"Escucha, oh Israel, el Señor es nuestro Dios, el Señor uno es. Amarás al Señor tu Dios con todo tu corazón, con toda tu alma y con toda tu fuerza. Y estas palabras que yo te mando hoy, estarán sobre tu corazón; y diligentemente las enseñarás a tus hijos, y hablarás de ellas cuando te sientes en tu casa y cuando andes por el camino, cuando te acuestes y cuando te levantes. Y las atarás como una señal a tu mano, y serán por insignias entre tus ojos. Y las escribirás en los postes de tu casa y en tus puertas."

Siga el ejemplo de Cristo, y modele para sus hijos una excelente forma de vida, enseñándoles mientras viven juntos. Nuestra cultura actual está infectada por una vida caótica, disipada, fortuita y egocéntrica. Nuestros hijos tienen abundantes ejemplos de cómo no deben vivir. Abundan las celebridades sonrientes en las filas de las cajas para pagar y en cada pantalla de la computadora o televisión. Enséñele a sus hijos la verdad — que de bajo de estas sonrisas de sirena hay vidas miserables y destruidas.

Muéstreles a sus hijos cómo y por qué deben alejarse de las normas culturales que prevalecen y a veces estar dispuestos a permanecer solos por la verdad. Instruya a sus hijos mientras que va enfrentando retos, toma decisiones, se sienta a la mesa, va a lugares, hace compras, celebra el éxito, enfrenta decepciones, mientras que trabaja y juega.

Muéstreles con su ejemplo cómo vivir una vida disciplinada, como vestirse con dignidad, y como interactuar cortésmente con otros. Modele buenos modales en la mesa, hábitos de salud, y vidas de servicio a Dios y a los hombres.

La consideración por los demás no es algo que viene naturalmente, ni estrictamente por un buen ejemplo. Los niños requieren instrucción cuidadosa y verbal en cómo mostrar cortesía a extraños, amigos, y a las autoridades (incluyendo a los padres).

Es mejor aprovechar momentos para enseñar. Es más probable que sus hijos aprendan mejor si tienen una pregunta y expresan interés sobre un tema en particular. Jesús aún cambio una rivalidad entre sus discípulos en una oportunidad para enseñarles.[8]

---

8. Mateo 20:20-28

Ninguno de nosotros somos perfectos. Sea honesta acerca de sus inconsistencias. Cuando usted falle, pídales a sus hijos que la perdonen y que oren por usted. La mayoría de los niños son rápidos para perdonar si los padres son honestos y humildes.

Tanto oímos hoy de padres que bajan al mismo nivel que sus hijos. Nuestros hijos no quieren que nosotros los padres bajemos a su mismo nivel. Ellos quieren que nosotros seamos adultos, y alguien a quien ellos pueden admirar. Un niño tiene a otros niños de su edad para jugar con ellos el juego de la vida y quiere que sus padres sean un ejemplo de los adultos perfectos. Si una niña quiere jugar a ser una dama, utiliza la madre como su ejemplo. Esa madre debe ser el ejemplo de lo que quiere que su hija sea... Muchas mujeres no son lo que quieren que sus hijas sean, así que la hija nunca llega a jugar a ser una dama, porque su madre no lo es. Señora, su madre no es una dama. En demasiados casos la madre se viste, habla, pelea, argumenta, se comporta como niña.[9]

Una vez un hombre me pidió que "enderezara" a sus tres hijos descarriados. Los dientes de la madre estaban tan cafés por las manchas del tabaco que cuando ella sonreía su boca parecía un agujero oscuro. El padre se veía aún peor. Yo pensé para mí misma, "Si yo tuviera un potro que se viera come ese hombre, y una yegua que se viera como esa madre ¡yo no esperaría que su potrillo fuera un caballo de carreras en Kentucky!"

Muchos niños poseen un sentido encantador de confianza en su propia discreción. Ellos están seguros de que saben lo que necesitan y lo que es mejor para ellos. Si usted tiene algo de inseguridad en su propio juicio, sus aseveraciones confiadas pueden fácilmente persuadirla. Los niños son maestros en promover su propia agenda. En verdad, los niños tienen muy poco discernimiento en cuanto a lo que es mejor para ellos. ¿Realmente tiene que quedarse despierto su hijo de diez

---

9. Denmark, *Every Child Should Have a Chance* (*Cada Niño Debe Tener una Oportunidad*),126-127.

años hasta medianoche? ¿Necesitaba Suzie esa bolsa de dulces? ¿Es realmente imprescindible que asista su hijo adolescente a esa reunión?

Los padres no deberían dejarse manipular con culpabilidad por sus hijos o por otros padres. Los padres, guiados por la Palabra de Dios, deben ser la fuente de la dirección. "Esta comida es lo mejor para tu cuerpo...Esa actividad es mala para tu crecimiento espiritual...No, no vamos a ver esa película." Sus hijos necesitan su dirección y ejemplo mucho más de lo que ellos puedan admitir.

Suponga que alguien trajo a un extraño a Atlanta, dejándolo en el área de Cinco Puntos sin mapas o direcciones y le dijeran que encontrara su camino a casa. ¿Qué camino tomaría él? Hay una docena de intersecciones allí que le ofrecen cientos de maneras en las que él podría ir.

Si un hijo sabe dónde está su hogar, él sabrá cómo vivir. Mi madre me mantuvo en casa por ocho años antes de que yo fuera a la escuela. Yo era una Daughtry por apellido. Yo conocía la forma de vivir de los Daughtry; conocía el camino a mi hogar. Si hubiera pasado mi niñez temprana en una guardería, yo hubiera visto muchas maneras de vivir. Un pequeño niño en la guardería está en medio de la ciudad y no sabe cómo llegar a casa.

Papá

La relación matrimonial pretende reflejar la relación entre Cristo y su iglesia.[10] Una de las más grandes oportunidades que tenemos para testificar de Cristo, es ser un esposo fiel, reflejando esa relación divina a nuestros vecinos e hijos. Madres, traten de modelar sumisión y respeto en su relación con su esposo. Cuando sus hijos observen su paciente y respetuosa actitud, será mucho más fácil para que ellos respondan de esa manera hacia usted.

---

10. Efesios 5:22-32

Fomente su relación con su cónyuge. Su hijo jamás tendrá más de un padre. Nunca nadie puede reemplazar a su papá. La conversación entre los padres debe ser congenial y caracterizada por mutuo respeto. Recuerden, madres, que sus esposos tienen tanto derecho a su opinión como ustedes a la suya.

No recuerdo ni una vez que mis padres discutieran el uno con el otro. La armonía en su relación creaba un sentido de seguridad y bienestar en nuestro hogar. Observándolos aprendimos a llevarnos bien entre nosotros.

Una madre debe hacer lo mejor que pueda con lo que tenga para crear un ambiente agradable para papá y los niños. Una mujer vino a mi oficina un día a la Clínica Central Presbiteriana donde yo solía ser voluntaria. Ella vivía en los barrios bajos, estaba harapienta, sucia con manchas de tabaco en las comisuras de su boca.

Sus dos pequeñas hijas se veían como ella excepto por el tabaco. Ella me dijo, 'Dra. Denmark, estoy muy preocupada. Mi hombre ya no está viniendo regularmente a casa. Estoy segura que está bebiendo y portándose mal.' Después de mirarla bien a ella yo podía ver porque él no quería venir a casa.

En vez de darle sus provisiones (la clínica tenía estas disponibles), parecía mejor ayudarla a cambiar su estilo de vida. 'Señora Jones', yo dije, 'Vamos a intentar un plan por dos meses. Vaya a casa y busque algo de jabón. Limpie la casa y báñese usted y a sus hijas. Rize el cabello de usted y el de sus pequeñas. Coloque un paño limpio agradable o incluso un papel limpio (lo que esté disponible) sobre la mesa. Después sirva lo que usted tenga y hágalo tan sabroso como pueda. Sirva tres comidas al día y limpie después de cada una de ellas. Vamos a tratar este plan por dos meses y veamos qué pasa.' Después de dos meses ella regreso emocionada con buenas noticias. '¡Dra. Denmark, nunca he visto un hombre cambiar tanto en toda mi vida!'

De Regreso a lo Básico

Cuando las Escrituras prometen *"Dios suplirá todas sus necesidades según sus riquezas en gloria en Cristo Jesús,"*[11] no crea que se refieran necesariamente a un carro nuevo o bistec cada viernes por la noche. Cuando menciona las necesidades físicas, generalmente habla de lo esencial en términos de alimentos, ropa, y refugio.

Hubo un tiempo cuando las mujeres se enorgullecían por hacer un buen trabajo con lo básico—ropa limpia, una casa limpia, y comida nutritiva. Nosotros deberíamos encontrar gozo en lo mismo.

Está usted tan ocupada con lo extra curricular que sus hijos viven de comidas rápidas o de conveniencia. ¿Están sus sábanas limpias? ¿Están ellos aprendiendo a mantener sus habitaciones limpias? ¿Está el cabello de su pequeña hija bien cepillado, y necesita su hijo un corte de cabello? ¿Está recibiendo su recién nacido suficiente tiempo de tranquilidad? Aún más importante ¿están leyendo la Biblia y orando juntos?

Algunas son más capaces que otras para hacer malabarismo con numerosas actividades en tanto que acomodan lo básico. Usted debe evaluar realistamente sus propias capacidades y responsabilidades y estar en paz con la medida que Dios le ha proporcionado. Finanzas, nivel de energía, habilidades de organización, número y edades de sus niños, apoyo del esposo, y muchos otros factores que influencian el que nosotros seamos madres con "uno- o cinco espectáculos en nuestro circo."

Si los fundamentos se están deslizando, puede ser que necesite eliminar otros compromisos. Es de vital importancia para la tranquilidad de su hogar que tenga contentamiento. Manejar con éxito las responsabilidades familiares es un logro que no debe tenerse en poco. Todas las que lo logran merecen felicitaciones y ser alentadas. Qué rápidamente se puede volver la vida caótica, y tensos los matrimonios cuando una madre es incapaz de manejar sus tareas principales. Yo aconsejo a las madres, especialmente aquellas con niños pequeños, a que duden extremadamente sobre el comprometerse a actividades externas. Si quieren hacer un buen trabajo en casa, es sabio

---

11. Filipenses 4:19

que ellas minimicen el tiempo gastado en el carro, en el Internet y en conversaciones triviales por teléfono. ¿Tengo que mencionar también el apagar la TV?

> Cuando un niño es criado en un ambiente de confusión e incertidumbre—sin un sistema y una buena planificación—las posibilidades de que él encuentre una manera de vida feliz, significativa, y productiva son reducidas. Un niño que es criado en un desorden no puede pensar tan claramente como un niño que es criado en un hogar donde hay orden, limpieza, y un buen sistema... El mantenimiento de un hogar significa el mantenimiento de una vida.[12]

> Mi filosofía es que si una madre administra su casa como un hombre un buen negocio, será un éxito. El edificar a un niño es el negocio más grande en esta tierra.[13]

Tiempo

Nuestra generación se ha olvidado cómo vivir. Al tratar desesperadamente de sacar el máximo provecho de la vida, muchos de nosotros hemos desperdiciado nuestras vidas. Arrastramos a nuestros hijos junto con nosotros en ritmo frenético, ansiosos de que ellos reciban todas las mejores experiencias posibles educativas y sociales.

No se olvide que los niños, especialmente los muy pequeños, necesitan tiempo para reflexionar, para observar la naturaleza y para relajarse. Acurrucándose en una esquina con un libro, comiendo y digiriendo los alimentos, haciendo preguntas a un oyente atento — todo mejora su diario crecimiento y toma tiempo. Madres, vayan más despacio. Aprendan a disfrutar los placeres simples como llevar a los niños a dar un paseo en el vecindario. Léanle una buena historia; permítales ayudar o simplemente ver mientras usted prepara un postre especial para el viernes por la noche. No se atore en la caminadora al

---

12. Denmark, *Every Child Should Have a Chance* (*Cada Niño Debe Tener una Oportunidad*), xiv, 162-163.

13. Denmark, *Every Child Should Have a Chance*, 66.

comprometer de más sus finanzas o su tiempo (un producto mucho más valioso). En ambos casos es enormemente estresante. Escribo por experiencia personal. Tenga en mente que al invertir tiempo sin prisa en las vidas de sus pequeños le producirá ganancias mucho mayores que cualquier otra inversión monetaria que usted pueda hacer.

No recuerdo que mi madre estuviera de prisa nunca o que alzara su voz a alguno de nosotros. Jamás nos hizo sentir que la hacíamos trabajar casi hasta la muerte y nunca la oí decir, "¡Niños, ustedes me están agotando!"

¿Cómo se mantuvo tan paciente con 12 hijos? Yo creo que si usted hubiera estado en mi oficina hoy, usted se preguntaría cómo es que yo me mantengo tan tranquila. Había bebés llorando en las dos salas laterales, mamás abofeteando y gritando. Me podría molestar terriblemente. Podría perder mi temperamento con los padres y decirles, "No regresen si no van a seguir mis consejos."

Yo creo que mi madre lo manejaba de la misma forma que yo lo hago; ella tenía control de sí misma. Si usted no lo tiene, es mejor que encuentre algo de ello. Si una madre alza su voz, los niños también lo harán. Si ella abofetea, ellos seguirán su ejemplo. A veces me preguntan, "¿Dra. Denmark, qué es lo que hace a mis hijos tan malos?"

"Vaya a mirarse en el espejo," yo digo, "Usted saca manzanas de un árbol de manzanos".

En contraste con nuestra existencia frenética permanece el ejemplo de Cristo. Charles Hummel observa: "Su vida nunca fue febril; Él tenía tiempo para la gente. Podía pasar horas hablando con una persona, como la mujer samaritana en el pozo. Su vida demostró un equilibrio maravilloso..."[14]

El exceso de actividades exteriores en realidad puede promover la insatisfacción. Hemos encontrado que el limitar las actividades causa

---

14. Hummel, *Tyranny of the Urgent* (*Tiranía de lo Urgente*).

que nuestros hijos estén más contentos con la vida hogareña y que sea más probable que disfruten y agradezcan las veces en que lleguen a hacer algo especial.

Las mamás están a menudo tan ocupadas conduciendo a sus hijos de un lugar a otro que descuidan la formación indispensable. No hay tiempo para lidiar con malas actitudes, insistir en la pulcritud, o enseñar a los niños a ser gentiles el uno con el otro. Mamá está demasiado distraída apurando a todos para el próximo evento.

Si un pequeño dice que está aburrido, no suponga que necesita estímulos adicionales de actividades exteriores y/o juguetes sofisticados. Ciertamente no le encienda la televisión o los juegos de computadora. Los videojuegos y la televisión tienden a substraer sus energías creativas, acortar la atención, y hacerlo sentir demasiado activo o descontento. En lugar de eso, dele artículos para arte, semillas para plantar o juguetes de construcción. Dele un rollo de cinta adhesiva y una caja de cartón. Una cobija o manta y sillas hacen una gran carpa. La inquietud puede ser un excelente estímulo para la creatividad y la productividad.

Las actividades extracurriculares son grandiosas, pero no deben interferir con las relaciones familiares. Yo me inclino mucho por el deporte, pero muchos niños que participan en ello no comen con la familia. Yo conocí a una pequeña niña cuyas actividades casi la acabaron. Ella estaba tomando clases de violín, órgano y de baile. Esa niña nunca tuvo una oportunidad de jugar o tener tiempos tranquilos en casa. Nunca tuvo tiempo para ir a su habitación y ser creativa.

Todo el mundo tiene tiempo para hacer las cosas que quiere hacer. Necesitamos a psicoanalizarnos, preguntando, "¿Es que no tengo el tiempo o es que no quiero tomar el tiempo?" Cualquier cosa que tenemos que hacer es trabajo. Cualquier cosa que queremos hacer es diversión.

Los Adolescentes y el Tiempo

Tanto como los niños pequeños necesitan tiempo de tranquilidad, reflexión, y creatividad, así también niños más grandes en medio de cambios hormonales necesitan estar ocupados. La ociosidad es el taller de trabajo del diablo cuando se trata de adolescentes. El mal comportamiento durante los años de adolescencia puede causar daño permanente al futuro del niño. Mucha depresión, frustración, inmoralidad, e introspección insana pueden evitarse si los jóvenes adultos están ocupados con suficientes actividades sanas. La ocupación no tiene que ser agitada, pero mantenga sus jóvenes adultos ocupados con quehaceres, proyectos desafiantes, servicios comunitarios, libros inspiradores, o un negocio familiar. Ayúdelos a seguir sus propios intereses positivos y a descubrir sus fortalezas y debilidades individuales a través del trabajo y responsabilidad.

No deje de tomar mucho tiempo para hablar con sus hijos adolescentes. Esto no puede ser enfatizado demasiado. Es esencial que usted tenga una indicación de lo que hay en sus corazones y sepa lo que están pensando. También, es vital que entiendan por qué usted cree en las cosas que cree y porque mantiene los estándares que usted tiene. Hable acerca de las experiencias, relaciones, estudios, eventos actuales, sentimientos, aspiraciones, luchas, sermones y todo lo que es importante para ellos.

Los años de la adolescencia son como los de una mujer pasando por la menopausia. Hay muchos cambios hormonales, pero usted tiene que pasar por ellos. Si una mujer puede mantenerse muy ocupada durante ese período, deja de tomar estrógeno y todo el revoltijo que las mujeres suelen tomar durante esos cambios, y se mantiene fuera de los consultorios médicos, ella estará mejor. Eventualmente la menopausia pasará y ella podrá convertirse en una agradable mujer mayor. Cuando los adolescentes pasan por sus cambios hormonales, ellos empiezan a tranquilizarse también.

No es posible garantizar que un niño va a salir bien, no importa cuán maravillosos hayan sido sus padres o excelente su crianza. Llega un momento cuando él debe hacer sus propias decisiones. Sin embargo, si él ha sido criado correctamente, él ha tenido un modelo a seguir. Él sabe distinguir lo bueno de lo malo y… ¡Yo creo que el hijo pródigo volvió porque recordaba las sábanas blancas y limpias y ese pollo frito y sabroso!

La Sabiduría de Jacob Abbott

El libro de Jacob Abbott Entrenando a los *Niños en la Piedad* (*Training Children in Godliness*) me fue de tanta ayuda en la evaluación de prioridades y en la planificación de mi trabajo que he citado numerosos párrafos del capítulo titulado "Enseñando a los Niños a Ser Felices." Las palabras de este educador, ministro, y autor del siglo XIX nunca se volverán anticuadas.

"Cualquiera que sea la situación del lector y condición en la vida, si desea ser feliz, déjenlo poner sus asuntos en orden. Si usted tiene cuentas pendientes, inciertas y sin resolver, que le causan temor de examinar, vaya y examine los casos minuciosamente y conclúyalos. Si hay planes que usted ha intentado realizar, pero que usted ha estado posponiendo, decídase a resolverlos y llévelos a cabo de inmediato, y si no decídase a abandonarlos y sacarlos de su mente.

"La mente de un hombre joven y ardiente se carga con diseños sin elaborar y parcialmente formados, planes sin terminar, y obligaciones pospuestas. Es como un niño no acostumbrado al mundo, quien toma un paseo en un agradable día de verano. Cada objeto parece valioso, y recoge una piedra aquí, y un palo allá, y reúne un montón de flores bonitas aquí y allá, hasta que llega a estar tan encumbrado con sus tesoros que apenas puede seguir. Constantemente se le están resbalando y cayendo de sus manos y se convierten en una fuente de perplejidad y ansiedad para él porque él no puede retener todo. Lo mismo sucede con nosotros. Cualquier plan que la razón forma o que la imaginación pinta, nosotros pensamos que debemos ejecutarlo; pero después de haber hecho un nuevo comienzo, un nuevo proyecto entra en nuestra mente del cual estamos igualmente dispuestos a asegurar. En un corto tiempo, nos ponemos encumbrados con una cantidad de madera que no podemos cargar ni estamos dispuestos a abandonar. Considere lo que usted puede hacer y lo que va a ejecutar y asegure la realización de ello ahora. Abandone el resto, para que usted pueda avanzar con una mente que está libre y sin desorden."

"Esto, entonces, es la segunda gran regla para asegurar la felicidad personal. Revise sus asuntos y arregle metódicamente todo. Defina en su propia mente lo que usted tiene que hacer y deshágase de todo lo demás. Tome tiempo para reflexionar y planifique todo su trabajo para que todo funcione eficiente y tranquilamente para que su mente puede ir adelante de todas sus obligaciones, eligiendo su propio camino, y siguiendo adelante en paz."

"Hay un punto en relación con este tema del manejo de asuntos mundanos que no debe pasarse por alto, y que es también una condición indispensable para la felicidad humana. Quiero decir el deber de cada hombre para poner sus gastos y sus obligaciones financieras adecuadamente bajo su control. Hay algunos casos de un personaje peculiar, y algunas emergencias ocasionales, tal vez, en la vida de cada persona, que constituyen excepciones; pero esta no es la regla general."

"Reduzca sus gastos, su estilo de vida, y sus negocios bajo de sus medios financieros, para que usted pueda tener dinero en abundancia... Casi todos están ansiosamente extendiéndose a una posición en la vida un poco más alta de lo que pueden pagar, o luchando para hacer un negocio un poco más extenso que el capital que tienen o de su crédito establecido. Así que, a través de toda su vida se mantienen sólo escasamente sobre sus medios; y justamente un poco arriba, pero aún un pequeño exceso, es la miseria inevitable."

"Si su objetivo es la felicidad, reduzca su estilo de vida y sus responsabilidades de negocios a tal punto que fácilmente pueda alcanzarlo. Hago esto, digo yo, a cualquier costo...Porque existe tal cosa como ser feliz en una sola habitación, con muebles sencillos y provisiones simples; pero no existe tal cosa como la felicidad, con responsabilidades que no pueden ser cumplidas y el aumento de deudas, sin ninguna posibilidad de liberación."

Si su objetivo es el poder, el crédito de pertenecer a la buena sociedad, o la acumulación más rápida de propiedades, y está usted dispuesta a sacrificar la felicidad por esto, podría quizás darle consejos diferentes. Pero si su objetivo es la felicidad, entonces esta es la única forma."[15]

Si tan sólo los padres les enseñaran a sus hijos que todo tiene un precio... Una de las frases más importantes que ellos deben aprender es "No me alcanza para comprarlo." Nunca olvidaré lo que Mary le dijo un día a una amiga cuando jugaban afuera de mi ventana. Ella estaba admirando el vestido bonito de la otra niña.

"¿Por qué no le pides a tu mama que te compre uno como éste?" le preguntó la niña.

"No podemos pagarlo," le respondió Mary. Estaba yo tan contenta de que ella dijo esto. Ella aprendió desde niña que había cosas que no podíamos pagar, y estaba contenta con lo que tenía. Nunca la he oído quejarse de no tener lo suficiente.

Amistades

He hablado con cantidad de madres que expresan profunda preocupación sobre el desarrollo social de sus hijos. A menudo se les aconseja a las madres que aún los niños pequeños necesitan pasar mucho

---

15. Jacob Abbott, T*raining Children in Godliness* (*Entrenando a los Niños en la Piedad*), ed. Michael J. McHugh, (Arlington Heights, IL: Christian Library Press, 1992), 114–16.

tiempo en ambientes de grupo con compañeros. Aparentemente, si los niños no participan en programas matutinos de madres, deportes preescolares, y sitios de guardería, ellos nunca aprenderán a enfrentar los desafíos de la vida, hacer amigos, o a pensar independientemente.

Estoy convencida de que lo contrario es verdad. Los niños pequeños que no han sido abandonados a la compañía de sus compañeros, que se sienten seguros bajo el cuidado y amor de sus padres, son mucho más factibles a desarrollar confianza social y son capaces de formar amistades rápidamente.

El tiempo pasado con sus compañeros a una edad temprana está sobrevalorado en exceso. Los niños son más propensos a aprender la mala conducta de otros niños que un buen comportamiento. En mi experiencia, entre más tiempo mis hijos pasaron con sus compañeros durante los años de formación, más problemas tuve con su actitud. Esta es una de las muchas razones por las cuales elegimos para educar en la casa.

Ciertamente hay un lugar para las amistades fuera de la casa, pero es más probable que los niños aprendan buenas habilidades sociales de sus padres.

Modele para sus hijos cortesía, amabilidad, paciencia y consideración. El mejor entrenamiento para las amistades comienza en el hogar entre los miembros de la familia. Las buenas relaciones entre hermanos pueden traducirse a buenas amistades fuera del hogar. Aliente a hermanos y hermanas a que sean los mejores amigos.

Anime a sus hijos a hacer distinciones entre los grados de la afectuosidad, teniendo cuidado de no compartir sus pensamientos más íntimos con extraños en persona o en Facebook. El autor Harvey Newcomb, es sabio cuando escribe lo siguiente:

"Usted puede ser cortés y cordial con todos, en donde sea y cuando sea que los conozca, y sin embargo mantener tal reserva prudente y comportamiento cauteloso para no estar expuesto a la contaminación, si ellos no resultan ser compañeros convenientes. Pero todo el mundo necesita amigos íntimos; y es necesario que estos sean escogidos bien. Un mal amigo puede ser su ruina. Por lo tanto, usted debe tomar su tiempo y ser cauteloso en la formación de intimidades y amistades. No se aficione con cualquiera de repente, y entre así a una amistad apresurada; porque tal vez usted se equivoque y pronto se arrepienta de ello. Hay mucha verdad en el antiguo adagio, 'No todo lo que brilla es oro.' Lo exterior placentero a menudo oculta un corazón corrupto. Antes de entrar en intimidades cercanas o amistades, estudie los caracteres de las personas que usted ha escogido para ser sus compañeros."[16]

Enséñeles a sus hijos a ser amables y educados con todos, pero que no elijan amigos entre los que son inmorales, irascible, o chismosos. Si un individuo chismea con usted acerca de otros, es probable que ellos hablaran de usted en su ausencia y no son confiables para guardar confidencias.

Las amistades son importantes pero no deberían ocupar todo nuestro tiempo. Las Escrituras advierten en contra de convertirse en una entrometida.[17] Es fácil de convertirse en una entrometida cuando se pasa tiempo excesivo en las redes sociales. Nuestras amistades deben alentarnos al *amor y buenas obras.*"[18] Necesitamos evitar perder tiempo en el Internet y chismoseando cuando los esfuerzos deben estar dedicados a un trabajo significativo.

Si su hijo quiere buenos amigos, remarque que él necesita ser un buen amigo. Es importante ser educado, guardar confidencias, mostrar interés en otros, hacer preguntas, y estar dispuestos a pasar por alto ofensas menores.

Las amistades entre diferentes géneros deben caracterizarse por las mismas cualidades de bondad, respeto y pureza. Los jóvenes necesitan ser recordados que el joven hombre o mujer con el que se están asociando es el hijo de alguien y es probable que será el esposo de alguien. ¿Agradecerán los padres o la futura cónyuge de ese joven la manera en que está siendo tratado? Los jóvenes deberían tratar aquellos del sexo opuesto cómo les gustaría que su futuro cónyuge fuera tratado.

16. Harvey Newcomb, *How to Be a Lady* (*Como Ser Una Dama*) (Boston, MA: Gould, Kendall, and Lincoln, 1850), 173.
17. 1 Timoteo 5:13; II Tesalonicenses 3:11-12
18. Hebreos 10:24

Los jóvenes deben ser enseñados que todas las muchachas deben tener el amor y respeto que ellos quisieran para sus propias madres, hermanas, o hijas, y que cada muchacha, no importa qué tan mala sea, ella es la hija de alguien. Deben ser enseñados que Dios castigará al hombre por violar una ley con el tipo más bajo de la feminidad tanto como lo haría con el tipo más elevado. Si ella no tiene carácter, el pecado no es menor.[19]

Una muchacha debe ser enseñada que un muchacho o un hombre siempre respetará y honrará a una dama si él está mentalmente normal o no está bajo la influencia de algo que le impida de ejercer autocontrol [como el alcohol]. Buenas mujeres hacen buenos hombres y un mundo bueno. Malas mujeres hacen malos hombres y un mundo malo.[20]

A veces los adolescentes hablan conmigo, lamentando el hecho que la persona en la que han estado románticamente interesados se ha ido con alguien más. Yo siempre digo, "Alégrate por ellos que han encontrado a alguien. Se feliz por ellos. ¡Además, es probable que pronto otro carro dará vuelta en tu calle!"

Las relaciones románticas necesitan supervisión y participación de los padres. Es más saludable si las amistades se desarrollan en el contexto de reunión de familias, en lugar de grupos sociales segregados por edad. Adultos que supervisen siguen siendo una buena idea. Las reuniones sociales durante el día tienden a ser más conductivas a conversaciones e interacciones sanas en lugar de eventos nocturnos cuando la fatiga y excitación relajan el control sobre las lenguas y el comportamiento. Preferimos que nuestros jóvenes adultos interactúen con sus compañeros en ambientes de actividades productivas (por ejemplo, proyectos de servicio o prácticas de coro) en lugar de simplemente "pasar el rato."

19. Denmark, *Every Child Should Have a Chance* (*Cada Niño Debe Tener una Oportunidad*), 174.
20. Ibid.

En referencia a reuniones sociales, me gustaría citar las palabras de discernimiento de mi tátara-tátara-abuelo, Reverendo Thomas Dwight Witherspoon.

"Cuántos hay allí, cuando sus hijos están invitados a un lugar de diversión, o a una reunión social, que se detienen a preguntarse a sí mismos, '¿Qué influencia tendrá probablemente esto en su carácter religioso? ¿Sus asociados serán religiosos o irreligiosos? ¿Las diversiones serán tales que amenazarán la piedad y el interés hacia las cosas religiosas?'[21]... En cuántos casos todo se hace para desviar no para el bienestar religioso del hijo, pero para su posición en una sociedad a la moda, mundana, y pecaminosa[22]...

"Cabe sorprenderse que el hijo, es así arrojado en medio de asociaciones y compañerismos irreligiosos y; enseñado a partir desde su temprana niñez que su primer deber es prepararse para moverse bien en la sociedad; que si la sociedad es mundana, debe serse mundano; si la sociedad es extravagante, debe serse extravagante, si la sociedad es disipadora, debe disiparse; que debe buscarse primero la buena opinión de la sociedad, y entonces, en subordinación a eso, el Reino de Dios: ¿puede haber alguna duda, digo yo, de que el hijo no se convierta a Dios? Por otro lado ¿no sería sorprendente que el hijo, bajo tales circunstancias, tuviera algunas impresiones serias en absoluto?[23]

"Es muy fácil de anticipar la respuesta que muchos harán a esto. Ellos nos recibirán con el muy trillado refrán, 'Los jóvenes serán jóvenes; deben tener algún tipo de diversión y usted no puede aplicarles a ellos las mismas reglas que a la gente madura.'

---

21. Reverend T.D. Witherspoon, D. D., *Children of the Covenant* (*Hijos del Pacto*) (Richmond, VA: Presbyterian Committee of Publication, 1873), 208.

22. Witherspoon, *Children of the Covenant*, 209.

23. Witherspoon, 210.

"Esto es suficientemente cierto; pero en este mismo hecho de que 'Los jóvenes serán jóvenes,' se encuentra el argumento más fuerte contra el tipo de diversiones por la cual imploraría esta clase de persona. Los jóvenes no sólo deben tener diversión — la tendrán. Su naturaleza es alegre; sus actividades son espontáneas. Tendrán algún tipo de distracción. Si usted les niega entretenimiento de alguna forma, ellos la buscaran en otra. Si se les reúsa lo que es insano, se volverán a aquello que es sano.[24] [Si están implicados en diversiones insanas]... van a perder toda apreciación por los placeres puros y menos estimulantes. Pero manténgalos alejados de éstos, y ante usted está un amplio panorama de diversiones inocentes y entretenimientos, entre los cuales usted pueda seleccionar a voluntad, con la certeza de que, junto con atracciones y recreación, su hijo pueda asegurar salud, energía, vigor, y pureza.

"Pero el padre está, quizás, listo para decir, 'Otros envían a sus hijos a estos lugares de diversión y el mío debe ir o ser excluido de la sociedad.' ¿Y quiénes son estos otros? Padres cristianos como usted mismo; disculpándose a sí mismos en base a que usted y otros como usted, les permiten a sus hijos estas indulgencias. Así que mientras que usted está batallando por transferir la responsabilidad de usted sobre ellos, ellos están buscando poner la de ellos sobre usted. Ustedes están mutuamente deteniéndose uno al otro en un curso que es incompatible con los votos del pacto, en violación directa a las normas de la iglesia y en el más alto grado de destrucción del interés espiritual de sus hijos."[25]

Después de leer las palabras de mi tátara-tátara abuelo, estaba más convencida de que los padres con altos estándares deben agruparse para mutuamente alentarse unos a otros a rechazar las recreaciones insanas que nuestra sociedad ofrece a los muchachos. Tales padres

24. Witherspoon, 211.
25. Witherspoon, *Children of the Covenant*, 212-213.

deben proporcionar amplias oportunidades para diversiones sanas y alegres que fortalezcan a sus hijos física y espiritualmente (vea el Apéndice II).

Ropa

Es cierto que "ropa no hace a un hombre". Sin embargo, nuestro vestuario sin duda es un reflejo de quiénes somos y la manera que vestimos a nuestros hijos influirá en su comportamiento. La manera en que ellos aprenden a vestirse también tendrá un gran impacto en cómo son percibidos por la sociedad. Es vitalmente importante que los padres sean modelos para hijos con hábitos de vestuario adecuado. La ropa de una madre debe ser limpia, aseada, modesta, digna y femenina. Los hijos aprenderán de la manera en que ella se viste, y es importante que no se avergüencen de su apariencia.

Enfatíceles a sus hijos la necesidad de vestirse mejor para ocasiones tales como la iglesia, bodas, conciertos, etc… Un atuendo formal muestra respeto y generalmente alienta una "conducta más civilizada."

La madre de un recién nacido necesita sólo seleccionar ropa que sea limpia y cómoda para su bebé. No pasará mucho tiempo, sin embargo, antes de que su hijo empiece a darse cuenta de la distinción de su género y debe vestirse de acuerdo a ello. Sustente esa tendencia femenina o masculina dada por Dios.

Enseñe a sus hijas a vestirse atractivamente, pero que atesoren su pureza vistiendo modestamente. Escotes, telas tan delgadas como el papel o telas elásticas apretadas, shorts y faldas que revelan los muslos son cuidadosamente utilizados por diseñadores de ropa para crear una imagen de atracción sexual. ¿Y qué hay con los estilos de apariencia afeminada para hombres o los pantalones colgados que revelan la parte trasera de un hombre joven o sus calzones? Los distribuidores de ropa se aprovechan del deseo de los niños más jóvenes para sentirse mayores, ofreciendo estos estilos a niños que cada vez son menores.

Bueno padres ¿realmente queremos que nuestras hijas luzcan como… prostitutas…o queremos que se vean inocentes y atractivas? De la manera en que una mujer joven se viste refleja su corazón y afecta su comportamiento, sin mencionar cómo es tratada.

Me gustaría desafiar a los padres a tomar conscientemente el control de las normas de vestuario en su casa y no ceder a las morales de los fabricantes de ropa. Ideen un programa por escrito de los lineamientos de ropa para su familia. Empiecen desde pequeños si es posible, y sean muy específicos. Tal vez pueda significar que hay que ordenar ropa vía de Internet o hacer su propia ropa.

Sea sensible a los deseos de su hijo para estar a la moda. Sin embargo, sí estar a la moda significa vulgar y extravagante, saque alguna determinación. Hay tiempos cuando los padres deben ser amables, pero absolutamente firmes. En mi mente, yo los llamo tiempo de ponerse las manos en la cintura.

Los niños van a actuar de la misma manera en que se visten. [Los niños emularán a los adultos a los que ellos imitan en su vestuario.] Podemos ver niñas pequeñas cundo juegan. Conseguirán un vestido negro, escotado, y ajustado al cuerpo, y en pocos minutos están usando palitos como cigarrillos y algo que puedan encontrar que simule una bebida. Ellas son muy malas en sus pequeñas mentes. Se sentaran con las piernas cruzadas para dejar expuestas tanto de sus piernas como sea posible, y echarán bocanadas de humo y beberán con el mayor regocijo. Dejen después a estas mismas niñas tener acceso a los vestidos de casa y delantales de sus madres y ellas empezarán a hacer pasteles de lodo y a jugar a la casita.[26]

Debemos enseñarles a nuestros hijos como vestirse. Debemos enseñarles a nuestras hijas que ser hermosas es un regalo de Dios, pero que ser vulgares es destrucción. A una muchacha se le debe enseñar que el cuerpo debe ser vestido tan hermosamente como sea posible, pero ella no debe acentuar las partes que tentarían a un hombre más allá de su auto-control.[27]

Todo hombre debe vestirse a sí mismo de tal manera en que haga que sus hijos e hijas estén orgullosos de él. Un hombre

---

26. Denmark, *Every Child Should Have a Chance* (*Cada Niño Debe Tener una Oportunidad*), 84.

27. Denmark, *Every Child Should Have a Chance*, 88.

bien vestido siempre es guapo ¡pero ver a un padre yendo alrededor con su cuerpo desnudo de la cintura para arriba, no es una vista hermosa! [28]

Nuestros hijos mayores estaban emocionados cuando John nació. Después de tres hermanas, un pequeño hermano travieso llegó finalmente.

Esther quería jugar con él, también. De hecho, en sus ojos era un gran muñeco. A ella le encantaba organizar eventos y era conveniente disponer de él porque el pequeño John era el único dispuesto a participar en sus juegos y bodas simuladas.

Los hermanos mayores vinieron a casa un día para descubrir a John participando en una de las bodas de Esther. El pequeño novio estaba parado obedientemente junto a una novia de cabello dorado que le doblaba su estatura (Susanna). Los muchachos estaban horrorizados. Esther señaló que después de todo John era el novio, pero eso no los apaciguó. "Él es un niño, y está a jugando a vestirse con un disfraz. Tú no puedes hacer eso— ¡estás tratando de feminizarlo!"

Distinciones de Géneros

Cuando los padres ignoran las distinciones de géneros y funciones creadas por Dios, sufre toda la raza humana, especialmente los niños pequeños. Anticoncepción, aborto, infanticidio, homosexualidad y otras formas de negligencia y abuso infantil son tan a menudo los frutos de ignorar las distinciones, funciones, y responsabilidades de género que Dio creó. Los adultos se obsesionan con sus propias necesidades, placeres y aspiraciones. No pueden quitar la mirada de sí mismos lo suficientemente como para "darle a su hijo una oportunidad." Hacemos eco a la observación de la Dra. Denmark de que "los niños son las criaturas más tristes, más descuidadas de la tierra en estos días."

No es el objetivo de este capítulo el explorar plenamente las implicaciones de esas distinciones dadas por Dios; hay muchos otros libros disponibles que desafían al lector sobre este tema. Sin embargo, animo a mis lectores a reconocer lo obvio: hombres y mujeres son

---

28. Denmark, 90.

creados diferentes. ¿Cuáles son las implicaciones de este hecho y qué papeles desempeñan en la crianza de los hijos? De nuevo, consideren las Escrituras para su dirección y no ignoren la sabiduría de las generaciones más adultas y a veces más sabias.

Un día mi padre llegó a casa con dos entradas para un espectáculo por la noche en una carpa. Él no le pidió a mi madre que lo acompañara, porque las mujeres en esos días (especialmente aquellas con niños pequeños) nunca habrían pensado en salir de su casa por la noche. Así que yo fui con mi Papá porque sólo tenía diez años y no era lo suficientemente grande como para ser desacreditada al ir con mi padre a una actuación de ese tipo.

Después de un programa muy dramático llamado "Diez Noches en un Bar" [argumentando que hay esclavitud en el alcohol] el escenario fue despejado, las linternas fueron encendidas más, y salió una señora alta, pomposa vestida con una falda de gasa y seda negra encima de una enagua de tafeta. Llevaba una blusa blanca con cuello alto, un reloj en un hombro y anteojos en el otro. ¡Realmente se veía importante, una mujer dando un discurso en esa tienda llena de hombres!

La mujer estaba hablando a favor del sufragio. Ella insistía en que si las mujeres podían votar, ellas limpiarían la política, detendrían la embriaguez, e impedirían que los muchachos fumaran cigarrillos. Los privilegios para que las mujeres votaran, según ella aseguraba, harían un mejor mundo para los niños. Estoy segura que esa sufragista era tan sincera como cualquier reformador que jamás haya existido.

Recuerdo estar muy impresionada por la oradora. El sufragio de la mujer me parecía una buena idea. Como niña, yo asumía que la mayoría de las mujeres eran maravillosas como mi madre. Seguramente mujeres como mi madre cambiarían el mundo si se les diera una oportunidad.

En esos días, la mayoría de los hombres respetaban a las mujeres. Inclinaban sus sombreros ante una mujer, le ayudaban a entrar y salir de un carro, abrían y cerraban puertas para ella y se ponían de pie si alguna entraba a un cuarto. No fumaban, no contaban historias subidas de color, ni usaban lenguaje ofensivo en su presencia. La mayoría de las mujeres no estaban en lugares de trabajo, pero eran reinas en sus casas — reinas en su supuesta esclavitud y estaban a cargo del país sin darse cuenta.[29]

Ahora, las mujeres están votando y están en el lugar de trabajo. Están compitiendo con hombres en todas las esferas de la sociedad. De hecho, las mujeres "emancipadas" están bebiendo, fumando y maldiciendo, igual o mejor que los hombres.

El espectáculo de carpa y la plática sufragista sucedió hace más de un siglo. Me pregunto qué diría esa sufragista si ella viera como era nuestro mundo 60 años [ahora 94 años] después que las mujeres ganaron el derecho al voto. ¿Qué pensaría ella si hoy ella fuera una pediatra y viera a todos los niños abandonados que yo he visto?.... ¿Ha traído nuestra emancipación al hombre a un nivel más alto de una vida correcta y de mejor salud, o han bajado los estándares de la mujer y ha perdido todo por lo que ella peleaba? ¿Han usado las mujeres esta gran bendición de "libertad" para darle a los niños una mejor oportunidad de salud y felicidad, o hemos matado a la gallina que ponía los huevos de oro?

Límites

Un niño necesita límites en su área de juego y en su comportamiento. Así como una cerca en el patio trasero proporciona seguridad física, así mismo los límites en la conducta traen seguridad emocional. Los niños se confunden y se frustran cuando se les permite hacer una cosa un día y el día siguiente no se les permite. Depende de los padres (con la dirección de Dios) el establecer límites y hacerlas cumplir consistentemente. Las expectativas deben ser dadas a conocer tanto como las sanciones por infringir una regla.

29. Denmark, *Every Child Should Have a Chance*, 207.

¿Quiere usted que su niño recoja su ropa después de bañarse? A él se le debe requerir que lo haga hasta que el hábito esté firmemente establecido. Si él no hace esto, serán necesarias sanciones razonables. ¿Quiere que él les hable respetuosamente a los adultos? Enséñele específicamente lo que eso significa e insista en que él cumpla.

Cualquier cosa que usted empiece con los pequeños debe seguir manteniéndola. Realice una acción tres veces, y ellos estarán esperando que sea repetida. "Consistencia" debe estar escrito en todas las paredes de su hogar.

Durante la última parte del siglo IX D.C., los piratas plantean una terrible amenaza a pueblos costeros ingleses. En cualquier momento, vikingos crueles o piratas sarracenos podrían descender en una aldea pobre y desprotegida, asesinado, saqueando y destruyendo.[30] Algunos de los piratas esperaban hasta el anochecer, allegándose sigilosamente hasta los hogares y robándose a los niños mientras que los padres dormían — ¡qué analogía!

Estos niños eran vendidos como esclavos, y vivían vidas de esclavitud, para nunca volver a sus amados hogares. La amenaza de los piratas y la pérdida de hijos amados motivaron a los padres a unirse y construir castillos y murallas en las aldeas para proteger a sus familias.[31]

He comparado esas murallas de las aldeas a las reglas familiares establecidas en nuestro hogar. En última instancia, sólo Dios puede proteger a nuestros hijos, pero Él con mayor frecuencia utiliza a los padres y los límites que ellos establecen para hacer esto. A medida que los niños crecen, estos límites toman la forma de reglamentos familiares tales como la hora límite de llegar a casa, códigos de vestuario, estándares de entretenimiento, privilegios de conducir, etc. Diseñamos nuestros reglamentos familiares de las leyes morales de las

---

30. Joseph and Francis Gies, *Life in a Medieval Castle* (New York, NY: Harper and Row, 1974), 12.

31. Geoffrey Botkin, *Father to Son* (The Western Conservatory of the Arts and Sciences DVD, 2008).

Escrituras.[32] Las leyes morales no son negociables; las reglas familiares pueden variar de hogar a hogar. Sin embargo, los padres sabios basarán sus reglamentos en la sabiduría de las normas Biblicas.

Los siguientes son algunos de los "límites" de la familia Bowman. Los estoy revelando para alentar a mis lectores a establecer sus propios.

Regla:
Todos los miembros de la familia participan en los devocionales familiares.

Propósito:
Para desarrollar el conocimiento de las Escrituras y el amor por Cristo

Mandamientos Fundamentales:
Primero y Segundo Mandamientos

Regla:
Eufemismos en lugar de palabras soeces y bromas de las Escrituras están prohibidos.

Propósito:
Promover el respeto a Dios y a su Palabra

Mandamiento Fundamental:
Tercer Mandamiento

Regla:
Los privilegios de correo electrónico (email) empiezan a los 14 años con límite de tiempo.

Propósito:
Para desalentar la pereza y el chisme y fomentar buenos hábitos de trabajo

Mandamiento Fundamental:
Cuarto Mandamiento

---

32. Éxodo 20

Regla:
Los privilegios de conducir comienzan a los 18 años. (Sólo entonces nuestros hijos reciben un teléfono celular básico sin acceso al internet.)

Propósito:
Para preservar la seguridad de la persona y la propiedad

Mandamientos Fundamentales:
Sexto y Octavo Mandamientos

Regla:
A las hijas no se les permite viajar en un auto solas con cualquier hombre a menos que tengamos confianza de su carácter, conozcamos bien a su familia, y no hay alguna atracción mutua en particular.

Propósito:
Garantizar la seguridad y proteger la pureza

Mandamientos Fundamentales:
Sexto y Séptimo Mandamientos

Tenga cuidado al establecer las reglas familiares. No mire a las revistas de paternidad o las normas que prevalecen para su guía. En lugar de eso, ore por ayuda, vea la Palabra de Dios, sea considerada y consulte con otros que han tenido éxito en la crianza de los niños. El establecer reglamentos puede ser especialmente difícil porque las mamás y papás hoy están contendiendo con un territorio inexplorado. Nuestros padres no contendieron con los desafíos de Internet, videojuegos, teléfonos celulares, proliferante pornografía, y cosas similares. Los padres no deben permitirse ser ingenuos o demasiado indulgentes. (La mayoría de los padres modernos caben en esta descripción). Ni tampoco deben establecer límites que sean tan restrictivos que no haya lugar para que los niños se desarrollen. Debe mantenerse un equilibrio saludable.

Cuando los hijos son pequeños, deben cumplir con nuestras reglas sin discusión. A medida que crecen, es importante que ellos aprendan el propósito que respalda las reglas familiares y las razones por las cuales esperamos ciertos comportamientos. Los límites están ahí para protegerlos hasta que tengan sabiduría y madurez para mantener códigos personales de conducta.

Muchos padres asumen erróneamente que cuando un muchacho cumple los 18 años, automáticamente alcanzan la edad de "no responsabilidad". Las normas culturales alientan a los padres para liberar a sus hijos de 18 años de edad a una completa independencia social y moral y de cualquier responsabilidad familiar. En verdad, convertirse en un adulto legalmente no libera a un joven adulto de una obligación dada por Dios al quinto mandamiento.[33]

Ciertamente, su relación cambia. Mientras que los niños crecen, el papel de usted en la vida de ellos gradualmente cambia. Una vez usted era una reina; ahora usted es un entrenador. Esto no quiere decir que todas las reglas familiares se deben tirar por la ventana, pero esto sí significa que los jóvenes adultos necesitan espacio para hacer algunas decisiones, errores, y transiciones a la plena adultez. El guiar a los hijos hacia la edad adulta requiere gran cuidado y constante oración.

La adolescencia puede ser el período más miserable de la vida de uno. Los cambios corporales ocurren tan rápido que es difícil mantenerse al día con ellos, y un adolescente lucha con la identidad — no es ni niño ni adulto. A esa edad, los padres deben cambiar su acercamiento, pero no sus estándares de lo bueno y lo malo. Si los hijos ven que los padres relajan sus normas, ellos pierden el respeto por los padres. "No hagan o digan algo de lo que se arrepentirán más tarde," les digo a la gente joven.

"Una vez que usted ha hecho o dicho algo, usted no puede deshacerlo. Dios puede perdonar, pero usted no puede olvidar."

Animo a una persona joven a poner una nota en su espejo que dice algo como esto: "Mientras yo viva en la casa de mis padres, duerma en su cama y coma sus alimentos, obedeceré

---

33. Éxodo 20:12

sus reglas. Algún día tendré un hijo o hija mío, y yo querré que obedezca mis reglas."

TLC (Cuidado Tierno y Amoroso)

Ser madre es un arte que requiere de gran sensibilidad, perseverancia, y sabiduría. Hay muchos equilibrios que mantener mientras que una madre cría su hijo. La vida y rutina de la familia no deben girar alrededor de los deseos del niño, o crecerá siendo un tirano y rara vez estará contento. Él tal vez nunca se ajuste completamente a la realidad de que él no es el centro del universo. Existen muchas maneras simples para edificar seguridad personal sin criar un tirano.

Tome el siguiente inventario: ¿Estoy yo estableciendo contacto visual con mi niño? ¿Estoy escuchando cuidadosamente a sus palabras? ¿Tomo tiempo para contestar preguntas cuidadosamente (no necesariamente cada pregunta)? ¿Examino su trabajo en serio? ¿Comparto en la alegría de sus logros y simpatizo con sus penas? ¿Le alabo cuando es bueno? ¿Soy rápida para dar afecto físico y aliento?

Deténgase ocasionalmente y haga algo divertido con su hijo, aun cuando sea algo muy sencillo. Recuerdo con cariño la vez que mi abuela remendó mi vestido y me cosió un botón. Juntas revisamos su costurero para buscar uno que fuera igual. Ella me dejó elegir. Nos tomamos nuestro tiempo, e incluso me dejó ensartar la aguja ¡qué emoción! ¡Me recuerdo de esos botones hermosos, la sonrisa de mi abuela y sus gentiles manos! Pero, especialmente recuerdo con cariño como me sentía de cómoda y amada sentada muy cerca al lado de Mamá Lois mientras que ella escuchaba mi charla y cosía para mí.

La Dra. Denmark fue un gran ejemplo de alguien que dio cuidado tierno y amoroso a pesar de un horario muy apretado. En los días de invierno generalmente ella tenía un calentador de espacio en su oficina. Después de examinar a mis hijos, ella les calentaba sus ropas en frente de este antes que yo los volviera a vestir. Este acto simple pero considerado hacía que los pequeños se sintieran especiales.

Mi tátara-tátara abuelo enfatiza cuán vital es fomentar una relación confiada con su hijo. Este tipo de relación es más fácil de ganar cuando los niños son jóvenes y sinceros, antes que barreras antinaturales se hayan desarrollado.

"Que tan fácil es en la niñez temprana el lograr la intimidad y confianza a las que me he referido. El niño busca naturalmente confiar todo a su padre. Pero permita que aunque sea el más pequeño estímulo sea dado; deje que el pequeño solo sienta que hay un corazón amoroso listo a simpatizar con él; para regocijarse con él; para resolver pacientemente sus dificultades; para soportar perdonadoramente sus equivocaciones y conducirlo bondadosamente por la mano a través de todas las perplejidades de su camino; y que con toda naturalidad, sin ninguna reserva se arroje a sí mismo en el seno que busca su confianza, y vierta allí los pensamientos y sentimientos más profundos y sagrados de su corazón."

"¡Y quién dirá qué ventaja tendrá tal padre en el entrenamiento de su hijo! Él es como el médico que ha tenido el diagnóstico completo de la enfermedad a tratar. Él es como el abogado a quien el cliente le ha dejado totalmente su caso. Él sabe cómo dirigir la mentalidad y moldear el carácter de su hijo; y al mismo tiempo, como resultado de esta intimidad amorosa, adquiere una influencia sobre él — la influencia de una mentalidad sobre otra mentalidad y de un corazón a otro corazón — los benditos resultados los cuales son incalculables."[34]

"Algunos de ustedes aún tienen sobre sus rodillas aquellos que todavía están en la tierna infancia, cuyos corazones anhelan íntima comunión con usted. Llévelos a lo íntimo de su alma, en una amorosa y confidencial comunicación. Hable con ellos libremente. Anímelos a que no le oculten nada. Déjelos ver que usted es digno de su confianza; que usted la agradece; que usted la valora como algo sagrado y que la va mantener inviolable. Deje que el alma de usted sea el receptáculo que reciba todo lo que sea

---

34. Witherspoon, *Children of the Covenant* (*Hijos del Pacto*), 200-201.

de gozo o de tristeza, en sus experiencias diarias. Sobre todo, permita que la religión sea el objeto de conversaciones frecuentes e íntimas. En su diario andar; junto al lado del fuego de una chimenea por la noche; y en la recamara, mientras que la pequeña forma se acomoda a sí misma para dormir, deje que palabras tiernas de consejo religioso sean impartidas; interrogantes acerca de verdades religiosas sean presentadas y contestadas; deje que su niño sienta y sepa todas las ansiedades urgentes de su alma para su temprana conversión a Dios. Haga esto, y el Espíritu Santo bendecirá, así como Él ha bendecido frecuentemente con palabras de amonestación tierna y confidencial para el despertar de una nueva vida en el alma de su hijo; en tanto que el circulo interno de palabras amorosas será enriquecido mil veces por la confianza amorosa que tal comunión engendrará, y tal vez usted será el instrumento de honor, en las manos de Dios, que transmitirá esa Palabra de vida, mediante la cual el alma de su hijo será salva por siempre."[35]

Nuestras calles y cárceles están llenas de personas que han crecido sin orientación de los padres. He trabajado en los barrios bajos desde 1928, y muchos de ellos dicen lo mismo: 'Cuando yo era niño, mis padres no me ayudaron, no me alimentaron. Tenían mucho dinero pero no tenían tiempo para mí.'

Nota: Evite el halago **excesivo** y la familiaridad **excesiva** con sus hijos. Un niño no debería ser alabado tan a menudo que lo anticipa y asume que cada vez que hace bien merece alabanza. Si constantemente es elogiado pero no se le exige que obedezca o que se someta a las autoridades en su vida, es probable que ese joven sea vanidoso, orgulloso, impertinente e inseguro.

---

35. Witherspoon, 205-206.

Tampoco debe un padre familiarizarse tanto con su hijo que su autoridad paternal sea socavada. En nuestra sociedad súper igualitaria, los padres tienden a tratar a sus hijos como adultos o amigos. Se supone que este tipo de relación fomentará el respeto mutuo y una mayor madurez en los niños. En lugar de eso, la familiaridad excesiva genera indiferencia a las órdenes y deseos de los padres y a menudo actitudes arrogantes y excesiva confianza.

Es importante que los padres sean humildes y admitan cuando están equivocados. Sin embargo, esa humildad no debe expresarse en una manera que fomente el menosprecio por la sabiduría o el papel del padre. La transición maternal de reina a entrenadora debe venir gradualmente mientras que el niño crece y muestra madurez, cooperación, y respeto por la autoridad. Enseñándole a los niños a usar designaciones sigue siendo una buena idea (Señor, Señora, etc...). Las designaciones son un buen recordatorio de distinciones de edad y la necesidad de respetar la autoridad.

Sueños

Los niños necesitan soñar, para que tengan algo que anhelen. Les encanta las fiestas de cumpleaños y eventos especiales. La mitad de la alegría está en la expectación. Si las fiestas de cumpleaños vinieran todos los días, se convertirían pronto en algo sin emoción. No cumpla los deseos de sus hijos al instante. Deles algo por lo que necesiten trabajar. Enséñeles a esperar y anticipar.

¿Su hija quiere un vestido nuevo? Ayúdele a coser uno. ¿Su hijo quiere un auto de juguete? Dígale que tal vez lo reciba para Navidad. Tal vez si él hace algunos trabajos adicionales en la casa, puede ganar lo suficiente para comprarlo él mismo.

Anime a sus hijos a mirar hacia el futuro con emoción. ¿Qué les gustaría lograr con sus vidas? ¿Para qué les gustaría ahorrar sus centavos? Ayúdeles a dar los primeros pasos hacia cumplimiento de esas metas.

Es deprimente mirar y observar el descenso moral y económico en nuestra cultura. No hay razón para el desánimo y la indignación, aún en nuestro pesimismo no robemos a nuestros hijos de sus esperanzas.

Los jóvenes adultos sin esperanza ni iniciativa a menudo escapan a una vida centrada en placer, se sumergen en mundos de video fantasía, adicciones, o inmoralidad. Enseñe a sus hijos a usar sus imaginaciones para el nacimiento de nuevas ideas para industria, servicio, o invención. Inspírelos con la verdad de que una vida vivida según los principios de Dios puede tener un impacto enorme en este mundo.

Los niños más felices del mundo son aquellos que tienen algo que desear, algo que los emocione. Pero si ellos consiguen todo lo que quieren al instante, no tienen ninguna emoción. La Navidad fue un gran momento para nosotros porque hemos recibido regalos que eran especiales, cosas que normalmente no conseguimos excepto una vez al año. Hubo una naranja, nueces, pasas, juguetes, tal vez una muñeca. Fue muy emocionante, pero ahora un niño es comprado un juguete nuevo con cada viaje a la tienda. ¿Dónde está la emoción? Es como... bueno, el matrimonio moderno. Si una pareja ha estado viviendo junta antes de la boda ¿cuál es el punto en una luna de miel?

Cuando tenía ocho años y fui a la escuela por primera vez, fue muy emocionante. Nuestros padres me dieron una caja de lápices y un pequeño bolso para libro. Estaba emocionada por la escuela como si fuera una nueva aventura. Los niños hoy en día han estado en instituciones desde que tenían seis semanas de edad... Ahora, no hay ningún incentivo para crear un juguete; Sólo van a la tienda y lo compran. No tienen que leer un libro — sólo encender el televisor. Ya no hay ninguna emoción para los niños.

Trabajo

Recientemente pasé dos horas tratando de quitar chicle de las camisas de vestir de mi hijo para que las pudiera usar en alguna conferencia (de alguna manera misteriosa acabó en mi secadora). ¡Wow! Mirando retrospectivamente a más de 34 años de paternidad y a 11 hijos, han habido innumerables lavado de trastes, cambio de pañales, cargas de ropa... la lista es interminable ¿Valió la pena? Puedo responder con un enfático "¡Sí!"

A través de los años he estado motivada por el conocimiento de que ese trabajo realizado *"para el Señor"*[36] siempre es provechoso. Ahora que hemos visto a nuestros hijos crecer, aprender, y convertirse en los individuos que son ellos, es aún más fácil darse cuenta de la importancia de esos esfuerzos que se han puesto en la crianza de una familia. Espero que nuestros hijos lleven con ellos ese sentido de trabajo provechoso, incluso cuando el trabajo parezca tedioso e incomprensible.

Vivimos en una sociedad orientada hacia el placer. Todo el mundo vive para el fin de semana. En realidad, demasiado juego en la vida de un pequeño puede traer apatía y descontento. Aún un niño pequeño encontrará satisfacción en trabajar duro y en un trabajo bien hecho.

Enséñeles a sus hijos a trabajar duro y ser cuidadosos en cualquier tarea que desempeñen, siendo sensibles a sus capacidades. Los quehaceres son una forma excelente para empezar el entrenamiento. El trabajo de John fue recoger los trastes. "Johnny, haz un buen trabajo para Jesús. Lleva los platos con cuidado. Asegúrate de quitarles todas las migajas—no en el suelo. Échalas en un trapo. Oye, hiciste un gran trabajo. Realmente me anima tener una mesa limpia. ¡Gracias!"

Ayude a sus hijos a que descubran sus talentos particulares y desarrollen diligentemente esos dones dados por Dios. No importa qué ocupación asegure un hombre joven, él puede tener el conocimiento de que él nunca será un fracaso cuando ha encomendado su trabajo a Cristo.

¿Por qué no nací en los barrios bajos? Tuve una abuela que sabía cómo trabajar. Ella era viuda con dos niñas pequeñas que tenía que criar por sí sola. No sólo se preocupaba por sus hijas, pero ella tendía un gran jardín de cultivo, vendía huevos, y tejía telas del algodón que ella cultivaba. Se las arregló para ahorrar cincuenta centavos a la semana para comprar terrenos que habían sido despejados a mano.

---

36. Colosenses 3:23

Finalmente, mi abuela tenía cuatrocientos acres (161 hectáreas) y una buena casa para mi madre y mi tía. Le enseñó a mi madre que era un pecado no trabajar, y un pecado no dar gracias por el trabajo; pero que hiciera cada trabajo como si ella estuviera trabajando para el Dador de todas las cosas. Fui salvada de las tragedias que les acontecen a tantos niños gracias a una abuela y a una madre que creyeron en Dios y en el trabajo.[37]

Algunos niños rompen sus juguetes en una rabieta y la mamá dirá: "Ya no llores; te compraré otro." No es probable que ese niño alguna vez cuide de algo, porque él ha aprendido que puede destruir y aun así tener — lo cual no es cierto [en la vida real]... La destrucción y extravagancia son los precursores de muchas angustias que los padres tienen que enfrentar. Para que una persona tenga éxito debe aprender el valor del dinero, cómo se gana, y como debe ser gastado.[38]

Trabajo en Equipo

Una familia debe aprender a funcionar como equipo. La escritura dice: *"Más valen dos que uno solo, pues tienen mejor remuneración por su trabajo. Porque si uno de ellos cae, el otro levantará a su compañero."*[39] Un equipo hace mucho mejor que uno solo. Si uno de sus miembros está enfermo, otros están ahí para ayudar.

Muchos de los niños de hoy ven a sus padres como facilitadores de sus propios deseos. Mamá y Papá existen para proporcionar el dinero y transporte necesario para cumplir sus deseos. En contraste a eso, vamos a entrenar a nuestros hijos a que se vean a sí mismos como parte de un esfuerzo cooperativo, trabajando para lograr metas familiares dadas por Dios. Ellos necesitan ver su responsabilidad hacia su familia, no sólo a ellos mismos. El trabajo en equipo significa trabajando juntos y tomando turnos. Los quehaceres deben ser compartidos entre todos

---

37. Denmark, *Every Child Should Have a Chance* (*Cada Niño Debe Tener una Oportunidad*), 147.

38. Denmark, 196-197.

39. Eclesiastés 4:9–10

según las capacidades. Naturalmente, los miembros mayores tienen la mayor responsabilidad, pero nadie debe ser cargado injustamente con trabajo.

Si una hermana está enferma, los otros hermanos deben tomar la carga y alegremente ayudar con sus quehaceres porque llegará su turno. ¿Tiene el hermano un evento especial que se aproxima? La hermana debe estar dispuesta a ser la niñera mientras que la madre lo lleva a comprar una camisa nueva. En lugar de estar celosos, todos deben estar orgullosos de él cuando él actúa. ¿Nació el bebé con una discapacidad física? Toda la familia debe verlo como su responsabilidad corporativa para alentar, dar terapia, y ayudar con su desafío especial.

Numerosos ejemplos ilustran ese tipo de cooperación. Lo más pronto que los padres inculquen ese concepto en sus hijos, lo mejor que será. Aun el pequeño Joseph de dos años de edad puede ayudarle a Esther de seis años de edad a poner la mesa, colocando las servilletas. Entre más pequeño entienda un niño que es parte de un esfuerzo de equipo, será menos probable que resentirá los quehaceres y responsabilidades. "¡Muchas manos dispuestas hacen el trabajo liviano y alegre!" Es un gran proverbio antiguo.

> **Nota:** Nuestra familia ha disfrutado la bendición de que los niños mayores hayan llevado a cabo un negocio con base en el hogar. Los jóvenes adultos ganando dinero pueden pagarles a sus hermanos menores para cubrir su parte en los quehaceres del hogar. ¡Este arreglo hace felices a todos!

Debemos enseñarles a nuestros hijos a guardar el día de reposo, tomar ese día para descansar el cuerpo, y para obtener fortaleza espiritual para la semana que viene. La segunda mitad de este mandamiento es tan importante como la primera mitad, si es que una persona va a estar segura...Es tan pecaminoso no trabajar seis días como lo es trabajar en el día de reposo. Si se mantuviera este mandamiento, no habría ninguna necesidad en la tierra [y nadie esperaría almuerzos gratuitos].

Los niños deben ser enseñados que todo lo que tenemos es porque alguien tuvo que trabajar por ello y que nadie les debe algo para ganarse la vida...Ellos no pueden navegar por la vida en un barco construido por alguien más, pero ellos deben crear el suyo propio. Los niños deben ser enseñados que el trabajo es realmente un regalo de Dios y es algo por lo que deben estar agradecidos, no algo que debe temerse.[40] El trabajo debe considerarse como un privilegio y un placer, no un castigo.

Ministerio

La caridad comienza en casa; ministerio entre miembros de la familia. Papá podría necesitar un masaje en la espalda después de un largo día de trabajo. ¿Está la hermana pequeña enferma? Tal vez hacerle una tarjeta para desearle una pronta recuperación o leerle una historia sería reconfortante. Mamá se ve cansada; el hermano podría ofrecerse a hacer la compra de comestibles para que ella pueda tomar un descanso (Me gusta ésta).

Los niños aprenden a servir en el hogar, ministrando a los "vecinos" quiénes son los más cercanos. Esa actitud de un corazón de siervo debe también extenderse a aquellos fuera del hogar, particularmente dentro de nuestra comunidad eclesiástica, tanto como a otros menos afortunados que nosotros, que tal vez nos necesiten. Todos tenemos una tendencia natural a ser egocéntricos y alimentar ese egocentrismo en nuestros hijos enfocándonos exclusivamente en sus necesidades y deseos.

Los ex pacientes de la Dra. Denmark tal vez recuerden un anuncio de madera ubicado en la puerta de su clínica anunciando sus horas semanales de práctica. El jueves la clínica estaba cerrada, y no porque fuera el día de descanso de la Dra. Denmark. Todos los jueves, ella ofrecía voluntariamente su tiempo en Clínica Presbiteriana Central hasta que cerraba. Por 56 años, ella trató a miles de niños cuyos padres no podían pagar alguna atención médica.

Involucre a sus hijos, especialmente los mayores, en el servicio a otros. La mayoría de las comunidades eclesiásticas ofrecen muchas oportunidades—reuniendo ropa para un alcance de crisis de

40. Denmark, *Every Child Should Have a Chance* (*Cada Niño Debe Tener una Oportunidad*), 171.

embarazos, servicio de niñera para un consejero en la calle, visitando a un anciano abandonado, ayudando a cocinar una comida o limpiando para una nueva madre, usando sus centavos para patrocinar a un niño en el extranjero, trabajando en un comedor de beneficencia, o simplemente siendo un buen oyente y amigo a una persona solitaria.

Los niños pueden ayudar a satisfacer unas necesidades muy reales, y es excelente para su crecimiento en carácter al involucrarse de esta manera. Unas cuantas palabras de precaución son necesarias: Mientras que usted ministra a otros fuera de su familia, recuerde la prioridad de proteger a sus niños de las influencias nocivas. Además, cuando los hijos son pequeños, el ministerio de afuera generalmente significa más tiempo en la calle para mamá. Tan importantes como los ministerios son, ser realista al evaluar el tiempo que estos requieren. No ponerse tan sobrecargada que los quehaceres o tareas esenciales sean descuidados. El ministerio para su hogar es vital y no debe sacrificarse por ningún período prolongado de tiempo. ¡Tal vez papá o el hermano mayor puedan ayudar con la manejada!

Tuve a la esposa de un predicador en mi oficina un día. Su bebé se veía como la ira de Dios. Ella dijo, "Quiero que usted entienda una cosa, Dra. Denmark. Mi marido es un ministro. Soy llamada para hacer muchas cosas; no tengo tiempo para este bebé."

"Mejor es que usted suba y lea mi Biblia" yo le dije. "No lee así." La mía dice, 'Empieza en Jerusalén y ve a Judea.'" Si das a luz a un hijo, no hay sacrificio demasiado grande para ese bebé.

Tal como la Dra. Denmark, yo fui bendecida con padres y abuelos trabajadores. Nunca he conocido a dos personas más resistentes, energéticas, y con un corazón para servir como Hugh y Betty Linton, mis padres. Ellos vertieron sus vidas en servicio en el campo misionero. Ambos eran gente bien educada y culta, pero nunca se retractaron de ejecutar las tareas más humildes asociadas con el plantar de iglesias y cuidando de aquellos con tuberculosis, lepra, trastornos mentales y otras enfermedades.

Mi papá era un ministro pero sus manos enormes siempre estaban callosas y manchadas de trabajo manual, y su espíritu vivificante nunca dejaba de iluminar un cuarto. Mamá, a los 87, todavía sigue sirviendo. En 2010, su hermosa casa se quemó totalmente mientras que ella estaba en un "viaje misionero". Todos los records o registros familiares cuidadosamente clasificados, artefactos, antigüedades, y tesoros fueron destruidos. Sus pocas posesiones que sobrevivieron después del fuego estaban mayormente en su maleta. Estábamos con temor por su salud mental.

"No tienen que preocuparse por mí", ella nos tranquilizó. "No saben que yo creo las cosas que les he dicho — nuestros verdaderos tesoros están en el cielo... pero voy a reconstruir. Los nietos disfrutaban tanto mi casa. Necesitan un lugar para reunirse y crear recuerdos."

Espero que yo pueda seguir el ejemplo que mis padres han establecido para mí en servir a la gente que Dios ha puesto en mi vida.

Adversidad

La primera vez que nuestra beba, Malinda, sangró fue en la orilla de la mesa para café. Ella estaba aprendiendo a pararse. Todavía recuerdo la sedosa cabecita agitándose hacia arriba y abajo mientras que se jalaba para poder pararse. Hubo una sonrisa tardía, chistosa de triunfo y entonces — ay — un resbalón y la pobre barba conectó con la inflexible madera. La dulce sonrisa desapareció repentinamente y comenzaron los sollozos. Probablemente yo estaba más angustiada que ella — ¡qué mesa tan mala!

El primer instinto de una madre es proteger a su hijo del dolor, y confortar, consolar, y proteger. Estos instintos son absolutamente esenciales para el bienestar de los niños. Sin embargo, la vida está llena de decepciones, dolores, y problemas; y los padres no pueden completamente resguardar a sus hijos. También, es a través de golpes y contusiones que un infante aprende a caminar y los niños aprenden precaución. Maduramos a través de tiempos difíciles. La madre sabia protege a su hijo del daño, pero también lo entrena para crecer a través de la adversidad y enfrentarla con valentía.

"El entrenamiento de la adversidad" comienza temprano: Susanna estaba terriblemente decepcionada—la gripe y fiebres la atacaron en la víspera de la Navidad. John, el experto en juegos de mesa, pierde tres veces seguidas en ajedrez. Leila estaba anhelando tanto el picnic, y llueve todo el fin de semana. El nuevo gatito de Christina desaparece. La calabaza de Emily plantada cuidadosamente se marchita. En el esquema de la vida, estos son problemas menores, pero parecen ser más grandes en la mente de un niño y ofrecen grandes oportunidades para el entrenamiento en adversidad.

Un niño que se desalienta fácilmente o se llena de autocompasión y amargura cuando las cosas van mal necesita que lo animen, pero también amonestación firme. Si él aprende resignación alentadora cuando un problema leve aparece, él estará mucho más preparado para manejar la verdadera tragedia cuando llegue. Si él persevera a través de obstáculos menores, será más probable que él sea fuerte cuando los obstáculos mayores aparezcan en el escenario.

El padre que ha aprendido a manejar la adversidad él mismo, por creer y actuar en las promesas de la Palabra de Dios, es el mejor maestro de su hijo en estas circunstancias. Él puede demostrar respuestas adecuadas a través de su propio ejemplo y "prácticamente enseñando y aplicando principios al nivel de comprensión del niño."[41]

Los verdaderos hijos de Dios pueden poseer una confianza profunda en que la adversidad (pequeña o grande) viene de la mano de un misericordioso Padre soberano quien puede ser confiado con nuestro presente y futuro. Cualquier adversidad que enfrentemos tiene un propósito. A Él se le puede confiar nuestra felicidad. En realidad, la verdadera felicidad no es el producto de circunstancias ideales sino "el producto de una vida vivida diariamente en la búsqueda diligente de la justicia y la gloria de Dios."[42]

Cultive la paciencia, confianza, oración, determinación, fuerza, valor, y gratitud en el huerto del corazón de su hijo. Arranque las malas hierbas de amargura, autocompasión, resentimiento, celos, ansiedad, y un espíritu fácil de derrotar.

---

41. Reverend Jerry White
42. Reverend Jerry White

Nota: Aquí está una buena cita para reflexionar de Proverbios 24:16. "El éxito no es definitivo. El fracaso no es fatal. El valor para seguir tratando es lo que cuenta."[43]

Debemos permitir que el niño cometa algunos errores y verlo fracasar. Yo recuerdo cómo mi hija de cuatro años decidió hacerse rica rápidamente. Preparó una caja en el jardín de enfrente, y puso a una maravillosa anciana cocinera a que le preparara una gran jarra de limonada, sacó unos vasos, tomó una silla y se sentó en el sol caliente esperando a que viniera alguien a comprar, pero nadie llegó. Yo seguí mirando y esperando que alguien viniera y comprara sólo un vaso, pero nadie lo hizo. Sentí el impulso de salir y comprar todo yo misma. Ella se quedó allá afuera mucho tiempo, después recogió su equipo y entró. Yo no dije una sola palabra, porque yo sabía que ella tendría muchas decepciones delante de ella y esta era una buena lección para enseñarle cómo enfrentar las grandes que vendrían... Es difícil sentarse y ver a una niña decepcionada, pero lo más temprano que los niños aprendan que no pueden tener todo lo que ellos piensan que desean, lo mejor que es. Estas lecciones pueden ser mejor enseñadas por los padres del niño.[44]

Las dificultades no vienen todas al mismo tiempo; son como las tormentas contra un roble. Cada tormenta hace que el árbol envié raíces más fuertes hacia abajo. Uno podría decir que el árbol era necio por empezar sabiendo que sería golpeado por tormentas miles de veces, pero el pequeño árbol, como el adolescente, toma los días como se presentan y crece con las dificultades. Nosotros los padres debemos ver esto en nuestros adolescentes y aconsejarles en lugar de ordenarles. Debemos darles una imagen real de lo que nosotros sentimos e hicimos a su edad; cómo han sido nuestras vidas, los escollos que encontramos, y cómo solucionamos nuestros problemas. Se

43. Ibid

44. Denmark, *Every Child Should Have a Chance* (*Cada Niño Debe Tener una Oportunidad*), 103-104.

les debe hablar como a adultos y deben aprender como los adultos maduros hablan y actúan.

Debemos mostrarles [a nuestros jóvenes adultos] que deben buscar por algo más grande que los sostenga que el apoyo de sus padres. Deben traer sus problemas a un Dios que da vida y fortaleza a todos aquellos que utilizarán y desarrollarán la vida que tienen de acuerdo con sus talentos y capacidades.[45]

Pasé muchas horas en conversación con la Dra. Denmark a través de los años. Ni siquiera una vez detecté yo en ella la más mínima mancha de amargura o queja personal. Ella siempre mantenía un aire de gratitud a Dios y a otros. Después de haber vivido más de un siglo, la Dra. Denmark indudablemente experimentó muchas angustias, pruebas, decepciones, y malestares físicos.

En mi última conversación larga con ella, ella expresó gratitud por su familia, esposo e incluso las madres de sus pacientes. "No hubiera podido ayudar a algún niño si las madres no hubieran estado dispuestas a seguir mis instrucciones. Yo hubiera podido decir todas las cosas correctas, pero alguien tenía que estar dispuesta a ir a casa y hacer las cosas correctas. He sido bendecida todos estos años en las maravillosas madres que me trajeron a sus hijos.

Cristo

El enfoque de este libro es claramente temas de salud familiar. Sin embargo, la salud física nunca podrá separarse completamente de la condición espiritual de uno delante del Creador de nuestros cuerpos. Los hábitos de salud, el tiempo, las prioridades, y las relaciones familiares son todos tremendamente importantes, pero frágil en importancia junto a nuestra necesidad de limpieza espiritual delante de un maravilloso y santo Dios.[46]

La enfermedad, el dolor, y la muerte no son entidades normales; se convirtieron en intrusos comunes cuando la verdadera culpabilidad

---

45. Denmark, *Every Child Should Have a Chance* (*Cada Niño Debe Tener una Oportunidad*), 126.

46. Salmo 51, Mateo 15:1-20, Marcos 7:1-23, Lucas 5:17-26, Hebreos 9

moral y muerte espiritual rompieron la tranquilidad del Eden.[47] Aparte de la limpieza moral y renacimiento espiritual, no hay esperanza de vida verdadera o completa sanidad, sino cierta expectación de eterna miseria y muerte. Contrariamente a lo que muchos desean y filosofan, no hay muchos caminos a Dios. Hay sólo un camino que conduce a la verdadera salvación. Esa ruta de acceso es una Persona.[48]

La Escritura nos dice de una vez cuando las madres judías traían sus hijos a Jesús para que fueran bendecidos.[49] Sus discípulos las reprendían, probablemente pensando que Él estaba demasiado ocupado con otros asuntos más importantes que ser molestado con los niños. Pero Jesús estaba indignado e intervino; Él nunca estaba demasiado ocupado para los pequeños. Jesús los tomó en sus brazos, los bendijo y dijo, *"Porque de los tales es el reino de Dios."*[50] Qué historia tan tierna y notable. Que consolación para las madres.

¿Estamos dispuestas a seguir su ejemplo y a traer a nuestros hijos a Cristo? ¿Oramos por ellos y les mostramos a la persona de Cristo como es presentado en la Biblia? ¿Y qué acerca de llevarlos a una iglesia que crea en la Biblia para que obtengan conocimiento verdadero del Salvador?

Los niños necesitan entender la vida como Dios quería que fuera, aprendiendo a verla a través del "lente" de la Escritura. Necesitan arrepentirse de sus pecados y aprender a vivir según los Diez Mandamientos. Enséñeles a estudiar la Biblia, a resolver problemas, y a encontrar respuestas de acuerdo a los principios encontrados en la Palabra de Dios.

Tan pronto como nuestros pequeños aprenden a leer, son alentados a leer la Biblia al levantarse cada mañana. Nuestra familia también estudia, discute, y memoriza la Escritura juntos después del desayuno mientras que todos todavía están sentados a la mesa. La memorización de Escrituras es seguida por la oración con cada miembro de la familia tomando turnos. Después de la cena leemos un buen libro de historias

47. Génesis 2:17, Génesis 3
48. Hechos 4:12
49. Marcos 10:13–16; Mateo 19:13–15; Lucas 18:15–17
50. Marcos 10:14

Bíblicas, a veces cantamos un himno, y cerramos nuevamente con oración. Esta simple rutina nos mantiene constante. Algunas de mis ayudas de historias Bíblicas son: *The Child's Story Bible* (*La Biblia de Historias para Niños*) por Catherine F. Vos; *Leading Little Ones to God* (*Guiando los Pequeños a Dios*) por Marían M. Schoolland; *Balancing the Sword* (*Balanceando la Espada*) por Alan B. Wolf; and *Matthew Henry's Commentary: The Child's Catechism* (*El Comentario de Matthew Henry: El Catecismo del Niño*) (para niños más pequeños); y *The Shorter Catechism* (*El Catecismo Más Corto*) (para niños mayores) son maravillosas sinopsis de las enseñanzas de la Biblia. Estudiamos y memorizamos las preguntas y respuestas.

La esencia de la maternidad es discernir las verdaderas necesidades de nuestra descendencia y dar de nosotras mismas sacrificialmente para satisfacerlas. La madre más sabia mantiene su propia salud— física y espiritual —y se allega a Dios para guía. Seguramente el que creó a sus hijos sabe lo que es más esencial para ellos.

Venga a Jesús y traiga a sus hijos a Él. Usted descubrirá vida a sus pies. Usted y los suyos aprenderán lo que verdaderamente tiene sentido...como lo hizo María de Betania hace mucho tiempo.

Recursos Recomendados para la Paternidad

La siguiente es una lista de recursos que he encontrado de ayuda al entrenar a mis hijos. Con cualquier recurso humano (incluyendo este libro) se le aconseja al lector que ejercite discernimiento. No cualquier porción de consejería debe ser aceptada a su valor nominal. En lugar de eso, un padre, en oración, debe leer y escuchar, en tanto que hace la pregunta, "¿Cumple esto con los principios de las Escrituras?

La Santa Biblia, particularmente el libro de Proverbios

Every Child Should Have a Chance (*Cada Niño Debe Tener una Oportunidad*), por la Dra. Leila Denmark

Well-Fed, Well-Rested Baby (*El Bebé Bien Alimentado-Bien Descansado*) (DVD), Windy Echols y Tammy Seagraves

The Duties of Parents (*Los Deberes de los Padres*), por John Charles Ryle

Under Loving Command (*Bajo el Mandamiento del Amor*), por Pat Fabrizio

Raising Godly Children in an Ungodly World (*Criando Hijos de Dios en un Mundo Impío*) (series de DVD), por Michael y Susan Bradrick

Hints on Child Training (*Sugerencias en el Entrenamiento del Hijo*), H. Clay Trumbull

Child Training Tips (*Consejos en el Entrenamiento del Hijo*), por Reb Bradley

To Train Up a Child (*Para Entrenar a un Hijo*), por Michael and Debi Pearl

Withhold Not Correction (*No Detenga la Corrección*), por Ray Bruce

What the Bible Says About Child Training (*Lo Que Dice la Biblia Acerca del Entrenamiento del Hijo*), por Richard Fugate

Shepherding the Heart of a Child (*Pastoreando el Corazón de un Hijo*), por Ted Tripp

Growing Kids God's Way (*Criando los Hijos en el Camino de Dios*) (Serie de 18 lecciones de discursos), por Gary Ezzo

Institute in Basic Youth Conflicts (*Instituto en Conflictos Básicos de la Juventud*) (libro de pasta dura con el curso), por Bill Gothard

The Shaping of a Christian Family (*Moldeando la Familia Cristiana*), por Elizabeth Elliot

The Family (*La Familia*), por J.R. Miller

The Family (*La Familia*), por B.M. Palmer

What is a Family? (*¿Qué es una Familia?*), por Edith Schaeffer

13

Inmunizaciones o Vacunas

Uno de los logros más grandes de la Dra. Leila Denmark fue su trabajo por un periodo de más de 11 años en la vacuna contra la tosferina. Ella recibió el Premio Fisher de 1935 por investigaciones sobresalientes en el diagnóstico, tratamiento, y vacunación de tosferina.

A la luz de la controversia moderna sobre las vacunas de rutina, la siguiente entrevista con la Dra. Denmark es especialmente relevante. Su perspectiva acerca de cómo deben ser administradas está basada en experiencia extensiva empezando con esa investigación y extendiéndose sobre sus años de práctica. Debido a la longevidad de su práctica, ella probablemente vacunó a más niños que cualquier otro doctor en el mundo hoy.

Pregunta "Dra. Denmark, uno de los logros más grandes de su vida ha sido la parte vital que usted desempeñó en el desarrollo de la vacuna contra la tosferina. Entiendo que es la misma dada rutinariamente a los bebés en vacunas de DPT (la P en DPT para pertussis que significa tosferina). ¿Nos delinearía la historia de cómo la desarrolló usted y qué la llevó a este trabajo?"

Respuesta "En 1932 vi en el Diario de la Asociación Médica Americana (Journal of the American Medical Association) tres lineas diciendo que un doctor especulaba sobre una posible vacuna contra la tosferina. Su nombre era Sauer. En aquel tiempo, yo tenía un enorme grupo de niños enfermos con eso en la Clínica para Bebés de la Iglesia Central Presbiteriana.

Había perdido a trillizos en el Hospital Grady. Tenía gemelos con inter hemorragias craneales, y un mundo de pacientes perdiendo todas sus comidas y teniendo convulsiones cada cuatro horas. Tenía que hacerse algo. En aquel tiempo oí hablar de un hombre en East Point que la había contraído y se había fracturado dos costillas y tenía hemorragia en los ojos por la tos. Yo fui a su casa y le pedí que si me daría un poco de su sangre (Yo no haría eso hoy porque eso sería "terrible"). Tomé 100 cc y la puse en una hielera. A la mañana siguiente le quité el suero e inyecté a un niño subcutáneamente con esto. Lo curó como por magia. Entonces supe que había algo que podríamos hacer.

"Una de las cosas más interesantes que descubrí en ese momento es que podría utilizar la sangre de la madre para curar a su bebé enfermo si es que ella misma había tenido tosferina. Si un bebé que estaba lactando había estado enfermo por una semana, yo tomaba 100 cc de la sangre de su madre, le quitaba el suero, y lo inyectaba subcutáneamente. La respuesta de los anticuerpos fue tan buena como cuando usé la sangre del hombre de East Point. Por supuesto que eso, también, fue terrible. Hoy tenemos miedo del SIDA. Me meterían a la cárcel. Pero comprobé mi punto... había algo que podíamos hacer para ayudar a estos niños."

"Entienda que, si un paciente ha sufrido de tosferina por las seis semanas completas, la enfermedad sigue su curso, y él es inmune por el resto de su vida. Sin embargo, si la enfermedad es curada por antibióticos o por suero, el paciente no desarrolla inmunidad permanente porque él no ha desarrollado suficientes anticuerpos. Me di cuenta de que necesitábamos una vacuna efectiva, así que le escribí a la Compañía Eli Lilly para preguntarles si harían una que yo pudiera probar...como la del Dr. Sauer. Hice cientos de vacunaciones con esta y todo tipos de exámenes de sangre para determinar el nivel de inmunidad que se desarrolló. Terminé usando una prueba de fijación del complemento para determinar la inmunidad. Les di a esos niños la vacuna que Lilly me envió. Alrededor del 25 por ciento de ellos mostraron un + 4 en la fijación del complemento. No fue suficiente, así que le pedí a Lilly que duplicara la potencia. Encontré que hicimos mucho mejor con eso. Dos veces más les pedí que la duplicaran de nuevo y encontré que el 99 por ciento de esos niños tuvieron la misma respuesta de anticuerpos que tendrían si hubieran padecido de un cuadro completo de la enfermedad. Ellos eran inmunes. Pero yo no hice la investigación sola—Eli Lilly Cutter, Departamento de Salud Pública de Emory, y muchas otras personas ayudaron.

"Por muchos años continué tomando suero de mis niños vacunados y mandándolo a las dos compañías farmacéuticas para probar la inmunidad. Luego encontré un procedimiento muy interesante llamado prueba de aglutinación. Tomé una gota de sangre del dedo de un niño y la puse con el antígeno. En un minuto podía determinar si las vacunas habían efectivamente inmunizado al niño."

P. "¿No usaba esta misma prueba hasta hace unos años? Creo que le hizo la prueba a mi hija mayor después de sus vacunas DPTs."

R. "Eso es correcto. Pero Lilly dejó de hacer la vacuna, y no pude obtener el antígeno. Cutter me hizo algunas, pero no funcionaron. Así que hace algunos años, dejé de examinar a mis pacientes para una respuesta de anticuerpos."

P. "¿Hizo investigaciones acerca de cuándo la vacuna debe ser administrada?"

R. "Sí, y me enteré de algo que era fundamental. Empecé por vacunar a una madre embarazada, pensando que podría inmunizar al bebé dentro de ella. La respuesta de anticuerpos no fue buena. Después del nacimiento, cuando el bebé era de un mes de edad, le di una vacuna, pero no funcionó; a los dos meses no funcionó y así sucesivamente. Empecé a tener una respuesta maravillosa por el quinto mes. Descubrí que hasta entonces el sistema inmunológico del niño no está lo suficientemente maduro como para responder de manera eficaz."

P. "Algunos ahora dicen que la vacuna contra la tosferina puede causar peligrosas reacciones como la encefalitis, ataques, convulsiones, fiebres de hasta 106ºF (41.1ºC), y problemas respiratorios. Incluso la acusan de causar el Síndrome de Muerte Infantil Súbita (SIDS por sus siglas en inglés o muerte en la cuna). ¿Cómo se siente usted sobre esas acusaciones?"

R. "¡Son grandes mentiras! La he estado usando desde 1932 sin atención a tal propaganda. Siempre hay alguien que está destruyendo lo que estamos tratando de hacer."

P. "¿Así que usted piensa que la vacuna DPT es tan buena ahora como era años atrás?"

R. "Eso es correcto, pero si se da demasiado temprano, no hace ningún bien. A veces se la dan a niños enfermos y luego culpan a la vacuna por la enfermedad. Yo siempre la doy en el músculo deltoides, no en la grasa de la pierna.

"Recuerdo que hice investigaciones en McDonough, Georgia. Un niño había tenido las vacunas y se rumoraba que estaba paralizado por ellas. Yo tuve que investigar y le pregunté a la madre, '¿Qué edad tenía el bebé cuando pudo sostener su cabeza?' Él nunca pudo. '¿Qué edad tenía cuando se pudo voltear en la cama?' Nunca pudo. Ellos habían culpado a la vacuna por su inmovilidad, sin darse cuenta de que él tenía miotonía congénita. Hay muchos casos como ese. Si ellos realmente estudiaran esto, ellos sabrían que no hay nada malo con la vacuna.

"Yo podría enviar a un niño al hospital para que le sacaran sus amígdalas, y a la mañana siguiente se puede despertar con una temperatura de 106 grados F (41.1 grados C) y desarrollar sarampión. Algunos dirían, 'Nunca extraigan amígdalas porque las amigdalotomías causan sarampión.' Durante una epidemia de polio, un médico en Cincinnati le extrajo las amígdalas a un bebé. A la mañana siguiente el bebé estaba paralizado. Algunos dijeron, 'Nunca extraigan las amígdalas; la amigdalotomía paralizó al niño.' El niño ya tenía la polio, pero nadie lo sabía. Es muy fácil culpar a las vacunas por una enfermedad concurrente. Cómo me gustaría que la gente que dice estas cosas pudiera regresar y ver cómo eran las cosas antes. Las vacunas son la mejor cosa que le ha pasado a los niños."

P. "Acerca del Síndrome de Muerte Infantil Súbita. Se habla mucho hoy acerca de SIDS. ¿Diría usted algunas palabras acerca de esto?"

R. "He estado practicando la medicina durante casi 70 años, y nunca he tenido un bebé con SIDS, porque insisto en que las madres pongan a sus bebés sobre sus estómagos y las instruí de cómo hacer las camas de sus bebés correctamente (vea las páginas 19-22).

"Hay muchas cosas que pueden causar que un bebé muera. Un bebé con meningitis puede morir durante el sueño. Pero no creo que un bebé pueda sufrir lo que llamamos SIDS a menos que sea colocado sobre su espalda. Sé que tengo razón. Un bebé en su espalda está en constante peligro de asfixia con su propio vomito. El niño puede eructar un buche de leche y al respirar llevarlo a sus pulmones, asfixiándose a sí mismo hasta a la muerte. Solamente toma una cosa pequeña para ahogar a un niño a muerte."

"Un hombre recibió una beca para estudiar SIDS e hizo mucho de su investigación en países donde los bebés duermen en pieles de cordero. Me puedo imaginar que uno podría asfixiarse si fuera colocado en el estómago con el rostro enterrado en lana gruesa. Ese investigador particular concluyó que un bebé siempre debe colocarse en su espalda o de lado. Colocar a un bebé en su espalda es potencialmente fatal. De lado tal vez no sufra SIDS, pero es incapaz de ejercitar sus músculos correctamente y conseguir que su pequeña cabeza no tenga la forma correcta. Los bebés necesitan utilizar sus cuatro extremidades y los músculos en sus cuellos. No pueden hacerlo a menos que se encuentren en sus estómagos.

"Tuve un paciente aquí, no hace mucho tiempo quien tenía cuatro meses de edad y había sido puesto en uno de esos aparatos que lo mantenían apoyado en su lado. ¡Cuatro meses de edad y él no podía erguir su cabeza porque nunca había utilizado los músculos de su cuello! Su brazo derecho estaba débil y el lado de su cabeza era muy plano."

"Un bebé sobre su estómago se siente seguro. Escupe hacia la sabana de su cuna sin peligro, puede ejercitar sus músculos bien, y desarrolla una cabeza bien formada. Esto es muy importante."

P. "¿Cuál es la peor reacción posible que pude tener un paciente con la DPT?"

R. "Cuatro horas más tarde, puede haber un poco de fiebre que dure por 12 horas, pero nada más allá de eso. La aspirina se encarga de ello. Acostumbrábamos dar la de la tosferina por separado. Nunca causó fiebre, pero daba una poca por la difteria y tétanos. Así que la fiebre venia por estos, y no por la tosferina."

P. "Con la tosferina real, no da fiebre generalmente."

R. "No, a menos que haya una infección secundaria."

P. "Pero con difteria y tétanos (las enfermedades), sí da fiebre."

R. "¡Claro que sí da!"

P. "¿Ha contraído tosferina alguno de sus pacientes totalmente inoculados?"

R. Nunca. Si es vacunado correctamente, nunca la tendrá y no creo que se necesite más de esas tres vacunas de DPT. Algunos de mis ex pacientes fueron vacunados hace 62 años y nunca la adquirieron. Mi propia hija, Mary, es un ejemplo."

P. "¿Qué pasa si un niño recibe una sola dosis de la DPT?"

R. "Toma tres vacunas DPT para estar completamente inmunizados. Creo que usé las vacunas separadamente por aproximadamente 11 años, y luego el Dr. Kendrick juntó la vacuna DPT. Lo hice separándolas como por una semana en ese entonces, pero usted puede concebir darlas una vez al año hasta que la serie esté terminada. Por otro lado, yo creo que usted pude darlas una vez al día y eso no dañaría al paciente. Son normalmente dadas separadas por un mes."

P. "Muchas personas están preocupadas por dar una vacuna triple porque el sistema inmunológico del niño necesita luchar contra tres toxinas simultáneamente en lugar de individualmente."

R. "¡Ay, eso es ridículo! Algunos dicen que no debe comer proteínas y almidones en el mismo día. Así que un día usted come la carne y verduras el próximo. Pero el estómago tiene todo tipo de enzimas y jugos gástricos para digerir cualquier cosa todo el tiempo. El cuerpo puede incurrir en tres enfermedades al mismo tiempo y sanarse a sí mismo de ellas simultáneamente, así que podemos también manejar tres vacunas a la vez."

P. "Según fuentes contra la vacuna, los efectos son potencialmente más graves que la misma enfermedad. Ellos afirman que las vacunas pueden estar contaminadas con virus de animales. Algunos señalan que la composición química de las vacunas es diferente y por lo tanto potencialmente más peligrosa que la enfermedad real. Algunos investigadores afirman que al inyectarlas directamente al cuerpo descontrolan el sistema inmunológico y evitan que responda eficazmente."

R. "Bueno, yo pienso que esos investigadores deberían volver alrededor de 1932 o 1933 y ver cómo eran las cosas en ese entonces. En ese tiempo, yo tenía 75 casos de tosferina en la Clínica Presbiteriana Central. Estábamos teniendo difteria, tétanos y polio, también. Ninguna de esas enfermedades disminuyendo por sí mismas, pero ahora tenemos vacunas que impiden que estas ocurran."

P. "¿Cómo les respondería a quienes insisten en que un porcentaje significativo de los casos fueron en realidad causados por las vacunas?"

R. "Ho, eso es una farsa."

P. "¿Si ahora los casos son raros, por qué molestarse en inocular?"

R. "Son raros porque la mayoría de los niños, excepto algunos de los muy pobres, reciben la vacuna. Tuve una familia que no creía en ella hasta que sucedió que al padre le dio tosferina. Él estuvo terriblemente enfermo. Su bebé de cinco meses de edad, la contrajo también y probablemente habría muerto sin la eritromicina. Si usted hablara hoy con el padre, él le diría que la tosferina todavía es mala. Él se ha vuelto un convertido que cree en la vacuna."

P. "Si la gente deja de tenerla, la enfermedad se incrementaría de nuevo. ¿Es esto así?"

R. "Estaríamos de nuevo a donde empezamos, ¡sí! Creemos que hemos eliminado completamente la viruela porque se ha usado la vacuna en todos los países, así que ya no hay más en rededor. Ni siquiera ha estado disponible alguna vacuna por siete años. Si alguien viniera a Estados Unidos con viruela, mucha gente la contraería, pero ellos no morirían como solía suceder porque tenemos antibióticos. La gente no necesita padecer de infecciones secundarias. Para la tosferina, tenemos cloromicetina o eritromicina. Ambos pueden curarla."

P. "He oído que no ha habido ningún caso reciente de viruela. ¿Es verdad?"

R. "Sí, y no creo que ahora tenemos sarampión tampoco."

P. "Pero usted está diciendo que hay suficientes casos de DPT para que tengamos que mantener la vacunación."

R. "Seguro. El gobierno ha proporcionado vacunas durante años, pero hay mucha gente pobre que no pueden conseguirlas. Algunas personas simplemente no se preocupan. Todavía estamos encontrando esas enfermedades, especialmente en los barrios bajos.

P. "¿Piensa usted que la mayoría de las madres y quizás los doctores de mi generación realmente entienden el horror de tales enfermedades?"

R. "Ho, no, no lo creo en absoluto. No han visto a niños pequeños tosiendo por seis semanas, teniendo convulsiones cada cuatro horas, vomitando con cada tos, incapaces de retener líquidos. ¡Las terribles cosas por las que tenían que pasar! Estaban ahogándose hasta la muerte, y usted golpeaba sus espaldas tratando de que respiraran de nuevo. Un niño con difteria no puede respirar en absoluto. Uno tiene que ponerle un tubo en el cuello. Un niño con polio no puede caminar. Dicen que la guerra es un infierno, pero yo no puedo comprender plenamente el horror de la guerra porque nunca he estado en una. Si la gente tuviera que experimentar estas terribles enfermedades, tendrían una opinión totalmente diferente."

P. "¿Hay diferencia entre la eficacia de la vacuna de polio con virus muerto y la de la versión de virus vivo (oral)?"

R. "No veo ninguna."

P. "¿Qué tal la vacuna MMR (sarampión, paperas y rubéola)? ¿Es importante?"

R. "¡Mucho! Yo sé que la parte de sarampión funciona, pero no estoy tan segura acerca de las otras dos. He tenido pacientes vacunados que desarrollaron ambas, pero no sarampión."

P. "Hay investigadores que afirman que el incurrir en esas enfermedades infantiles en realidad fortalece el sistema inmunológico de los niños. ¿Está usted de acuerdo?"

R. "Uno si se vuelve inmune al padecerlas, pero pueden deteriorar la salud. La vacuna es tan fortalecedora al sistema inmunológico como lo es el padecer la enfermedad, pero sin sufrimientos. Las enfermedades le causan muchas cosas malas al cuerpo que las vacunas no causan—es una manera tan simple y sencilla para evitar la enfermedad."

P. "¿Qué tal las vacunas contra la gripe?"

R. "Yo pienso que toda la gripe es causada por Influenza H, un organismo definido. En 1940, tuve a alguien que me hizo una vacuna con organismos de Influenza H, pero yo no la usaba como lo hacemos hoy. Empecé con un décimo de un cc y aumentaba un décimo con cada visita hasta 12 vacunas, pero a los niños todavía les daba la gripe. Tengo cien años, y supongo que la he tenido cientos de veces. Si usted no puede inmunizarse al tener la enfermedad, es imposible hacer una vacuna eficaz. Uno tampoco puede inmunizar contra estreptococos o estafilococos."

P. ¿Piensa usted que al tener la vacuna cada año puede inmunizarla por ese año en particular?"

R. "No, no creo que haga nada. Usted puede tener la gripe tres veces en un invierno. No creo que uno pueda inmunizarse contra la Influenza H como tampoco lo puede contra estreptococos, o estafilococos, o pneumcoccus que causa la neumonía."

P. "¿Qué opina usted de las nuevas vacunas tales como la HIb para la meningitis espinal y Hepatitis B ahora administradas en los hospitales a los recién nacidos?"

R. "La HIb es similar a la vacuna de la gripe; no creo que funcione. Usé la vacuna de la gripe por años, y no parecía hacer ningún bien. Pero no voy a criticar la vacuna de nadie por la sencilla razón que cuando estaba investigando la mía, yo sabía que tenía que encontrar una forma de probarla. Y esta gente tiene que probarla. Ahora, nunca he tenido un caso de Hepatitis en mi práctica. No creo que la vacuna afecte, pero no sé si ayuda. Ese es el punto."

"Las vacunas y alimentos para bebés son las mejores cosas que han ocurrido en esta tierra para los pequeños."

Esta entrevista particular fue conducida por el autor a principios de los años 1990. La fecha exacta no fue registrada. Para mayor información sobre vacunas vea páginas 43-46.

14

Tiempo de Historias

En el vestíbulo de la oficina de la Dra. Denmark había una exhibición con una cantidad de fotos de sus pacientes. Debían de haber habido cientos de caritas sonrientes representando sólo una fracción de las vidas que la Dra. Denmark tocó durante sus setenta y cinco años de práctica. Me encantaba ver las fotos: querubines cachetones, bailarinas chimuelas; una foto navideña de los estudios fotográficos de Olan Mills con Junior vestido con su chaleco rojo. Si uno miraba muy de cerca, uno podría encontrar uno o dos miembros de la familia Bowman.

A menudo pienso que cada foto representa una historia del impacto que tiene un doctor devoto en la vida de una familia. Cada historia es un minúsculo hilo en un hermoso tapiz de la vida de alguno sirviendo a otros. He escuchado muchas de ellas y quiero compartir algunas con ustedes.

Generaciones

Tal vez la Dra. Denmark nunca sepa cuánto significa ella para mí y para mi familia. Antes de que yo hubiera tenido un hijo, la abuela de mi esposo habló de la maravillosa doctora a quien le había llevado sus tres hijos. Mi suegra a su vez había llevado a sus hijos allí. Ambas mencionaron cómo ella hizo de la crianza de los hijos y del cuidado del hogar algo tan natural, que magnifica persona es ella, y cómo el conocerla ha enriquecido sus vidas. Por supuesto, fue la Dra. Denmark.

245

Cuando mi propia hija nació lo natural hubiera sido hacer lo mismo, pero yo no era lo suficientemente inteligente como para seguir sus consejos inmediatamente. Seleccioné a un doctor más cercano a casa, pensando que todos los pediatras eran iguales. Virginia fue una bebé hermosa y saludable, y antes de que ella naciera yo había decidido amamantarla. Funcionó bastante bien al principio, pero pronto empezó a estar incomoda una hora después de alimentarla. El problema empeoró hasta que ella estaba llorando constantemente. El doctor la diagnosticó con reflujo y eventualmente le recetó Zantac para dárselo después de alimentarla. Cuando ella tenía cuatro meses de edad tuvimos que ir a nuestro primer viaje fuera de la ciudad. Totalmente exasperada por su llanto toda la mañana, me preguntaba a mí misma cómo podría lidiar con esto en un carro pequeño por tres horas. Casi como una respuesta a la oración, vino el pensamiento: llévala a la Dra. Denmark. Puse a mi dulce, lastimera bebé en el carro y fui directamente a la hacedora de milagros de la que yo había escuchado tanto. Era un día ajetreado para la buena doctora, así que tuvimos que esperar un rato. Pero mis nervios se calmaron mientras que nos sentamos mirando a los niños que estaban bajo su cuidado felices y portándose bien. Yo sabía que ella tendría una respuesta para el problema de mi preciosa hija.

La Dra. Denmark hizo unas breves preguntas en tanto que examinaba a Virginia. "¿Fue ella amamantada o alimentada con botella?" Yo había dejado de producir leche y la estaba alimentando con fórmula. "¿Cuánto estaba ella tomando a la vez?" Se me había dicho que le diera seis onzas de leche en cada alimentación. "¿Qué más está recibiendo ella?" Ellos ni siquiera habían mencionado otros alimentos todavía. Ella me miró y dijo: "Esta niña está hambrienta. Ella debería estar recibiendo ocho onzas de leche y proteína, verduras, fruta y un almidón." Yo estaba horrorizada. ¡Aquí estaba yo en medio de la abundancia y mi inocente niña se moría de hambre! ¡Yo estaba avergonzada! Yo amaba a mi hija y quería lo mejor para ella, sin embargo yo ni siquiera la estaba alimentando lo suficiente. La Dra. Denmark sonrió.

"Creo que podemos salvarla,", dijo ella. Ella me sentó y me dio una lista de lo que Virginia debería comer. También me explicó cómo preparar sus comidas y mantener un horario con sentido común.

Me fui directamente a casa, tiré la costosa medicina, y la alimenté como fui instruida. Luego nos fuimos a ver a mis padres por el fin de semana. Sus orgullosos abuelos estaban asombrados de lo bien que ella comía. Su estado de ánimo estaba mejor y esa noche ella fue directamente a dormir en vez de llorar hasta la una o dos de la mañana.

Cuando se escribe esto, Virginia tiene 16 meses de edad. Desde ese día yo solo la he llevado la Dra. Denmark. Ella es feliz, va a la cama a tiempo, y duerme bien. Todo lo que me dijeron la abuela y madre de mi esposo sobre cómo criar un hijo bajo el cuidado de la Dra. Denmark resultó ser absolutamente verdad. La gente dice que yo tengo la suerte de tener una hija tan maravillosa. ¿Suerte? No lo creo. Dios nos envió a Virginia, pero nosotros estamos bendecidos por conocer a la Dra. Leila Daughtry Denmark y nos hemos beneficiado de sus vastos conocimientos y experiencia.

—Garner Denise Jacob
Alpharetta, Georgia

La Dra. Denmark siempre ha sido un ángel en mi vida. No solamente ha cuidado a mis hijos por 15 años pero también fue mi propia pediatra. Cuando por primera vez yo llevé a mis niños con ella, Brooke tenía cinco años y yo recientemente había tenido hijas gemelas. Estaba desilusionada con la profesión médica, habiendo pasado por cinco años de cobros elevados acumulados por decenas de visitas, sin mencionar las recetas. Nunca he creído en darle a mi familia medicinas por cada molestia o dolor. Yo sabía que los problemas superficiales de Brooke deberían provenir de un problema cuya raíz era más grande y yo quería encontrar cual era. Fue entonces cuando alguien me dijo que debería ir a la Dra. Denmark.

Me sorprendió el saber que ella todavía estaba activa, así que empaqué un almuerzo y unos libros con ilustraciones, y fuimos a ver un rostro amigable de mi pasado. "¡Ella no envejece!" Pensé cuando la vi. ¿Podría ser que llevara el mismo uniforme? Mis pensamientos fueron redirigidos rápidamente cuando empezó a examinar a los niños. Los gemelos fueron puestos en su notorio "potaje verde": frijoles, cereal, verduras, fruta cocinada, y plátanos, hechos puré y alimentar tres veces al día; para beber sólo agua; y absolutamente nada entre comidas.

Después era el turno de Brooke. Fue una remembranza cuando vi a mi hija subirse a la mesa alta de madera para examinar donde yo solía sentarme. Mientras que ella empezaba su examen, la Dr. Denmark conversó con Brooke de en una manera dulce y personal, sus comentarios siempre llevando una palabra positiva de aliento.

"Esta es una jovencita tan buena. No creo que yo la vendería." Brooke y yo mirábamos y escuchábamos maravilladas. Después de una revisión minuciosa, desde análisis de sangre hasta sentir la piel en su espalda y revisar de cerca su cabello, ella me miró y preguntó si alguien me había dicho que Brooke era alérgica a la leche.

"No, nunca," le dije, mientras que pensaba en toda la leche que vertí en ella todos los días.

"Déjeme decirle lo que usted ha estado pasando con esta niña," ella dijo. Como si actualmente lo estuviera experimentando, ella habló de las infecciones de oídos, rondas de antibióticos, y resfriados de cabeza que Brooke había sufrido durante los últimos cinco años.

"Ella probablemente tiene tubos en sus oídos," agregó. Todo lo que ella mencionó era una realidad. Luego ella me dijo que me sentara y empezó a indicarme todo. Con su hemoglobina en sesenta, Brooke estaba anémica. "La mayoría de los doctores no le dirán que esto no es normal, pero no lo es. La hemoglobina de todos debe estar en cien. Uno nunca estará sano si su hemoglobina está baja. Si usted hace lo que le digo, podemos conseguir que estos niños estén bien. Si no lo hace, entonces no le diga a nadie que soy su doctora," ella dijo. Puedo escuchar esas palabras como si fuera ayer. Nadie me había hablado de una manera tan firme y amorosa. Yo sabía que a ella le preocupaba genuinamente. Ella comenzó a explicar cómo funciona el sistema digestivo, hablando de su gran desagrado por la leche y culparla por la anemia entre tantos niños.

"Ni aún los animales regresan a tomar leche después de que han sido destetados," ella remarcó. "Pero los humanos lo hacen. Toma cuando menos dos semanas para sacar la leche del sistema de uno y eso incluye todos los productos lácteos. Yo debería haber estado tomando notas. Le pregunté que si ella quería que volviéramos en dos semanas. "No," dijo ella, "si hace lo que le digo, no lo necesitará. Y si no lo hace, entonces no pierda su tiempo ni el mío." Con eso supe que ella hablaba en serio. Ella realmente quería ver a mis hijos felices y sanos, y aprecié su franqueza. En el camino a casa, me acordé cómo solía decirle a mi madre que nos diera de comer guisantes o frijoles de ojo negro y repollo (col). La mejor comida en la tierra. ¡Y vaya que si mi madre obedeció! Creo que teníamos frijoles y repollo al menos una vez por semana, todo el tiempo. Mamá tampoco nos dejó comer nunca entre comidas. Bueno, funcionó para mí, así que funcionaría para mis hijos. Estábamos a punto de hacer algunos cambios de estilo de vida. La piel de Brooke se aclaró como lo hizo su congestión. Básicamente la salud de las niñas ha mejorado a tal punto que lo único que necesitan ahora es un examen anual.

—Jan Holland
Marietta, Georgia

Con Amor

¡La Dra. Denmark ha sido una increíble mentora, doctora, y amiga para toda mi familia! Mis gemelos, Preston y Jack, aparecieron en la televisión NBC con ella en 1989 cuando tenían un año de edad.

Ella me ha ayudado mucho con mi hija. Cuando Natalie era bebé, mi esposo y yo la llevamos a ver a la Dra. Denmark debido a un problema alimenticio, aunque habíamos seguido su horario desde el primer día. Nos dijo que le gustaría ver a Natalie cuando comía. Un poco después, ella vomitó por todas partes en el piso. Me apresuré a dársela a Joe para que yo que pudiera limpiar el tiradero. Bueno, la Dra. Denmark no quería oír que yo hiciera eso. Ella insistió en ponerse de rodillas y hacerlo ella misma — ¡a sus 90 años! Insistió en que yo me sentara con mi dulce pequeña. Ella me ha dicho muchas veces, "No hay en todo el mundo una imagen más bella que una bebé feliz con su mamá. No hay un amor más puro en el mundo que eso." Bueno, tal vez no. Normalmente yo no discuto con la Dra. Denmark,

¡pero el amor que ella da a todos sus pacientes y a sus familias está muy cercano a esto!

—Liz May
Watkinsville, Georgia

La Dra. Denmark es una mujer extraordinaria. Empecé a ir con ella cuando mi hija tenía tres años. Mollie tenía una infección crónica de oído y estaba programada para que le pusieran los tubos en sus oídos. Mi esposo y yo estábamos incómodos con la idea y decidimos probar la Dra. Denmark como último recurso.

"Ella tiene el tipo de oídos en los que les gusta poner los tubos ¡no los deje! Vamos a darle antibióticos sin descanso durante setenta y dos horas, y estará bien," ella dijo después de una mirada. Ella no sabía por qué estábamos allí—ella acababa de descubrir el problema durante un examen general. ¡A Mollie nunca le volvió a ocurrir esto!

No sólo es la Dra. Denmark la mejor pediatra que conozco, sino que nos ha mostrado el tipo de amor y devoción que es difícil de encontrar. En enero, 1994, la llamé con pánico porque R.J. de siete meses de edad estaba estreñido y con dolor extremo. Ella me dijo que inmediatamente me fuera al centro de emergencia de niños. En estado muy grave, mi hijo fue diagnosticado y recibió tratamiento para Hirschbrung. Ellos sugirieron que considerara cirugía para corregirlo pero que primero deberíamos intentar tratamiento médico por algunos meses. R.J. estuvo bien como por seis semanas, y luego empezó a tener problemas porque su sistema inmunológico se estaba debilitando. Tres veces en un mes tuve que llamar a la Dra. Denmark en su día de descanso. Las tres veces nos dijo que fuéramos y la viéramos en su oficina. Cuando le dije la primera vez lo que había pasado, me asombró su respuesta.

"Estoy tan aliviada de verlo," ella dijo. "Durante semanas he estado pensando y orando por un niño con esta condición, quienquiera que fuese." Ella realmente creía que R.J. iba ser capaz de superar la enfermedad si permanecíamos en el programa en el que él estaba. Hasta ahora, está trabajando bien.

Realmente creo que Dios puso a la Dra. Denmark en esta tierra, no solamente para curar a los niños y educar a los padres, sino también para alentar a las madres en el cumplimiento de su deber. Ella me reanimó y me hizo sentir que lo que estoy haciendo es el "trabajo" más grandioso que yo pudiera tener. Cuánta razón tiene ella.

—Nancy Eldredge
Lithia Springs, Georgia

Descanso

A los tres meses, mi John Matthew tenía cólicos tan tremendos que no podía dormir ni de día ni de noche. Él gritaba y vomitaba todo lo que había injerido. La Dra. Denmark lo puso en una variedad de alimentos sólidos junto con avena cocida, y él sí mantuvo esta comida. ¡Él era un bebé diferente! Después de ver a numerosos pediatras sin ayuda excepto las palabras vanas, "Él lo superara," me sentí tan aliviada. Nunca olvidaré sus palabras sabias y su gentil naturaleza.

—Nancy Pyle
Roswell, Georgia

Fue en 1988 que oí acerca de Leila Denmark por medio de un empleado de una gasolinera. Él me había preguntado que si mi bebé de dos semanas de edad en el asiento para carro a mí lado había estado durmiendo durante toda la noche. Lo miré, desconcertada, preguntándome cómo alguien podría hacer una pregunta tan loca. Como madre por primera vez estaba más allá del agotamiento. Cameron me había estado levantando innumerables veces por la noche desde que lo traje a casa. Pensé que esto era normal. ¿Cómo podría un bebé dormir toda la noche? Bueno, los nueve hijos del empleado todos lo hicieron así después de su tercera noche en casa. Él dijo que la Dra. Denmark tenía la solución.

"¿Dónde está esta mujer?" le pregunté. Él Me dio direcciones, y fui al día siguiente, llevando conmigo a una amiga embarazada. Encontramos la humilde oficina con un letrero en la puerta que decía "Cerrado los Jueves." ¡Pero yo tenía que verla! Tal vez debería volver al día siguiente... ¡pero cómo sobreviviría yo otra noche! Yo vi una casa blanca grande al lado que probablemente era de ella. Ella debe haber visto la desesperación en mi rostro cuando llamé a la puerta.

"Vamos a ver a su bebé," ella dijo. Caminamos hacia su oficina y Dios me permitió dos horas con esa sabia mujer. Cómo deseaba yo haber tenido una grabadora. Sus palabras estaban llenas de un sencillo sentido común. Parece que nos gusta complicarnos la vida, pero la Dra. Denmark habla acerca de lo que es significativo en la vida, y cuan importantes son estas pequeñas vidas. Ella es extraordinaria.

"Ponga al bebé a dormir, asegurándose de que está alimentado y cambiado y ha eructado. Entonces asegúrese de que no haya una serpiente en su cuna y déjelo: queriendo decir déjelo solo. Déjelo llorar; es bueno para él." Ingenio y sabiduría, qué combinación.

"¿Qué puedo yo hacer que sea bueno para mi embarazo?" preguntó mi amiga.

"Reír mucho," la Dra. Denmark respondió. Por una consulta de dos horas, el cobro fue de ocho dólares. Después de estar con esta dama especial, uno sabe que ella es un regalo de Dios para nuestros hijos.

—Leigh Smith Mintz
Roswell, Georgia

Antes de llevar a mi primera bebé a la Dra. Denmark yo la había estado alimentando según la demanda dejándola dormir cuando ella quería. Si ella lloraba por más de cinco minutos, la recogía para consolarla. Para cuando ella tenía tres meses de edad, mis nervios estaban hechos añicos por la falta de sueño, mi esposo se preguntaba si alguna vez tendría una comida y ropa limpia de nuevo, y me sentía desesperada. La Dra. Denmark me hizo poner a mi hija en un horario, asegurándome que no solamente estaba bien dejarla llorar pero que eso realmente era bueno para ella. El llanto ayuda limpiar la nariz y fortalece los pulmones.

Dentro de una semana, teníamos un hogar mucho más feliz. Mi bebé y yo estábamos durmiendo toda la noche. Mi visión del mundo mejoró. Yo ya no estaba "goteando" leche durante la noche. Ya pronto pude preparar comidas buenas y balanceadas para todos nosotros usando el horario de la Dra. Denmark como pauta. Era reconfortante saber que la alimentación que le daba a mi familia iba a desarrollar cuerpos saludables. Con mi bebé que en un tiempo sufrió cólicos ahora placenteramente jugando en su corral, Mamá podía ponerse al corriente con sus trabajos domésticos.

—Nora Dolberry Pitts
Dallas, Georgia

Respuestas

Soy la madre de tres niños y tres niñas y conocí a la Dra. Denmark cuando mi tercer hijo tenía diez meses de edad. Una amiga mía lo oyó un día con sibilancias y sugirió que lo viera la Dra. Denmark.

En el momento de mi primera visita en 1989, él estaba anémico y tenía infecciones en los oídos y gastrointestinales. Ella dijo que él probablemente tenía asma y que la superaría cuando tuviera de cinco a nueve años de edad, y eso fue una realidad para él. Me dijo que tirara la botella y fórmula, que lo empezara con la dieta de ella, y que le diera antibióticos cada tres horas durante setenta y dos horas (con la alarma del reloj puesta). Seguí sus instrucciones, y pronto él estaba mejor. Él también debía evitar los productos de soya. Me dijo que probara un baño caliente y le diera una aspirina bebé para sus ataques de sibilancias. Esto funcionó extremadamente bien; lo hacemos cuando alguno de los niños tiene un resfriado fuerte. Ella sugirió un deshumidificador en el sótano, no tener alfombra en su piso, no fumar en la casa y usar cloro en cualquier moho en la casa (es decir, baño, puerta de garaje, etc.). Todavía hacemos todas esas cosas hoy.

Mantuve a mis últimos tres bebés en su dieta de alimentos puré o papilla, y no han tenido problemas con alergias o asma. También bebemos agua — no jugo, leche, o refresco entre comidas. Esto los ha mantenido sin tener irritación al orinar.

Realmente amamos a la Dra. Denmark. Mis hijos dicen que es como si fueran a ver a una maravillosa abuela. Una visita en su consultorio es una experiencia espiritual grandiosa. Ella toma el tiempo para hablar acerca de la vida, la crianza de los hijos, y la sabiduría de sus muchos años con nosotros.

— Celeste Frey
Cumming, Georgia

La primera vez que conocí a la Dra. Denmark ocurrió cuando mi hija tenía nueve meses de edad. Estaba buscando un milagro para Dixie, una alternativa para no ponerle tubos en sus oídos. La idea me asustaba; parecía anormal poner objetos extraños en el cuerpo y esperar que fueran aceptados. A las cuatro semanas Dixie empezó a ser alimentada con botella porque yo ya no tenía leche tratando de alimentar a una bebé de diez libras (4.54 kg). Fue en ese entonces cuando comenzaron las infecciones — cada dos semanas estábamos en el consultorio médico cambiando las medicinas porque las anteriores no habían funcionado. A ella le daban infecciones de micosis por ellas. Según el dentista, el vomitar con violencia y las fiebres horribles causaron posteriormente que el esmalte de sus muelas se agrietara.

La niña había sufrido bastante. Ya era hora de encontrar un doctor que determinara la causa, no sólo seguir recetando medicina tras medicina. Oí de la Dra. Denmark a través de mi cuñada cuyos hijos tenían problemas con erupciones cutáneas. En nuestra primera visita ella pasó una hora con nosotros y explicó todo lo que estaba haciendo y por qué.

Fueron quitados todos los productos lácteos, jugos de fruta, y azúcar. Si me hubieran dicho que únicamente con cambiar nuestra forma de comer afectaría los oídos de un niño, yo hubiese dicho que estaban locos. Pero esto funciona; ¡de verdad que sí! En tres días teníamos a una nueva Dixie, y a ella ya nunca le han molestado las infecciones del oído de nuevo.

Ruego que el bondadoso Señor envíe a alguien para estudiar con ella y continúe lo que ella deje. ¡Gracias, Dra. Denmark, usted salvó a otro niño!

—Jannette Williams
Canton, Georgia

Cuando Todo Lo Demás Falla

La Dra. Denmark es un tesoro nacional. Tom y yo fuimos bendecidos con gemelos el 5 de abril de 1994. A la tierna edad de 42, finalmente di a luz. Por desgracia los bebés vinieron ocho semanas antes de tiempo. Thomas Justus pesó 4-1/2 libras (2.04 kg), en tanto que nuestra Alexandra Justine sólo pesó 3-1/2 libras (1.59 kilos). Alex no tuvo problemas médicos excepto por su peso y se quedó en el cuidado para bebés prematuros por un mes. Sin embargo, Thomas tuvo problemas.

Una pequeña válvula en su corazón no cerraba completamente. La teoría es que esto causaba que él no tuviera suficiente oxígeno. La maravilla del cuerpo humano maneja tal condición sustrayéndolo de órganos secundarios, así que una pulgada (2.5 cm) de su intestino delgado estuvo sin el oxígeno adecuado por un corto tiempo, provocando que su pansa se inflara. Gracias a Dios por el doctor para bebés prematuros que lo detectó a tiempo. Thomas requirió cirugía a la semana de edad para remover la parte afectada de su intestino. Sólo cuatro días después de su saludable hermana, él vino a casa con una ileostomía — los extremos del intestino quedan expuestos, y el bebé elimina el excremento en una bolsa. Después de sólo seis semanas, él había subido suficiente peso y pudo tener cirugía adicional para "reconectar". Todo salió bien, o cuando menos eso pensábamos, hasta que habíamos empacado para irnos a casa y descubrimos que Thomas había desarrollado una fístula por una puntada interna que se reventó. Una tercera cirugía estaba programada para arreglar esto. Él respondió bien, y finalmente pudimos llevarlo a casa.

Nuestro bebé ahora podía tener un movimiento intestinal normal pero desarrolló una erupción que sangraba en el área del pañal. El dulce bebé ya había soportado tanto; era horrible verlo en dolor continuo. Todos los especialistas pensaban que se quitaría. Ellos sugirieron sin entusiasmo una docena de diferentes remedios desde dejarlo sin pañal hasta diversos ungüentos. Nada de esto ayudó. Thomas estaba infeliz. Una tarde en Kroger, me topé con una enfermera de la Unidad de Cuidado Intensivo del Hospital Northside que había cuidado a nuestra hija. Yo le rogué que me diera su consejo.

"Cuando todo lo demás falla, vaya a ver a la Dra. Denmark," ella dijo inmediatamente. Siendo una terapista de la comunicación con base en el hospital, yo había oído de ella. A la mañana siguiente mi madre y yo llevamos a Thomas a verla. Ella abiertamente nos dijo que si él estaba eliminando excremento después de cada alimentación es porque él era alérgico a su fórmula (una especial de precio alto). Ella recomendó la fórmula de soya y me escribió una receta para una crema con sulfa. Sus pequeñas asentaderas estaban quemadas, pero estaría bien en cuatro días. Después de tres meses de verlo sufrir, eso era lo que necesitábamos escuchar, y ella tenía toda la razón.

También me dio un sermón acerca de estructurar mi rutina — alimentar, dormir, bañar, y básicamente disfrutar mi vida y mis bebés. Ella subrayó la necesidad de que el estómago del bebé pudiera vaciarse antes de llenarlo nuevamente y que importante es no dejarse seducir al pensar que tienen hambre sólo porque están llorando. Yo debía darles sus últimas botellas a las 10:00 p.m. y ponerlos a dormir por la noche. En ese tiempo yo estaba tan exhausta que sentía que me podía caer de espaldas cuando no lo estaba.

En el horario que ella recomendó, ambos bebés estaban durmiendo durante la noche, felices y tranquilos durante el día, y siempre saludables. ¡Y así comenzó mi nueva vida! ¡Lo que comenzó como unos pequeños prematuros repentinamente florecieron en grandes bebés gordos! A los nueve meses Thomas pesa 25 libras (11.34 kg) y está más "allá de las tablas de peso." ¡Nos reímos porque se ve como un jugador de futbol americano en miniatura! Alex pesa 20 libras (9.07 kg) y está en el porcentaje 75.

La Dra. Denmark es la abuela, doctora, y vecina que todos deberían tener. Llevamos a los niños para sus revisiones, y por diez dólares de la visita obtenemos consejería tanto como asesoramiento médico. Nos vamos sintiendo que todo está bien con el mundo debido a su actitud positiva hacia la familia, el trabajo, y el amor. Ella es divertida. Me dijo que una vaca puede criar a sus hijos mejor que lo que hago yo porque no tiene un cerebro que la confunda de la manera que le permito al mío hacerlo. Ella me dijo que piense. Ella insistió en que yo sé lo que debo de hacer y que sólo debo ir a casa y hacerlo. Eso es lo que hace a la

Dra. Denmark tan especial. Ella verdaderamente cree en la capacidad de los padres — más de lo que nosotros creemos. Al facultarnos a nosotros, ella sabe que podremos mejor cuidar a nuestros hijos. Así como ella acertadamente lo puso, ella no puede jubilarse porque tiene demasiados padres para poner en orden. Estoy agradecida por ser una de las muchas que dice, "Gracias, Dra. Denmark."

—Justine Glover
Cumming, Georgia

Danielle tenía infecciones de oído constantes. Cuando tenía dos años de edad, bromeábamos con su doctor que ella debería recibir estatus de "viajero frecuente" por todas las consultas de cincuenta dólares que hacíamos. Ella también estaba en el antibiótico más caro, Ceclor (otros cincuenta dólares cada uno) el cual no siempre funcionaba. Con una o dos infecciones por mes, era terrible para todos nosotros.

Seis meses más tarde nos mudamos a Cumming y escuchamos acerca de la Dra. Denmark. Ella nos dijo que simplemente le quitáramos la leche y que las infecciones pararían. Efectivamente, ahora tiene seis años y no ha tenido otra. Me topé con su antiguo pediatra y le relaté esto a él. Su respuesta fue, "Ella tenía dos años de edad y eso es cuando los niños tienden a dejar de padecerlas de cualquier manera." ¡Qué mente tan cerrada hacia el valor de una alimentación adecuada!

—Eric y Tiffany Moen
Suwanee, Georgia

A las 12:06 p.m. el 17 de abril de 1993, nació mi único hijo, Michael Taylor Cromer. Era un bebé saludable de ocho libras, 13 onzas (4 kg) y veinte y dos pulgadas (55.88 cm) de largo. Me dijeron las enfermeras del hospital que siempre lo acostara de lado o en su espalda. Cuando volvimos al pediatra para su revisión de dos meses, él notó una parte plana en la parte posterior de su cabeza. El pediatra me dijo que lo empezara a rotar de lado a lado y que lo trajera de regreso en un mes. Si la parte plana no recuperaba su forma, él nos enviaría a un cirujano que le reacomodaría los huesos de su cabeza que al crecer se habían pegado. No es necesario decir que quedé en un estado de shock total. No sabía qué hacer, excepto orar y llorar.

Dos amigas de la iglesia habían estado tratando de llevarme a la Dra. Denmark, pero yo estaba escéptica debido a su edad. Bueno, después de lo que ese pediatra me había dicho, yo estaba dispuesta a intentar cualquier cosa. Así que llamé a mi amiga de la iglesia y le pedí que por favor me llevara allí. La Dra. Denmark revisó a mi hijo y me dijo que estaba perfectamente sano. Naturalmente, esto me quitó un gran peso de encima. Ella me dijo que nunca permitiera que alguien hiciera algún corte en la cabeza de mi hijo. Yo debería comenzar a colocarlo en su estómago y cuando su cabeza creciera se acomodaría a si misma naturalmente. Hoy mi hijo tiene 19 meses de edad, y usted no puede ver ningún rastro de esa parte plana.

Le doy gracias a Dios por la Dra. Denmark. Nos ha ahorrado montones de dinero y lágrimas. Me hizo sentir que yo podía ser madre sin la ayuda de un doctor. ¡Yo se la recomendaría a cualquier persona!

—Jenny Cromer
Buford, Georgia

Desde Lejos

La Dra. Denmark es la persona más sabia que he conocido. ¡Ella nos dijo que cambiáramos el pañal de Nicholas con él acostado en su estómago! ¡Esto funciona! Era más fácil limpiarlo y así no éramos salpicados. Cuando él nació, en el hospital nos dijeron que lo pusiéramos a dormir de lado. Otras personas nos dijeron que lo mantuviéramos sobre su espalda. Nos pareció que el consejo de la Dra. Denmark tenía más sentido. Nos dijo que colocáramos cuatro toallas de baño de bajo de la sabana de cuna y que lo mantuviéramos sobre su estómago. Seguimos el consejo de la Dra. Denmark y nuestro hijo tuvo una cabeza bellamente formada. Nosotros nunca nos preocupamos de que él pudiera asfixiarse, porque las toallas le daban suficiente ventilación, si se dormía con su rostro hacia abajo. También tenía un gran control de su cabeza a una edad temprana porque al estar acostado sobre su estómago, esto le daba la habilidad de poder moverla de un lado a otro.

Nosotros comenzamos con un pediatra cerca de casa y veíamos a la Dra. Denmark (a una hora de distancia) de vez en vez. ¡Después de sólo unas cuantas visitas nos dimos cuenta que sus palabras de sabiduría, 65 años de experiencia, y una actitud piadosa hicieron que el largo viaje valiera la pena! ¡Ahora cuando Nicholas se enferma vamos directamente a la Dra. Denmark! Ella verdaderamente ama a los niños; y en mi opinión, es la mejor doctora del mundo. ¡La querré siempre!

—Melanie y Doris
Fayetteville, Georgia

Yo crecí en la área de Glenridge Drive cerca de donde la Dra. Denmark tenía su consultorio. Yo ahora tengo cinco niños desde un mes hasta ocho años de edad. Aunque vivimos en Dallas, TX, nunca he llevado a mis hijos a un doctor aquí. Yo regreso a Atlanta frecuentemente, y vemos a la Dra. Denmark. Estábamos en casa esta Navidad y llevamos a nuestro nuevo bebé. Después de haber alimentado a mi otros cuatro, no pensé que fuera a ser gran cosa. Él se ve como todos los demás, así que él va a ser como eran los demás. Pero a las cinco semanas de edad, él sólo pesaba ocho libras (3.63 kg),13 onzas (368 g) menos que al nacer. La Dra. Denmark me dijo que yo lo estaba matando de hambre y me dijo cómo ponerlo en un horario, primero amamantándolo y después darle la botella. Ahora tengo un bebé que duerme toda la noche y está perfectamente sano.

Yo les doy a mis hijos su educación escolar en casa y atesoro los consejos prácticos y el amor que ella da. Debido a la Dra. Denmark, Mary-Elsye de seis años de edad desea ser una doctora de bebés con su consultorio al lado del de la Dra. Denmark. En caso de que haya una pregunta, ¡ella puede correr allá y preguntarle!

Incluso la llamamos cuando fuimos a Colorado en un viaje de esquiar cuando pensamos que mi esposo estaba muy enfermo. El tratamiento de la Dra. Denmark de Leche de Magnesia funcionó de maravilla. Incluso él lo compartió con el presidente de su compañía mientras que estaban en Nueva York en un viaje de negocios. El hombre pensó que él estaba loco, pero era eso o la sala de emergencias. Eligió el tratamiento y él es ahora un creyente. Las vidas que ella ha tocado son muchas. Le doy tantas gracias a Dios por ella.

— Jan P. Winchester
Copell, Texas

Como misionera viviendo en un país extranjero, tengo un lugar muy especial en mi corazón para la Dra. Denmark y sus consejos para criar a los hijos. Yo la conocí por primera vez después del nacimiento de mi primer hijo. En ese tiempo estábamos viviendo en California, pero una amiga mía en el área de Atlanta me dijo acerca de las ideas "revolucionarias" y de los conceptos que la Dra. Denmark tenía para ofrecer en su libro. En una época de "alimentación según la demanda y viviendo libremente," sus consejos sin duda parecían algo nuevo. Nos dimos cuenta que su "plan" estaba basado en principios bíblicos y buen sentido común a la antigua. Elegimos seguir su asesoramiento, y su libro se convirtió en una valiosa fuente de información para nosotros. Viajamos dentro de los Estados Unidos por un año y medio antes de ir al campo misionero; y el libro *Cada Niño Debe Tener una Oportunidad* (*Every Child Should Have a Chance*) fue nuestra compañía constante, ayudándonos a darle a nuestra hija la oportunidad más grandiosa para aprender y crecer.

Nuestro segundo hijo nació en el extranjero, y nosotros nuevamente buscamos aliento y asesoramiento en las páginas del libro de la Dra. Denmark. Le debemos tanto a ella y alabamos a Dios que nos ha permitido el privilegio de conocer a una persona tan dedicada y amorosa. Gracias, Dra. Denmark, por su influencia en nuestras vidas y en las vidas de nuestros hijos.

—Pam Campbell
Argentina

¡Gracias a Dios!

No sólo una vez sino dos veces ha ayudado la Dra. Denmark a mi hija. La primera vez fue en 1994, cuando Danielle de cinco años de edad estaba en antibióticos e inhaladores por crup. Nosotros gastamos cientos de dólares, pero después de 11 días, ella no estaba mejorando.

Escuché que la Dra. Denmark todavía estaba ejerciendo e inmediatamente la llamé. Para decirlo suavemente, no solamente curó a mi hija en tres días, ella me dijo lo que estaba mal conmigo durante mi embarazo después de que cinco ginecólogos obstetras no pudieron diagnosticar el problema. Había estado postrada en cama con Danielle durante seis meses, y se me dijeron sólo varias cosas que estaban incorrectas. Le dije a la Dra. Denmark mis síntomas, y me dijo directamente, sin duda alguna, que yo había tenido placenta previa. Ella me cobró sólo ocho dólares—después de que ya habíamos gastado tanto dinero.

La segunda vez que ella nos bendijo fue este año cuando Danielle fue llevada de urgencia a la sala de emergencia de Scottish Rite con fiebre, erupción, crup, y vómito. Pasamos 6-1/2 horas en la sala de espera y no le permitían a ella que comiera o bebiera. Por fin llegó el pediatra por diez minutos cuando máximo para decirnos que la prueba del estreptococo fue negativa pero que iban hacer otra. Él le dio antibióticos por dos días y dijo que se comunicaría con nosotros. Bueno, Danielle seguía empeorando y finalmente después de ocho llamadas, me dijeron que la prueba otra vez fue negativa. Fui inmediatamente a la Dra. Denmark y después de sólo diez minutos descubrió que ¡Danielle tenía un caso severo de fiebre escarlatina! ¡Ella podría haber muerto! Lloré tanto durante todo el camino a casa, agradeciendo a Dios que la lleve a la Dra. Denmark justo a tiempo.

Danielle se puso bien en tres días. La Dra. Denmark es un ángel. Mi hija permanece bien, y espero que no tengamos que extraerle las amígdalas debido a que tuvo un caso tan severo de fiebre escarlatina. Ella tenía todos los síntomas. Si tan sólo la hubiera llevado a la Dra. Denmark el primer día, ella no hubiera sufrido tanto. Cuando más tarde volvimos a la Dra. Denmark para un seguimiento, ella no podía creer lo rápido que Danielle se había recuperado.

"Esto es un milagro," ella dijo. "¡Incluso no están hinchadas estas glándulas!" ¡Sólo lloré de alegría, la abrasé, y realmente le agradecí! Que Dios bendiga a esta amorosa dama quien realmente se preocupa por nuestros hijos.

—Diane Leonhardt
Marietta, Georgia

La primera vez que oí el nombre de la Dra. Denmark fue en 1980 cuando estaba esperando a mi primer hijo. Amigos que también estaban empezando sus familias la mencionaron mientras que estaban hablando de cómo escoger un pediatra. Estaba sorprendida de escuchar de esta mujer increíble, que estaba en sus ochenta y tantos años de edad en aquel tiempo, y todavía estaba ejerciendo la medicina y estaba recibiendo grandes reconocimientos de todos los que la conocían. ¡Me di cuenta que uno no sólo "conoce" a Leila Denmark, uno la "experimenta!" Estaba alentada por todos lados para seleccionar a esta sabia doctora. Pero pensando que ciertamente ella no estaría aquí por mucho tiempo más, y queriendo ser práctica, encontré un doctor más joven. Quince años más tarde, ella todavía sigue fuerte. ¡Por cierto, mi pediatra anterior dejó su práctica hace siete años para entrar en la administración del hospital!

Probablemente yo nunca hubiera conocido a la Dra. Denmark si no hubiera sido por una crisis que sacudió a nuestra familia en 1990. Fue a mediados de octubre cuando mi esposo desarrolló una tos profunda y preocupante. Fue empeorando progresivamente, pero siendo tan estoico como él es, Brent optó por no ver a un doctor y aguantarse. Un par de semanas más tarde él y su hermano partieron en un viaje de dos semanas a Alemania, donde la tos empeoró. Esa misma noche, Abigail de casi dos años comenzó con una tos seca e irritada, que no me alarmó al principio. Mientras pasaban los días, se empeoraba. Pronto ella estaba despertando a media noche con espasmos que duraban de diez a quince minutos y terminaban con intento de vómito y asfixia. Una tarde durante su siesta, mi hijo mayor bajó corriendo para decirme que Abby se estaba ahogando y se estaba poniendo morada en su cuna. Yo la encontré mientras se estaba recuperando de lo que más tarde descubrí había sido una convulsión. Inmediatamente la llevé a nuestro médico familiar, quien diagnosticó el problema como drenaje del seno nasal. Aunque no tuvo otros indicios, él recetó Tylenol con codeína para ayudarla a dormir por la noche (no es mentira). No hace falta decir que yo no estaba satisfecha, pero no sabía que más hacer. Decidiendo ir en contra del "tratamiento" de Tylenol, escogí esperar y ver cómo pasaba los siguientes días. Ella no tenía ningún otro síntoma y no parecía sentirse mal o estar en peligro inmediato. Mi esposo debía llegar a casa y podría ayudar a determinar qué hacer. La tos de ella continuó empeorando considerablemente, y después de otro episodio en medio de la noche, revisé nuestros libros de medicina para ver qué podría averiguar. Literalmente me congelé por lo que leí. Ella probablemente tenía tosferina, una enfermedad infantil especialmente peligrosa para los niños menores de dos. También teníamos un hijo recién nacido que había comenzado a toser.

Al paso de los años había escuchado sobre el trabajo de la Dra. Denmark en el desarrollo de la vacuna contra la tosferina, investigación que sin duda ha salvado a miles de niños de sus estragos. Si alguien podría reconocer la enfermedad, sería la Dra. Denmark. Llamé a su oficina y para mi sorpresa ella misma contestó su teléfono.

"¿Ella ha tenido fiebre?" preguntó ella. Ella no había tenido. Yo estaba aliviada, pensando que después de todo yo estaba equivocada.

"Bueno, probablemente ella tiene tosferina. Tráigala inmediatamente," vino la impactante respuesta.

Llegamos a su peculiar consultorio campirano, donde ella nos introdujo por la puerta trasera para no infectar a los que estaban en la sala de espera. Abby empezó a toser durante el examen. Ella comenzó a perder su aliento, se puso morada, y de repente se desvaneció. Sus ojos se pusieron en blanco y su cuerpo comenzó a convulsionarse. Yo estaba con nuestros otros seis hijos mirando impotente e implorando a la Dra. Denmark que hiciera algo. Parecieron horas antes de que ella comenzara a salir de la convulsión, característica de la tosferina. Todo el tiempo, la Dra. Denmark estaba calmada y en control, hablando con

Abby y alentándome al mismo tiempo. Rápidamente confirmó mis temores, diciendo que era un caso clásico. Ella deseaba que hubiera podido llevarla al Colegio Médico de Georgia en Augusta para enseñar a los estudiantes como se veía. Al parecer, estaban aconteciendo una gran cantidad de errores en el diagnóstico. ¡Qué bien sabía yo esto!

Después de que Abby se recuperó de la convulsión, la Dra. Denmark explicó porque había pasado tanto tiempo buscando una forma de luchar contra la tosferina. En el transcurso de una semana durante los años 40s, ella impotentemente había visto morir a tres niños en una familia de la enfermedad que cobró miles de vidas antes de los días de las vacunas y antibióticos. Estaba yo sorprendida por su historia y temía profundamente por mi pequeña niña. Después el pequeño Josiah de tres meses de edad comenzó con tos. Ella preguntó por cuánto tiempo la había tenido.

"Bueno, si logra vivir esta semana, él probablemente sobrevivirá," ella respondió casualmente, como si estuviera prediciendo una tormenta eléctrica. Estaba paralizada de terror por sus palabras, pero ella me dio una receta para un antibiótico y detalladas instrucciones de cómo administrarlo. De vuelta a casa mi mente estaba en blanco. Recuerdo haber imaginado los preparativos para enterrar a mis dos hijos más pequeños.

Llamé a mi esposo, que acababa de a llegar casa el día anterior. La palabra corrió rápidamente a través de nuestra iglesia y en nuestro círculo de amigos. Empezaron a orar y comenzaron a organizarse. Por las próximas tres semanas pasaríamos noche tras noche medicando a los hijos cada tres horas y sentándonos con ellos mientras que tosían todo su aire, poniéndose morados, y vomitando. Mientras que desesperadamente trataban de respirar, escuchamos el característico "silbido" por el cual la enfermedad recibe su nombre. Yo llamaba a la Dra. Denmark cada día con mis preguntas y temores.

"Me alegra tanto que llame. ¿Cómo está el bebé?" ella preguntaba. Qué bendición escuchar su voz tranquilizadora diciéndome que yo estaba haciendo bien con el tratamiento para ellos y que simplemente se tomaba tiempo para sacarlos de la crisis. Muchos pesimistas insistían que nuestros hijos deberían ir al hospital, tener terapia respiratoria, estar en todo tipo de medicinas, incluso que los llevara a un "verdadero" médico. Cada vez que venía una sugerencia, yo llamaba a la Dra. Denmark y en forma indirecta le preguntaba lo que ella pensaba. "Cariño, usted nuevamente está escuchando a sus amigos," era su respuesta. "Sólo siga mis instrucciones, y no se preocupe por lo que otros digan."

Durante este tiempo, el esposo de la Dra. Denmark estaba sufriendo de insuficiencia cardíaca congestiva, y ella estaba en casa cuidándolo. Habían estado casados por más de 60 años, pienso yo, y debe haber sido terrible para ella verlo deteriorarse ante sus ojos. Sin embargo, nunca, ni siquiera una vez me hizo sentir que mis frenéticas llamadas fueran algún tipo de molestia. Todo lo contrario era cierto. Su compasión estaba vertida sobre nuestra familia en medio de lo que debe haber sido la prueba más grande de su vida. Él murió justamente cuando nuestros pequeños estaban comenzando a recuperarse. Yo creo que Dios la usó para salvar las vidas de nuestros niños preciosos. Estaremos eternamente agradecidos por su forma generosa y sacrificial en la cual ella se dio a nuestra familia. Nunca habrá otra como ella.

—Laura L. George
Woodstock, Georgia

Tito 2

Paula Lewis, Wendy Ecos, y Suzanne Miller, quienes escribieron las siguientes cartas, son mentoras de Tito 2 (vea Tito 2:3-5). Su entrenamiento bajo la Dra. Denmark ha desempeñado una parte grande al habilitarlas para ser consejeras y una bendición para miles de madres jóvenes. Paula también ha tenido el tiempo y el privilegio de ver a su propia hija y a la esposa de su nieto convertidas también en "Discípulas de la Dra. Denmark." (Vea el testimonio de la hija de Paula en las páginas 278-281 y el de la esposa de su nieto en las páginas 277-278.)

Tengo recuerdos tan maravillosos de mi infancia acerca de la querida Dra. Denmark. Hubo cuatro niños en nuestra familia y cada uno fue ayudado por ella a través de diversas enfermedades. Mi hermana mayor una vez tuvo un caso grave de fiebre escarlatina, y todos tuvimos la tosferina—incluso Mamá. La Dra. Denmark clasificó la enfermedad de Mamá como "¡la tos de la enfermera!"

Mamá siempre empacaba un almuerzo cuando íbamos a la Dra. Denmark porque nunca sabíamos cuánto sería la espera. Nadie programaba citas, así que cada familia esperaba en fila. La Dra. Denmark siempre revisaba a los recién nacidos y los niños gravemente enfermos primero (por separado, por supuesto). Mamá nos permitía a los que estábamos bien mezclarnos con otros niños en la clínica.

La Dra. Denmark era la única doctora a la que íbamos y Mamá seguía sus consejos totalmente. Recuerdo que siempre preparaba un gran desayuno caliente. Nosotros rara vez estábamos enfermos y creo era porque comíamos bien. Mis hermanos y yo estamos ahora en nuestros sesentas y aún en buen estado de salud.

Cuando me convertí en madre, la Dra. Denmark tenía 63. Varios miembros de la familia y amigos insistieron en que ella era demasiado grande y que probablemente se retiraría pronto, pero yo sabía que no podía hacer algo mejor que llevarle mis hijos a ella. Ella me enseñó a cuidar de ellos en todos los aspectos y ella amaba a todos sus pacientes y a las madres, ¡especialmente aquellas que seguían sus instrucciones!

Yo traté de hacer todo lo que ella me decía para que mis hijos fueran sanos, fuertes, y dulces. La Dra. Denmark siempre me hizo sentir que era la mejor madre que ella conocía. Ella me tenía confianza como madre, y debido a eso, yo gané confianza en mí y todavía la tengo hoy.

Nuestro hijo adoraba a la Dra. Denmark. Realmente ella nos ayudó a hacer una decisión relacionada a la educación de él, la cual creemos que fue fundamental para el éxito en su escuela y carrera. Su cumpleaños era tarde en el otoño, y la Dra. Denmark apoyó nuestro plan para retrasar el primer grado hasta que él tenía siete años para darle más tiempo para madurar.

Esta decisión resultó ser sabia. Se graduó con honores de la escuela preparatoria y llegó a hacer estudios de pregrado y posgrados en Georgia Tech (Tecnológico de Georgia). Aunque él y su esposa no pudieron tener sus propios hijos, mi hijo a menudo da consejos a sus amigos sobre el entrenamiento de los niños que aprendimos de la

Dra. Denmark. ¡Siempre está listo para decirle a otras parejas cómo entrenar a los recién nacidos para que duerman toda la noche!

¡Nuestra hija ha sido bendecida por ser la madre de 12 hijos! La Dra. Denmark la ayudó tanto y tenemos muchos recuerdos dulces de nuestras visitas a su oficina juntas, generalmente para revisión a un recién nacido. Mis nietos aprendieron a amarla y escuchar sus muchas palabras de sabiduría acerca de cómo llevarse bien en esta vida. Han crecido para ser individuos sanos, fuertes, y bien disciplinados, quienes están dispuestos a trabajar por sus aspiraciones.

¡Estoy feliz de poder decir que ahora tenemos otra generación de "Discípulos de la Dra. Denmark"! Nuestro nieto mayor y su esposa han sido bendecidos con cuatro hermosas hijas, dos de las cuales son gemelas idénticas. Estas niñas nunca han conocido a la Dra. Denmark cara a cara, pero se han beneficiado por sus consejos de ella a través de su abuela (mi hija), que es una experta en guiar a las madres jóvenes.

Cada niño verdaderamente merece una oportunidad; y ha sido mi placer llevar a familiares y amigos a conocer y aprender de la Dra. Denmark. Debo decir que ella ha sido más como una abuela para mí. Yo creo en el trabajo de su vida y desearía que toda madre pudiera tener el gozo y el placer que Dios pretendía para que las mujeres experimenten en su familia. Me pregunto qué sería de mí y de mi descendencia si no hubiera seguido a mi querida madre y no hubiera tenido la influencia de la Dra. Denmark en mi vida. Estoy realmente agradecida con Dios por ella.

—Paula Lewis
Smyrna, GA

Mientras estoy aquí sentada mirando una foto de mis siete hijos tomada con la Dra. Denmark, mi corazón se enternece y me tengo que reír. La risa es porque recuerdo que olvidé empacar un pañal entrenador para mi hijo más pequeño ese día... y lo que esperábamos que no sucediera...SUCEDIÓ cuando estaba siendo tomada esta foto. Inmediatamente después de la foto, mi maravilloso esposo recogió a los niños y se encargó del problema, para que yo pudiera terminar mi visita con la Dra. D. Agarré su pequeña y amada mano y le agradecí una vez más por todo lo que ella había hecho por mí y por muchos otros.

Nosotros conocimos a la Dra. Denmark en 1988 cuando yo estaba esperando a mi primer hijo. Como la mayoría de las mujeres recientemente embarazadas, a mí me atraía como imán cualquier bebé que estaba a la vista. Veía a las madres y observaba qué tipo de experiencia estaban teniendo con sus bebés. Era de importancia que algunas estaban teniendo un tiempo tranquilo, placentero en tanto que otras parecían estar en distintas etapas de infeliz agotamiento. Mis observaciones me llevaron a una mayor curiosidad después de que escuché a madre tras madre decir, "¡Oh! Yo llevo a mis hijos a la Dra. Denmark, la pediatra de 89 años de edad. Ella tiene un grandioso horario para los bebés..." Pronto yo estaba ansiosa por conocer a esta doctora, ¡aunque estaba un poco preocupada que ella podía morir antes que tuviera esa oportunidad!

Mi esposo y yo finalmente la conocimos un jueves cuando su clínica estaba cerrada. Faltando sólo ocho semanas para dar a luz, entramos a la casa grande, blanca de la Dra. Denmark y pasamos dos horas de relajamiento con ella, mientras que ella con tranquilidad y pacientemente contestaba todas mis preguntas acerca del cuidado de niños. Estábamos convencidos que el de ella era el método para nosotros.

Para el tiempo que mi dulce Emily tenía seis meses de edad, las madres venían a mí para hacerme preguntas de bebés. El verano de 1989, mi esposo y yo estábamos en Colorado para un entrenamiento del ministerio, y un grupo de mamás me rogaban a mí (y a mi amiga Liz May) que les diera una de clase de la Dra. Denmark. Llamé a la Dra. D y ella me ayudó a organizar el material de la clase. Vendimos 40 de sus libros. En ese tiempo no me di cuenta, pero ese verano fue el comienzo de una larga relación de mentores—la Dra. Denmark a mí... y yo a miles de madres.

Durante los próximos once años, traje al mundo seis bebés más y cada vez la Dra. D estaba ahí para ayudar. Mientras pasaban los años, el ministerio para las madres continuó. Yo pude escribir muchos artículos, hacer un programa de radio, impartir clases, y finalmente producir un DVD de entrenamiento (Bebé Bien Alimentado, Bien Descansado vea página 231). Todas estas oportunidades eran con el objeto de pasar el maravilloso entrenamiento de la Dra. D a las madres. Me siento tan increíblemente bendecida por haber sido parte de un ejemplo viviente de Tito 2:3-5... ¡Las mujeres mayores enseñando a las jóvenes!! ¡Dios la bendiga, Dra. Denmark!!

—Windy Echols
Jefferson, GA

Debido a que mi primer viaje al consultorio de la Dra. Denmark fue cuando yo tenía tres semanas de edad, no recuerdo algún tiempo cuando no la conociera y quisiera. Uno de mis primeros recuerdos es cuando ella calentaba mi camiseta en frente de su calentador antes de volverme a vestir después de un examen. No sólo fue ella un instrumento en mi desarrollo y una bendición a lo largo de mi vida, pero también en las vidas de todos mis siete hijos. La última vez que visité a la Dra. Denmark como paciente fue para mi examen físico como un requisito de entrada para la escuela de enfermería.

Desde que mi primer hijo era muy pequeño, las madres comenzaron a ponerse en contacto conmigo para buscar respuesta a la antigua pregunta, "¿Qué hace usted para que su bebé duerma toda la noche?" Cuatro años dentro de mi travesía como madre, la Dra. Denmark físicamente salvó la vida de uno de mis hijos (vea la historia de Mark más abajo), y ella "salvó" mi vida más veces de las que puedo contar como madre de muchos por aplicar sus métodos que funcionaron tan bien.

Durante varios años he enseñado un grupo de madres jóvenes en nuestra iglesia centrándose en los principios de Tito 2 de ser guardianes del hogar y amadoras de nuestros esposos e hijos. ¡Qué privilegio poder incluir la filosofía de la Dra. Denmark para la alimentación, formación, y cuidado de los niños! Sus técnicas prácticas pero amorosas crean un ambiente de orden para el bebé que está bien alimentado y bien descansado, tanto como un hogar amoroso y lleno de gracia.

El 31 de octubre de 1981, mi esposo y yo fuimos despertados a las 5:20 am. Nuestro hijo de nueve meses de edad, Mark, estaba llorando suavemente. Lo revisé y lo encontré afiebrado con una temperatura de 105.2 grados F (40.6 grados C). Esto era inusual. Mark nunca había estado enfermo — ni un escurrimiento de nariz. Recordé cosas que había aprendido en la escuela de enfermería. Supuse que esto probablemente era una de esas fiebres altas causadas por dentición o alguna otra cosa sin consecuencias serias.

Después de un baño de esponja con alcohol, la fiebre de Mark bajó a la normalidad y lo pusimos en cama. A la mañana siguiente él parecía estar bien. Su temperatura realmente estaba debajo de lo normal. Lo amamanté y comencé a darle su desayuno de "potaje". A la mitad de su potaje o papilla de repente vomitó expulsando todo lo que había comido por toda la cocina.

Los extremos en temperatura acompañados con vómito no eran una buena señal. Podrían indicar alguna implicación del sistema nervioso central. Acosté a Mark en su espalda y traté de jalar su barba hacia su pecho. No se doblaba. Yo también intenté subir sus rodillas hacia su pecho sin éxito. Nos dimos cuenta entonces que nuestro precioso bebé tenía meningitis espinal (vea las páginas 47-48). Era imperativo que Mark fuera al hospital inmediatamente, así que llamé a la Dra. Denmark. Egleston era el hospital de niños que se elegía, pero en ese tiempo no tenía sala de emergencia y no admitía pacientes sin que un médico del personal hiciera la admisión. También estábamos ansiosos por consejo de la Dra. Denmark. Para nuestra consternación, nosotros no pudimos contactarla. Era sábado y ella no respondía su teléfono. Mientras me estaba preparando para salir, desesperadamente llamamos a todos nuestros amigos y les pedimos que oraran para que el Señor trajera a la Dra. Denmark a casa.

Más tarde nos enteramos de que Dios intervino sobrenaturalmente. La Dra. Denmark había estado formada en fila con su esposo en un juego de fútbol y recibió una fuerte sensación que necesitaba volver a casa. Ella le insistió a su esposo a que regresaran inmediatamente. Era la primera vez que ella había tenido esa sensación. Más tarde ella comentó, "Nunca me había sucedido alguna cosa como esta en toda mi vida."

Justo antes de salir para ir a otro hospital decidí llamarla por última vez. Había llegado a tiempo para contestar el tercer timbre del teléfono y rápidamente hizo arreglos para que Mark fuera a Egleston. Llegamos al hospital justo antes de que comenzara a tener una convulsión.

Inicialmente, el pronóstico era sombrío. El doctor que estaba en turno realmente salió del hospital esa noche sin esperanza. Dios proveyó un residente, el Dr. Timothy

Feltis, que permaneció con Mark y no dejó su cama incluso después de que el médico encargado se había ido. El Dr. Feltis nos dijo, "Si ustedes son gente de oración, yo llamaría a todos los que conocen y les pediría que oraran. La vida de este bebé está en una balanza." A las 2:00 am el domingo por la mañana, empezamos a llamar a todos nuestros amigos otra vez pidiendo oración. Después de la iglesia el siguiente día, la Dra. Denmark vino a revisar su progreso.

Durante los siguientes días tenues, Dios usó a los Doctores Feltis y Denmark para proporcionarnos consuelo y excelente cuidado que Mark necesitaba para sobrevivir. Aprendimos más tarde que Egleston eligió hacer un simposio sobre Mark como un ejemplo de todas las cosas que pueden salir mal con un paciente que tiene meningitis espinal. Milagrosamente, él fue sanado sin efectos residuales de la enfermedad. Nosotros alabamos a Dios por su misericordia al preservar la vida de Mark y por usarlo ahora para su servicio. Nuestra familia es deudora por siempre a los Doctores Feltis y Denmark por la parte que ellos desempeñaron en salvar a nuestro hijo.

—Suzanne Miller
Canton, Georgia

De Dos en Dos

La Dra. Denmark ha hablado la verdad cada vez que me he encontrado con ella. Una vez, después de su centésimo cumpleaños (100 años), ella estaba examinando las vías nasales de mi bebé, tratando de determinar si lo que estaba drenando era claro. "Hágalo llorar," ella bromeó. "El llanto despeja las vías nasales…. ¡podríamos contarle a él acerca de la deuda nacional!" (Ella era bastante inteligente para una persona de 100 años).

Mi cuñada y madre de siete hijos me presentó a la "Dra. D," como cariñosamente se refiere a ella. ¡Yo podría usar más espacio de lo que este libro permite para escribir sobre nuestras muchas visitas con ella y el estímulo que ella ha sido para nuestra familia, tanto como el gozo que he recibido al compartir su libro con los demás! Fuimos bendecidos con dos pares de gemelos. Sus consejos para padres han sido la principal herramienta que Dios ha usado para mantener saludables a nuestros hijos y ¡a sus padres cuerdos!

Nuestros primeros gemelos nacieron en 1996 y fueron prematuros por nueve semanas. Ellos pesaron tres libras, 10 onzas (1.64 kg) y tres libras, 11 onzas (1.67 kg), así que ellos tuvieron que permanecer en el hospital en cuidado intensivo neonatal durante un mes, donde recibieron excelente cuidado. Necesitaban aumentar algo de peso, fortalecer sus pulmones, mantener la temperatura del cuerpo, y tener succiones fuertes para alimentarse antes de poder viajar a casa.

Durante parte de su estancia en la unidad neonatal, los gemelos tenían tubos para alimentación insertados en su nariz para asegurar suficiente nutrición. Mi esposo se percató que tomaba cuatro horas para que los tubos de alimentación se vaciaran. Esta observación confirmó la declaración de la Dra. Denmark de que toma cuatro horas para que el estómago pueda digerir la leche.

Es irónico que parte de nuestras instrucciones de salida fuera alimentar nuestros bebés conforme a la demanda. La respuesta de mi esposo fue, "Gracias por haberles dado tan excelente cuidado a nuestros bebés, pero ¿por qué querríamos alimentarlos conforme a la demanda, cuando ustedes los han logrado poner en un horario tan bueno de cuatro horas?"

La respuesta de la dulce enfermera fue, "Bueno, eso es lo que hemos sido entrenadas para decirle."

Así que nos dirigimos a casa con nuestros dos pequeños milagros, cargando equipo neonatal que los sobrepasaba de peso por varias libras. Tan pronto como llegamos, los colocamos lado a lado en su moisés en sus pancitas y trabajamos duro para mantener ese horario de cuatro horas.

No nos apresuramos a quitar la alimentación de la noche (alrededor de las 2 am), pero simplemente la atrasábamos un poco cada noche. Esto era hecho dejándolos que estuvieran inquietos unos minutos extras cada noche antes de alimentarlos. Para el tiempo en que nuestros gemelos alcanzaron su fecha normal de nacimiento, la alimentación de media noche fue eliminada. A veces ellos lloraban por la noche durante las siguientes tres semanas, pero no los alimentamos en medio de la noche pasada su fecha normal de nacimiento.

Usted probablemente escuchara que los bebés prematuros necesitan alimentaciones más frecuentes ya que nacieron temprano y son tan pequeños, pero el interrumpir su digestión (¿recuerda los tubos de alimentación?) y hacer que sus pequeños cuerpos trabajen más duro no es la respuesta. El descanso programado, permitir ejercicio para los pulmones (llorar), y buenas alimentaciones completas cada cuatro horas hacen maravillas para bebés. El método del horario trae consigo beneficios para toda la familia mucho más pronto— ¡créamelo!

Yo amamantaba a mis bebés prematuros simultáneamente, permitiéndoles permanecer en el pecho unos 20 minutos. Nunca sentí que mis gemelos siendo prematuros necesitaran amamantarse más tiempo que eso.

Generalmente me sentaba en una tarima en el suelo para alimentarlos con mi espalda contra el sofá. A veces, nos poníamos en posición en el sofá o en la cama, pero nunca en una silla para evitar un peligroso "acto de malabarismo." Cualquier bebé que estuviera más contento después de la alimentación era colocado sobre su estómago para un tiempo aeróbico (levantando el cuello y hombros para mirar alrededor) mientras que el otro se alimentaba unas cuantas onzas de fórmula de soya en botella. Después, el bebé numero 2 obtenía el suplemento.

Más tarde, Dios me dio otro par de gemelos que no fueron prematuros y los pusimos en un horario también. ¡Seguimos los mismos métodos la segunda vez porque estos funcionaron la primera vez!

Animo a los padres de recién nacidos a ser diligentes en la programación durante esos primeros días. Esto es lo mejor para los bebés y es mejor para los padres. Algunos tal vez la animen a ser más relajada o tener un horario que pueda intercambiarse para que teóricamente pueda "disfrutar tiempo de vinculación" con sus bebés individualmente. No estoy segura que yo hubiera podido sonreír si lo hubiera hecho así...en serio, ¿cuándo tendría yo tiempo para bañarme o cepillarme los dientes? Mamás, dejen que sus dulces esposos participen cuando ellos puedan y quieran. Sé que el mío es una gran bendición para nuestra familia, y todo comenzó en la Unidad de Cuidado Intensivo Neonatal cuando él ya conocía a todas las enfermeras por nombre antes que a mí me permitieran visitar después de mi parto de emergencia.

Todos los cuatro niños están bien, ¡y damos gracias a Dios por eso! Esto me mantiene humilde. Cuando pienso que yo tengo las cosas bajo mi control, cuando menos uno de los niños entra en una nueva fase, y estoy de regreso en mis rodillas por más instrucciones. La Dra. Denmark es una de esas personas especiales que permanece con uno una vez que la ha conocido. No pasan muchos días sin que algo de lo que ella me ha enseñado venga a mi mente, ya sea que se relacione a la crianza o a la preparación de alimentos. Es un regalo especial el poder compartir lo que he aprendido de ella con los demás.

—Misti Echols
Stockbridge, Georgia

Me encantaba tener gemelos. ¡El ponerlos en un horario hizo de su infancia una experiencia maravillosa! Cuando ellos nacieron, yo vivía en Indiana así que no conocía a la Dra. Denmark. Aprendimos acerca de la programación de un horario a través de una amiga que enseñaba a sus hijos en casa. Ella había tenido a su primer bebé cuando su esposo estaba estacionado en Alemania y las enfermeras alemanas que la atendieron la instruyeron en lo concerniente a los horarios de alimentación.

Más tarde, nos mudamos a Atlanta y la Dra. Denmark confirmó el sistema que había aprendido de mi amiga.

Mis gemelos fraternos nacieron 13 días antes de tiempo y pesaron siete libras, tres onzas (3.26 kg) y cinco libras, diez onzas (2.55 kg). Al principio ellos lactaban bien, pero al sexto día ambos rehusaron tomar el pecho izquierdo presumiblemente porque mi pezón izquierdo es ligeramente más grande y tiene una forma distinta a la de mi pezón derecho. Esta "huelga" de lactancia duró cinco días.

Fue una época muy estresante porque realmente yo no quería tener que suplementar. Yo creía en la idea que bajo circunstancias normales Dios habilita a las madres para proporcionar suficiente leche para sus bebés. También estaba confiada en el principio que el pecho normalmente produce tanta leche como es requerido por el bebé, si la madre es sana y está teniendo buen cuidado de sí misma, bebiendo suficiente, y obteniendo un descanso adecuado. Así que alquilé una bomba eléctrica y seguí trabajando con ellos.

Yo amamantaba a uno en mi lado derecho y cuando el otro no se pegaba a mi lado izquierdo, yo intentaba cantar, mecer, caminar y aun leer las Escrituras, para calmarme a mí misma más que nada. Yo lloraba y oraba. Esto significaba que en cada alimentación uno de ellos era alternadamente alimentado con botella con la lecha extraída del seno izquierdo.

Finalmente, el Gemelo Uno (el bebé más grande) se pegó a mi seno izquierdo así que lo amamanté en ese lado exclusivamente quizá por una semana hasta que la alimentación era lo suficientemente estable para intentarlo con el Gemelo Dos (el más pequeño) en el izquierdo. Afortunadamente, ahora él podía alimentarse en este lado, también. De allí en adelante, los amamantaba simultáneamente por casi diez minutos, los ponía a eructar, y luego los ponía de regreso en el mismo seno para terminar. En la siguiente alimentación, los alimentaba en el lado opuesto del que se habían amamantado anteriormente.

Inmediatamente se trabajó un horario de cuatro horas. El Gemelo Uno empezó a llorar como a las 3-1/2 horas pero lo hacía esperar hasta las cuatro horas. El Gemelo Dos era un bebé dormilón así que tenía que despertarlo y trabajar con él para despertarlo lo suficiente para amamantarlo. Yo jugaba con sus pies, le frotaba su espalda y a veces incluso lo desvestía. El Gemelo Uno se mantenía 'devorando' y listo a eructar para cuando el Gemelo Dos había empezado a comer. Se amamantaban usando la posición de lactancia semejante a como se agarra un balón de futbol americano, con la ayuda de una almohada especial para amamantar. También les cambiaba sus pañales después de alimentarlos en el mismo orden uno después del otro y los bañaba uno inmediatamente después del otro para mantenerlos en el mismo horario. Después del tiempo de juego, dormían juntos.

Era maravilloso, no mucho más difícil que tener un solo bebé, hasta que uno se resfrió y se salió de horario. En el breve tiempo que estuvimos fuera de horario fue extremadamente difícil. Yo estaba agotada teniendo que cuidar por ellos individualmente durante todo el día y apenas podía atender a mis otros tres hijos, el mayor que acaba de cumplir siete. Esto me hizo preguntarme como alguna madre podría cuidar de gemelos alimentándoles según demandaban.

Lograr que durmieran toda la noche fue más difícil. Nosotros los separábamos en diferentes habitaciones durante este tiempo para que si uno lloraba no despertara al otro. Sin saber que hacer mejor, mi esposo y yo erróneamente estuvimos de acuerdo que él los cargaría cuando lloraran y trataría de calmarlos para que se volvieran a dormir. Esto no funcionó. No los alimentábamos por la noche, pero al cargarlos les daba la esperanza de que algo más iba a venir y prolongaba el proceso. El Gemelo Uno no dormía durante la noche regularmente hasta que cumplió un mes. El Gemelo Dos (mi dormilón) durmió toda la noche alrededor de las dos semanas.

Yo estaba muy nerviosa para la primera visita al doctor alrededor de las 2-1/2 semanas. Yo no estaba segura que estaban recibiendo suficiente leche sin suplementar, así que hice que mi esposo me acompañara para apoyo moral ¡en caso de que el doctor me gritara! Como resultó, no necesitaba preocuparme. Gemelo Uno creció de siete libras, tres onzas (3.26 kg) a siete libras, siete onzas (3.37 kg) ¡y para los dos meses hasta diez libras, siete onzas (4.73 kg)! Gemelo Dos (mi pequeño dormilón) floreció creciendo del peso de nacimiento de cinco libras, diez onzas (2.55 kg) a seis libras y seis onzas (2.89 kg) a las 2-1/2 semanas ¡y hasta a nueve libras, siete onzas (4.28 kg) a los dos meses!

La programación de horario para gemelos se puede hacer, ¡y bien vale la pena! Mi consejo: Crea que se puede hacer y que sus bebés van a prosperar una vez que estén en el horario, pero también busque a una madre experimentada a la que usted pueda llamar por apoyo cuando usted quiera renunciar. Estoy muy agradecida por la amiga que me animó.

—Sharon Joseph
Alpharetta, Georgia

Mis gemelas nacieron a las treinta y tres semanas. Ellas estuvieron en la Unidad de Cuidado Intensivo Neonatal por 3-1/2 semanas después de nacimiento. Cuando vinieron del hospital a la casa, ya estaban en un horario, comiendo cada cuatro horas. La primera noche que estuvieron en casa, ambas durmieron toda la noche sin la alimentación de las 2:00 am. A lo largo de las próximas semanas ellas despertaron algunas noches queriendo ser alimentadas. Me levanté y las alimenté una vez durante la noche por la primera o segunda semana. Después de eso, yo sabía que habían dormido durante la noche sin despertar para comer y sentí que estaba bien hacer eso, así que entonces si despertaban las dejábamos llorar hasta que se volvían a dormir. Eventualmente ellas se ajustaron a esa rutina. Aunque eran prematuras y necesitaban recuperarse en su peso, las dos prosperaron en el horario de la Dra. Denmark, y estaban en el peso "normal" para su edad en unos pocos meses.

Debido a que las gemelas estuvieron en el hospital por las primeras semanas y yo no podía estar ahí para cada alimentación, me sacaba la leche. Inicialmente ellas eran alimentadas por medio de tubos y después aprendieron como tomar las botellas. Alternando entre la alimentación de botella y la lactancia materna parecía confundirlas y detenía el proceso para aprender a comer, así que sólo les daban mi leche de pecho a través de botella mientras estaban en la Unidad de Cuidado Intensivo Neonatal. Después que vinieron a casa, intenté lactancia materna por un tiempo, pero debido a que ya estaban acostumbradas a tomar las botellas, era muy difícil para que aprendieran algo nuevo. Continúe sacándome leche de pecho y suplementando con fórmula como se necesitaba hasta que mi suministro se redujo a casi nada cuando tenían seis meses de edad. En ese momento les di fórmula hasta que estaban listas para ser destetadas.

Cuando mis gemelas tenían tres meses de edad, parecían un poco insatisfechas con sólo leche, así que comencé a darles de comer papillas para bebé. Siendo prematuras, estaban un poco atrasadas en su desarrollo durante los primeros meses y tenían dificultad para adaptarse a la alimentación con cuchara. Cuando era tiempo para que ellas comieran, me sacaba la leche, preparaba sus botellas, alimentaba con botella y cuchara a una bebé, alimentaba con botella y cuchara a la otra bebé, limpiaba todo, y ¡entonces era casi la hora de empezar de nuevo todo el proceso! Todavía miro hacia atrás aquel momento como una de las experiencias más difíciles con mis gemelas. Mirando retrospectivamente, creo que hubiera podido ser mejor esperar un poco más antes de introducir la comida para bebés. Aunque eventualmente, aprendieron como comer de la cuchara, y entonces ya las pude alimentar en sus sillas al mismo tiempo. Eso hizo que las cosas fueran mucho más rápidas y fáciles.

Continuamos siguiendo el plan de alimentación de la Dra. Denmark. Cuando casi tenían cuatro meses de edad, les dábamos tres comidas al día de fórmula y comidas para bebé, luego a los siete meses les quitamos la fórmula.

El seguir un horario era imperativo para mí. Todos mis bebés se han adaptado muy bien a seguir un horario, y después del ajuste inicial han estado felices y satisfechos casi todo el tiempo. Como madre estoy ocupada, pero he conseguido un sueño adecuado en la noche; y he podido planificar mi vida y responsabilidades alrededor del horario de mis bebés. Ya que he observado a otras madres que han alimentado de acuerdo a la demanda alrededor del reloj, ellas parecen estar agotadas, frustradas, privadas de sueño, y con bebés inquietos. ¡Estoy tan agradecida por haber tenido el libro de la Dra. Denmark y por tener el consejo de otras personas que han usado sus métodos con gran éxito!

—Rachel Booth
Dallas, Georgia

Madre de Doce

Soy una madre de 12, a quien le encanta ser conocida como "Discípula de la Dra. Denmark." Mi hija mayor tiene ahora 29 años y mi hijo menor tiene 5. También tenemos cinco nietos. Mi abuela llevó a mi madre con la Dra. Denmark y mi madre me llevó a mí. Yo he llevado todos mis hijos a la Dra. Denmark y mis nietos son también "Discípulos de la Dra. Denmark." ¡Qué bendición ha sido ella para muchas generaciones!

Muchos me han pedido que comparta con ellos lo que he aprendido de la Dra. Denmark sobre dos temas desafiantes: entrenar a los niños a dormir durante la noche y el entrenamiento para ir al baño. He aquí algunas cosas de las que pensé acerca de dormir durante la noche.

La Dra. Denmark nos dijo a mi esposo y a mí, con nuestra primera bebé, que la enseñáramos a dormir durante la noche inmediatamente. Ella dijo que después de la alimentación de las 10:00, la cambiáramos y que la acostáramos en su propia habitación. Ella dijo que la dejáramos llorar y que no la cargáramos durante la noche. (Me rio cuando pienso que ella dijo que yo podía ir y darle un vistazo a ella para ver si había una serpiente en su cama...) Nuestra bebé simplemente tenía que tener bien sus días y noches.

Comenzamos este "entrenamiento" cuando ella tenía tres días de edad, después que regresamos del hospital. Esa primera noche fue un reto. Me sentía muy mal cuando la miraba llorar tanto esa noche, pero mi esposo me devolvió la confianza. "¿No te recuerdas lo que la Dra. Denmark dijo? Ella sólo está obteniendo su buen ejercicio."

Nos aguantamos con esto y no la cargamos. Cuando se quedó dormida, ¡ella durmió por seis horas!!!! La desperté para darle de comer la siguiente mañana. Continuamos con esto cada noche y ella estaba durmiendo consistentemente durante la noche a las dos semanas.

La gente decía, "Usted sólo tiene una buena bebé..." Bueno, después de 12 "bebés buenos" y mucha sabiduría de la Dr. Denmark, ¡cada uno de ellos estaba entrenado para dormir a las dos semanas de edad! Yo nunca amamanté a ninguno de mis bebés durante la noche ni siquiera una vez, y nunca padecieron problemas de salud debido a la falta de lactancia. Quiero tranquilizar a todas las madres jóvenes que el sistema funciona.

Durante el proceso de entrenamiento, si mi recién nacido dormía toda la noche hasta las 5:30 (despertando un poco más temprano y llorando) yo le decía, "Cariño, tú lo haz hecho muy bien." Y entonces alimentaba un poco más temprano y estiraba la siguiente alimentación a las 10:00 am, para meterlo de nuevo al horario.

Sólo una nota: Mantenga despierto a su bebé de 6:00-10:00 pm tanto como sea posible, para ayudarlo a dormir bien. Si ellos duermen todo el día, es imposible que también duerman toda la noche. Además, el mantener a un recién nacido en un cuarto separado, al lado del de mamá y papá mientras se está entrenando, baja el nivel de estrés.

Cuando nuestra primera bebé tenía seis meses de edad, la Dra. Denmark me dijo que iniciara el entrenamiento para ir al baño. ¡No podía creerlo! Me fui a casa y le dije a mi esposo, y él dijo, "Todas las demás cosas que ella nos ha dicho han sido maravillosas. Yo creo que deberías intentarlo." Así que lo hice.

Yo la ponía en una pequeña silla de baño para entrenar, tres veces al día después de cada comida, y ella se sentaba allí de tres a cinco minutos cada vez. Mi silla de baño para entrenar tenía una bandeja en la parte delantera, y le daba un pequeño libro y hacía de esto algo muy simple e informal. Yo hacía algunos "pujidos" para motivarla.... ¡y en un par de días, ella tuvo un movimiento intestinal! Cuando eso sucedió, la alabamos mucho. Continuamos esta rutina, y fue sorprendente con qué rapidez lo logró. Ahora, ella tenía algunos accidentes pero definitivamente estaba entendiendo como hacerlo.

Yo no la regañaba si no usaba su baño pero siempre intentaba que fuera una experiencia positiva. La belleza de iniciarlos para ir al baño a temprana edad es que no tienen miedo de él. Cuando usted espera hasta los dos años, ellos se sienten extraños y ¡usted tiene que pasar por 12 meses más de pañales sucios, tiempo y dinero!

Eventualmente, mis bebés comenzaron a orinar en el inodoro, también. (Estaban tan acostumbrados a sentarse allí) Si tenían un accidente, yo podía decir, "¡Oh no! ¡Te estás ensuciando! Deberías haber ido en tu sillita de baño—ahora estás todo sucio." Después de un accidente, generalmente yo no los cambiaba inmediatamente, para que sintieran las consecuencias del accidente.

Cuando comenzaron a orinar en su baño constantemente, yo les diría como la Dra. Denmark ordenó, "¡Ahora ya puedes usar pantaletas como Mamá!" o "¡Ahora ya puedes usar calzones como Papá!" Después de eso, yo quitaba los pañales y no los utilizaba más (nunca he usado pañales entrenadores).

—Gina Booth
Marietta, Georgia

Viniendo a Casa

Hay muchas cosas maravillosas que yo podía decir sobre la Dra. Denmark, pero me gustaría decirles de un incidente que está aún muy claro en mi mente y corazón.

Mi hijo de dos años de edad estaba muy enfermo con una fiebre de 104 grados F (40 grados C) una noche fría de mucho viento. Cuando llamé a la Dra. Denmark alrededor de las 10, ella me dijo que nos fuéramos a su oficina y que nos íbamos a encontrar allí. Usted no puede imaginar la sensación que yo tuve cuando llegamos a la colina a su preciosa, pequeña casa de granja convertida en oficina y vimos la luz iluminando brillantemente esperando por nosotros. Todo el mundo parecía oscuro excepto esa ventana de bienvenida. No pude evitar llorar con alivio al sentir el consuelo de dirigirnos hacia la bondadosa Dra. Denmark. Nos saludó en su pequeña bata y chanclas, y con gratitud colocamos nuestro hijo en sus amorosos brazos. En un tiempo cuando a veces es difícil sentirse bienvenido en este mundo, ¡estando con la Dra. Denmark es lo más cercano de "llegar a casa" que uno puede imaginar! ¡Por eso la amamos!

—Jodi Zorzi
Woodstock, Georgia

EPÍLOGO

El Dolor y la Promesa

Había sido un viaje breve, pero Eve estaba agotada y profundamente angustiada, habiendo recibido noticias desgarradoras. Ella viajaba sola a través de campos desolados dándole lugar a pensamientos oscuros, y contemplando realidades dolorosas. Las feroces nubes tronaban y vertían lluvia en su parabrisas. Luego todo quedó en silencio excepto el movimiento de agua, el ritmo de los limpiadores de parabrisas, y el remolino de imágenes inquietantes. Un doloroso lamento se escapó, "¡Pero Señor, tú prometiste!"

Porque el enemigo ha perseguido mi alma....me ha hecho morar en lugares tenebrosos, como los que hace tiempo están muertos[1]... En gran manera multiplicaré tu dolor en el parto, con dolor darás a luz los hijos.[2]

Eve se asomaba ciegamente a través de torrentes de lluvia y finalmente se estacionó a la orilla del camino esperando por una pausa en el mal tiempo.

Oh Señor, ten piedad de nosotros; en ti hemos esperado. Sé nuestra fortaleza cada mañana, también nuestra salvación en tiempo de angustia.[3]

Finalmente el diluvio disminuyó. Ella dio vuelta a la llave en la marcha y suavemente dirigió el carro a la carretera.

Aunque el Señor os ha dado pan de escasez y agua de opresión, tu Maestro no se esconderá más, sino que tus ojos contemplarán a tu Maestro. Tus oídos oirán detrás de ti una palabra: "Este es el camino, andad en él, ya sea que vayáis a la derecha o a la izquierda."[4]

Afortunadamente, cuando menos ella sabía cómo navegar estos caminos. Eve giró por una calle estrecha, evitando cuidadosamente las acumulaciones de agua, tratando de acorralar aprehensión febril y las penas que ahogaban.

No temas, porque yo estoy contigo; no te desalientes, porque yo soy tu Dios. Te fortaleceré, ciertamente te ayudaré, sí, te sostendré con la diestra de mi justicia...[5] *Los que siembran con lágrimas, segarán con gritos de júbilo. Él que con lágrimas anda, llevando la semilla de la siembra, en verdad volverá con gritos de alegría, trayendo sus gavillas.*[6]

Por fin una carretera familiar vino a la vista. El cielo estaba todavía oscuro pero hilos de luz solar y cielo azul se atrevieron a atravesar un manto de niebla y ramas colgantes. Para el tiempo cuando Eve alcanzó su estacionamiento, la lluvia había disminuido a una llovizna. El carro apenas había dado vuelta, cuando la puerta trasera de su casa se abrió de golpe y una pequeña forma se apresuró afuera, cabello flotando y pies descalzos volando hacia ella por el estacionamiento.

"¿Puedo entrar?" Eve abrió la puerta del pasajero y Hope chorreando brincó hacia dentro con una sonrisa brillante y con besos.

He aquí, don del Señor son los hijos; y recompensa es el fruto del vientre...[7] *gozosa de ser madre de hijos...*[8] *He aquí, yo establezco mi pacto con vosotros, y con vuestra descendencia después de vosotros...*[9] *Derramaré mi Espíritu sobre tu posteridad, y mi bendición sobre tus descendientes. 'Ellos brotarán entre la hierba como sauces junto a corrientes de agua.' Este dirá: "Yo soy del Señor", otro invocará el nombre de Jacob, y otro escribirá en su mano: 'Del Señor soy.'*[10]

La lluvia había cesado y el sol se ocultaba detrás de las nubes emitiendo una incandescencia dorada. "¡Oh, Mami mira!" Eve volteó su cabeza y se quedó inmóvil. El más glorioso arco iris doble que ella jamás había visto arqueaba sus colores brillantes intensamente a través del cielo.

"¿Mami, sabes tú cual es la cosa más maravillosa?" Ella extendió sus brazos para abrazar el cielo. "¡La cosa más maravillosa es estar vivo!" Hope pausó, absorbió la vista, y se alejó danzando para alertar a los otros.

... ¡qué has desplegado tu gloria sobre los cielos! Por boca de los infantes y de los niños de pecho has establecido tu fortaleza...[11] *En verdad, en verdad os digo: el que oye mi palabra y cree al que me envió, tiene vida eterna y no viene a condenación, sino que ha pasado de muerte a vida.*[12]

Toda nube oscura había desaparecido. El sol iluminaba sobre el follaje bañado por lágrimas de lluvia pronto a secarse por el calor consolador. La tormenta había pasado dejando una tierra limpia y un corazón tranquilizado. El consuelo disipó temores con palabras, besos, y tonos brillantes. Todo estaría mayormente bien.

Hope tenía razón — era glorioso estar vivo. Su Padre Celestial, había hecho una promesa. Pronto se desvanecería el arco iris, pero la promesa nunca fallaría.

Eve sacó el equipaje de la cajuela e irguió sus hombros. Había mucho trabajo y muchos desafíos por delante, pero estaba bien.

"Nadie hay como el Dios de Jesurún, que cabalga los cielos para venir en tu ayuda, y las nubes, en su majestad. El eterno Dios es tu refugio, y debajo están los brazos eternos."[13]

Ella miró a lo alto a la expansión de un cielo color zafiro, un cristalino mar de cristal.[14] Repentinamente, un coro de bienvenida cantó, "¡Ella está aquí! ¡Ey, finalmente llegaste!" Brazos fuertes se extendieron y tomaron sus cargas.

Eve sonrió en medio de su dolor.

Ella estaba... Él era su... refugio.

1. Salmo 143:3
2. Génesis 3:16
3. Isaías 33:2
4. Isaías 30:20-21
5. Isaías 41:10
6. Salmo 126:5-6
7. Salmo 127:3
8. Salmo 113:9b
9. Génesis 9:9
10. Isaías 44:3b-5a
11. Salmo 8:1b-2a
12. Juan 5:24
13. Deuteronomio 33:26-27a
14. Éxodo 24:10; Ezequiel 10:1; Apocalipsis 4:6

PERFIL BIOGRÁFICO:

Leila Daughtry Denmark, M.D.

Por Steve Bowman

Nacida en Bulloch County, Georgia, el 1 de febrero de 1898, Leila Daughtry creció en tierras de granja concedidas a su familia por el rey de Inglaterra varias generaciones antes de su nacimiento. Su abuela tuvo dos hijas, una era Alice Cornelia Hendricks, madre de Leila. A la edad de dieciocho años se casó con el Sr. Elerbee Daughtry.

Cuando nació Leila, la tercera más grande de doce hijos, su familia vivía en una granja de cuatrocientos acres (161.8 hectáreas) con un surtido de animales y cultivos. Su cultivo para negociar era el algodón. Ella tenía seis años cuando su casa se quemó. Ellos tuvieron que vivir en una choza construida apresuradamente hasta que otra casa más grande fue terminada.

Tanto la granja como el hogar eran administrados de manera planificada y ordenada sin quejas, pleitos, o discusiones de los padres. Los recuerdos de Leila son de armonía, ayuda mutua, y las relaciones familiares agradables. Los trabajadores domésticos asistían en el cuidado infantil y otros deberes. Ella recuerda que los hijos de las familias blancas y negras que trabajaban juntos en la granja se comportaban igualmente bien.

Sus padres de ella enseñaban a sus hijos primordialmente con el ejemplo. Ellos establecieron normas que ella intentó emular. "Uno obtiene manzanas de los árboles de manzana," a ella le agrada decir. "Si mi madre hubiera alzado el tono de su voz, yo hubiera alzado el mío. Si hubiera visto a mi madre fumando, yo probablemente lo haría también. Pero nunca vi nada de eso." Los ecuánimes Señores Daughtry practicaban modales gentiles.

El padre de Leila era un caballero del sur autodidacta y lector ávido, que siempre se vestía meticulosamente. Él manejaba las operaciones de la granja sin hacer ninguna de las labores manuales de la granja.

Fue Alcalde electo del Portal, sirvió en esa capacidad por treinta y cinco años. Alice Daughtry murió de cáncer a la edad de cuarenta y cinco años, cuando su hijo más pequeño tenía sólo dos años y medio de edad. Elerbee más tarde se volvió a casar.

Leila asistió a una escuela de dos salones a un par de millas de su casa, pero ella no comenzó hasta que tenía ocho años. Antes de eso ella no podía caminar lo suficientemente rápido como para mantenerse al ritmo con sus hermanas mayores.

La joven Leila a menudo reflexionaba qué intereses tal vez debería perseguir. Admirando enormemente a los creadores de sombreros, que eran vistos como artistas, ella se enseñó a sí misma el oficio. Luego vinieron las clases de costura y el deseo de ser diseñadora de ropa. Después de eso, ella aprendió a cocinar y estaba segura que sería una dietista.

Leila fue a la escuela preparatoria en Statesboro a First District Agricultural and Mechanical School (Primer Distrito Escolar de Agricultura y Mecánica) en el campo de lo que más tarde se convirtió en Georgia Southern University, no muy lejos de su hogar en Portal. En el Colegio Universitario Tift en Forsyth, sus compañeros la llamaban "Doc," probablemente por su interés en anatomía y disección. (Tift estaba localizado en la ciudad de Forsyth, no en el Condado de Forsyth).

Durante sus años universitarios Leila leyó un libro sobre la India que detallaba la necesidad de personal médico en ese país. Ella decidió convertirse en una doctora misionera para las mujeres de la India, donde los tabús prohibían ser examinadas por médicos de sexo masculino. Una vida de servicio médico ahí le vendría muy bien. ¡Sin embargo, un creciente interés en un hombre joven con el nombre de John Eustace Denmark ¡cambió sus planes! Se habían conocido desde la infancia pero nunca estuvieron románticamente vinculados. Después de cuatro años en Tift, Eustace y ella estaban comprometidos. Así como lo dijo ella, "Nadie me tomaría a mí, y nadie lo tomaría a él, ¡así que formamos un equipo!" Decidiéndose a enseñar en la escuela para poder pagar sus deudas antes de casarse, abandonó la idea de convertirse en una doctora.

Su primer trabajo fue en Acworth, al noroeste de Atlanta. Ella tendría que enseñar ciencias en la escuela preparatoria local. Habiendo crecido en un ambiente hogareño tranquilo y ordenado, Leila Daughtry no estaba de ningún modo preparada para los retos de un sistema de escuelas públicas.

"Señorita Daughtry, usted va a enseñar a los muchachos más crueles de esta tierra," le advirtió el profesor que la encontró en la estación. Ella no tenía idea de lo que él quería decir, pero pronto lo descubrió. Algunos de los muchachos en su clase eran de más de seis pies (1.82 m) de estatura, fuertes y rebeldes. Con cien libras (45.3 kg), ella no era rival para ellos: En el primer día ella desactivó una situación muy tensa solicitando la ayuda de los muchachos para preparar y quitar cosas del salón de clase. Durante su estancia de nueve meses, ella nunca tuvo ningún problema con ellos; ellos se convirtieron en sus amigos.

Dándose cuenta que ella no quería que la enseñanza fuera su ocupación para toda la vida, renunció después de otro año en Claxton. En este tiempo Eustace recibió una cita para Java, Indonesia, como vicecónsul en la ciudad de Surabaya. Él aseguró la promesa de que ella lo esperaría. La asignación de dos años puso sus planes de matrimonio en espera y permitió a la ferviente Señorita Daughtry fijar su mirada en la entrada a la escuela de medicina en agosto. Pero primero, ella decidió asistir a la Universidad Mercer en Macon para tomar los prerrequisitos de física y química. A ella le dijeron que los cursos eran tan difíciles que tal vez era mejor no intentar tomarlos. Ella no estaba para ser disuadida.

Cuando ella más tarde solicitó inscripción en el Colegio Médico de Georgia en Augusta, encontró que todos los lugares estaban ya llenos; ella tendría que volver a aplicar el siguiente año. Les pidió que reconsideraran su decisión. Ellos lo hicieron así, permitiéndole entrar en el programa. Eustace regresó de Java en 1926 y Leila completó su carrera dos años más tarde.

El año de 1928 fue un año ocupado para la joven pareja. Ellos se casaron en la Iglesia Bautista en Portal, el 11 de junio al mediodía para que todos los agricultores pudieran asistir y luego regresar a los campos. "Nosotros nos casamos el lunes. Yo preparé el desayuno el martes y comencé a trabajar en el Hospital Grady de Atlanta," recordaba la Dra. Denmark. Ella comenzó como pasante o interna de medicina en los barrios negros segregados bajo el Dr. Hines Roberts. En agosto de ese año, él la invitó a unirse al personal de Henrietta Egleston Hospital for Children (hospital para niños). Ella se convirtió en la primera interna de la institución, admitiendo a su primer paciente.

Durante ese tiempo, la Iglesia Presbiteriana Central abrió una clínica de caridad para bebés. Ella era una de los muchos doctores que donaban su tiempo cada semana. Dos años más tarde, Leila siguió al Dr. Roberts al Philadelphia Children's Hospital (Hospital Infantil de Filadelfia) por seis meses antes de volver a Egleston y a la Central Presbiteriana. Ella continuaría su trabajo allí por los próximos cincuenta y seis años.

Cuando Mary, su única hija, nació en 1931, ellos instalaron una clínica en su hogar en la Avenida Highland así que ella podría cuidar a su bebé y ver a los pacientes. Fue durante este tiempo que ellos se unieron a la Iglesia Bautista de Druid Hills, donde la Dra. Denmark mantuvo su membresía hasta que falleció. Después se cambiaron a la calle de Hudson en el barrio de Highland-Virginia y vivieron allí hasta 1949 cuando se trasladaron nuevamente a la calle Glenridge en Sandy Springs. En ese tiempo, esto estaba mayormente en el campo. Sus cincuenta y dos acres (21 hectáreas) les brindaban privacidad y alivio de la conglomerada ciudad. En 1985, la pareja hizo su cambio final a Alpharetta.

Su amado Eustace falleció en 1990 por insuficiencia cardiaca. Su muerte fue un duro golpe, pero ella continuó con su práctica. Hasta la edad de 104 años (2002), todavía mantenía una carga completa de trabajo, atendiendo a pacientes en una granja de 150 años al lado de su casa. Debido a una falla en su visión, ella dejó de examinar a los niños pero continuó asesorando a los padres por teléfono.

Después de un severo caso de herpes zóster, la Dra. Denmark se trasladó a Athens, Georgia, para vivir con su hija, Mary Hutcherson. Su asesoramiento por teléfono continúo hasta el verano de 2010 cuando sufrió una apoplejía debilitante. El 1 de abril de 2012, ella falleció pacíficamente mientras dormía a la edad de 114. La Dra. Denmark fue la doctora que más años practicó medicina registrada en la historia y la cuarta persona más anciana en el mundo al momento de su muerte.

El libro de la Dra. Denmark, *Cada Niño Debe Tener una Oportunidad*, publicado en 1971, muestra su filosofía básica de la crianza de los hijos y miles de copias se han vendido alrededor del mundo. Numerosos artículos y documentales por televisión local y nacional han resaltado su trabajo. Mayormente, la multitud de niños que ella trató con éxito dan testimonio de la utilidad de su vida.

La historia registra que el logro más grande de Leila Daughtry Denmark fue su contribución al desarrollo de la vacuna contra la tosferina, a la cual dedicó once años de investigación. Se revela mucho acerca de esta extraordinaria mujer cuando ella expresó, "Mi mayor logro fue conseguir a Eustace como mi esposo. Él es él que me permitió practicar la medicina sin pensar en el dinero. Él me ayudo a través de la facultad de medicina y me permitió continuar mi trabajo en casa mientras criaba a Mary. Sin él, nunca hubiera podido hacer lo que he hecho, ayudando a ricos y pobres que de lo contrario no hubieran podido obtener ayuda. No hay nadie demasiado pobre o demasiado rico para cuidar bien de sus hijos. Ellos sólo necesitaban que se les mostrara como," concluyó ella. Pocas personas alguna vez se acercaron a Leila Daughtry Denmark para proveer una mano amorosa y de ayuda a tantos padres.

Estudios y Servicios Especiales

- Miembro del equipo de pediatría del Hospital Grady, Atlanta
- Miembro del personal de la Clínica para Bebés de la Iglesia Central Presbiteriana, Atlanta, 1928 a 1983, dedicando un día cada semana a esta caridad
- Miembro del personal, Hospital para Niños Henrietta Egleston, Atlanta
- Investigación extensa en el diagnóstico, tratamiento, y vacunación de la tosferina en un período de 11 años, comenzando en 1933. Los periódicos que cubrieron estos estudios fueron publicados en American Journal of Diseases of Children (Diario Americano de las Enfermedades de los Niños) (una publicación de la Asociación Médica Americana) en septiembre de 1936 y marzo de 1942
- Autora de un libro sobre el cuidado infantil, Cada Niño Debe Tener una Oportunidad, 1971. Segunda edición, 1977; Tercera edición, 1982. Ahora en su décima tercera impresión.

Membresías y Reconocimientos:

- La Asociación Médica Americana
- Asociación Médica de Georgia
- Academia Americana de Pediatría, División de Georgia (presidenta honoraria)
- Asociación Médica de Atlanta
- Iglesia Bautista de Druid Hills, Atlanta
- Seleccionada como La Mujer del Año de Atlanta, 1953
- Recibió la mención de distinción en el servicio del Colegio Tift, 14 de abril de 1970, como "una ferviente humanitaria que ha invertido su vida en servicios pediátricos a todas las familias sin hacer distinción en nivel económico, raza, u origen nacional. Dedicada humanitaria, doctora al grado de excelencia, generosa benefactora."
- Título honorario, Doctora en Humanidades, Colegio Tift, 4 de junio de 1972

- Premio Fisher en 1935 para la investigación sobresaliente en el diagnóstico, tratamiento, y vacunación de la tosferina

- Premio de Distinción para Alumnos Graduados del Colegio Sureño de Georgia, Statesboro, 28 de enero de 1978

- Presidenta honoraria, Academia Americana de Pediatría, División de Georgia

- Premio al servicio comunitario para 1980, patrocinado por televisora WXIA, Atlanta

- Premio de Distinción para Alumnos Graduados de la Universidad de Mercer, Macon, 1980

- Premio de Distinción para Alumnos Graduados del Colegio Tift, Forsyth, 1980

- Premio del Libro de Actos de Oro, Club de Intercambio de Buckhead, Atlanta, 17 de abril de 1981

- Mención de Ciudadanos de Portal en el Festival de Turpentine, 16 de octubre de 1982, juntamente con su esposo, John Eustace Denmark, por logro excepcional y servicio

- Medalla de Honor de Las Hijas de la Revolución Americana, División de Joseph Habersham, Atlanta, 20 de octubre de 1983

- Seleccionada como miembro de Damas Bondadosas de Georgia, Columbus, 1987

- Premio de Distinción para Alumnos Graduados del Colegio Médico de Georgia, 2 de mayo de 1987

- Honrada junto con su esposo por la Universidad Mercer como miembros vitalicios del Club del Presidente, 4 de diciembre de 1987

- Premio Luz que Brilla, Compañía de Gas y Luz de Atlanta, 1989

- Título honorario, Doctora en Ciencias, Universidad Mercer, 2 de junio de 1991

- Título honorario, Doctora en Ciencias, Universidad Emory, Mayo de 2000

- Premio de Héroes, Santos, y Leyendas, Wesley Woods, 2000

APÉNDICE I

Grafica de Fuentes de Inmunizaciones
Vacunas Producidas en E.E.U.U. de Líneas Celulares Fetales Abortadas

Enfermedad	Vacuna	Fabricante	Línea celular (fetal)
Adenovirus		Teva Pharmeceuticals	WI-38
Varicela	Varivax	Merck & Co	MRC-5 & WI-38
Difteria, Tétanos, Tosferina, Poliomielitis, HIB	Pentacel	Sanofi Pasteur	MRC-5
Hepatitis A	Havrix	GalxoSmithKline	MRC-5
Hepatitis A	Vaqa	Merck & Co.	MRC-5
Hepatitis A-B	Twinrix	GlaxoSmithKline	MRC-5
Sarampión, Paperas, Rubéola	MMR II		WI-38
Sarampión, Paperas, Rubéola, Varicela	ProQuad	Merck & Co.	MRC-5 & WI-38
Rabia	Imovax	Sanofi Pasteur	MRC-5
Rubéola	Meruvax II	Merck & Co.	WI-38
Herpes Zóster	Zostavax	Merck & Co.	MRC-5

Vacunas Alternativas Producidas en E.E.U.U.

Enfermedad	Vacuna	Fabricante	Medio
Difteria, Tétanos, Tosferina	Daptecel	Sanofi Pasteur	Varios
Difteria, Tétanos, Tosferina	Infanrix	GlaxoSmithKline	Varios
Hepatitis B	ENERGIX-B	GalxoSmithKline	Levadura
Hepatitis B	Recombivax	Merck & Co.	Levadura
HIB	ActHIB	Sanofi Pasteur	Semi-Sintético
HIB	Hiberix	GlaxoSmithKline	Semi-Sintético
HIB	PedvaxHIB	Merck & Co.	Fermentación Compleja
Poliomielitis	IPOL	Sanofi Pasteur	Riñón de mono
Rabia	RabAvert	Chiron Behring	Embrión de pollo

Actualmente no hay ninguna alternativa estadounidense producida para Adenovirus, Varicela, Sarampión, Paperas, Rubéola, Herpes Zoster y Hepatitis A. La compañía Merck & Co., anunció en 2008 que su alternativa para Paperas y Sarampión, Mumpsvax y Attenuvax, ya no serán producidas. La nueva versión de la vacuna para Adenovirus está actualmente aprobada únicamente para uso del personal militar.

*http://www.RTL.org/prolife_issues/LifeNotes/VaccinesAbortion_FetalTissue.html

RTL de Michigan, Ed Rivet, editor de la página.

Nota: Otros países pueden ofrecer una amplia selección de vacunas no contaminadas.

APÉNDICE II

¿Veremos una Película?

Los residentes de un pueblo de procesador de papel rara vez notaran cualquier hedor flotando en el aire. Muchos han crecido allí; es su hogar. Sin embargo, cuando un visitante llega, es probable que exclame, "¡Este sitio apesta! Me pregunto cómo alguien puede vivir aquí."

Esta analogía prueba su veracidad para los espectadores de película en América. La mayoría de las películas producidas por Hollywood y vistas por cristianos son los desperdicios de la moral de una cultura moribunda. Esto apesta, pero nadie se da cuenta; la Iglesia se ha vuelto insensible.

Hay cuando menos otras dos razones por las cuales los cristianos no se dan cuenta del "hedor". La humanidad caída posee una tendencia esquizofrénica para categorizar: practico mi religión el domingo, pero el viernes... bueno, es la noche de entretenimiento. También, muchos son rápidos para rechazar lo que ellos perciben como legalismo únicamente para abrazar una libertad que puede tornarse en libertinaje, a menudo bajo el pretexto de ser culturalmente astutos o relevantes.

Se ha dicho que lo que elegimos para entretenimiento refleja nuestros más profundos amores, esperanzas, y placeres. ¡Es un pensamiento que da miedo a la luz de lo que nuestra cultura escoge para ver! Cuando elecciones son hechas, estamos haciendo las preguntas equivocadas y consultando a las personas erróneas: Si yo adelanto todas las escenas malas, ¿estaría bien esta película? ¿Cuál es la clasificación de ésta? ¿Le gustó al Sr. Jones de la iglesia ésta? Cariño, si prendo esto ¿crees que te asustará? Hijo, ve a la tienda de películas Blockbuster y escoge algunas buenas. (El hijo no debería ensuciar su mente mirando las portadas, mucho menos mirando lo que contienen).

En lugar de esto, las preguntas deben ser: ¿Si Cristo estuviera presente (y Él lo está) aprobaría Él lo que yo estoy viendo? ¿Edifica esta película a mis hijos, los fortalece para hacer lo bueno, mejora su perspectiva de la vida?

Yo (Madia) no soy una experta en producción de films así que no tengo credenciales específicas para ofrecer en este debate sobre películas, excepto una: yo soy la visitante virtual en este pueblo procesador de papel. Mi infancia fue primordialmente libre de films. La visitante que existe en mí quiere exclamar, "¡Qué feo! ¿Cómo pueden mirar eso?"

Mis hermanos y yo crecimos en un pequeño pueblo rodeado de montañas en Corea del Sur. No recuerdo que nuestra familia tuviera una televisión durante esos primeros años. Las montañas eran demasiado altas para tener recepción de AFKN (Network de las Fuerzas Armadas de Corea). Las redes coreanas eran limitadas y poco interesantes para nosotros los niños. Nosotros pasábamos nuestro tiempo desocupado al aire libre trepándonos a los árboles, cuidando animales, tomando caminatas, y jugando numerosos juegos que los niños coreanos jugaban en ese tiempo. Teníamos un tiempo maravilloso y a menudo nos ensuciábamos mucho. Fue después de la guerra de Corea. La mayoría de nuestros amigos eran pobres, pero hoy en día los niños estadounidenses son pobres en un sentido más trágico. Su pobreza no proviene de lo que carecen, pero proviene de lo que se les da.

Nosotros los niños, hijos de misioneros, no vivimos en una burbuja. Había mucho dolor, pobreza, y enfermedad a nuestro alrededor. Sin embargo, nuestros padres nos protegían de los elementos más horripilantes de su trabajo cuando éramos muy pequeños. Vi a pacientes con tuberculosis, pero nunca los vi en sus últimos momentos como lo hizo mi madre cuando ella intentaba sostenerlos y consolarlos. Papá evitó exponernos a muchas de de las condiciones desgarradoras que presenciaba en sus viajes. Cuando sí veíamos algo triste o aterrador, era cuidadosamente explicado por mi madre, cuyas palabras y consuelo preservaban nuestro sentido de seguridad.

Probablemente una de las cosas más escalofriantes que yo presencié como niña fueron las procesiones de funerales vivamente decorados que revoloteaban en su camino por las estrechas calles hasta el cementerio en las montañas. Era fácil distinguir entre los cortejos fúnebres de los cristianos y los que no eran. En los funerales cristianos, los asistentes y el ataúd estaban vestidos de blanco, se cantaban himnos, las lágrimas se derramaban en silencio, con valentía. Había esperanza. Las procesiones no cristianas eran brillantemente decoradas, acompañadas de lamentos y vino hecho de arroz. La embriaguez podría adormecer el dolor y ayudar a la familia a enfrentar su pérdida y la desesperanza.

Hablando de vino, mucho del entretenimiento hoy funciona como lo hacía el vino de arroz para las procesiones fúnebres. Les proporcionaba un escape de la realidad para aquellos que no tienen esperanza y parece que no pueden enfrentar sus vidas. El entretenimiento de nuestros días es tan a menudo adormecedor de la mente y emociones, un escape sobrecargado a un mundo donde los inmaduros pueden pretender ser héroes, hermosos, amados, y admirados; donde la música les dicta lo que sienten, lo que es significativo, lo que es cierto, cuando reír, y cuando llorar. Cuando despiertan de su sueño, encuentran que la vida es aburrida, sin sentido, difícil; y no hay nadie que la interprete para ellos. Como los adictos a las drogas, cuando despiertan, lo único que pueden pensar es cuando pueden volver a soñar. *"¿Cuándo debo despertar? Buscaré otra bebida."*[1]

Estoy convencida que para los creyentes, el entretenimiento debe ser re-creativo en el mejor sentido de la palabra: re-creativo. ¿Somos recreados, rejuvenecidos, renovados, e inspirados para ir a nuestras actividades diarias con más energía? Los días festivos durante el antiguo testamento deben haber proporcionado maravillosa recreación a los Israelitas. Puedo imaginar a los niños Israelitas disfrutando particularmente la Fiesta de los Cabañas.[2]

---

1. Proverbios 23:33-35

2. Levítico 23:34-44

Cuando nuestra familia va a acampar, nos enfrentamos con una idea fresca de la majestad de nuestro Creador por la belleza del entorno natural. Es un breve escape de la rutina diaria y ofrece una oportunidad para fortalecer las relaciones familiares. Venimos a casa cansados, pero renovados y aliviados para regresar a los lujos de la conveniencia de regaderas y lavadoras.

También hay algo muy deleitante después de una semana dura para tomar algunas horas de la tarde y compartir una historia con los niños. Eso es lo que es una película: una presentación poderosa de una historia, si la elaboración es buena. Ciertamente no hay nada malo, que decir, con las historias. Nuestro Señor usó historias para enseñar. Pero deberíamos preguntarnos, "¿Es ésta la clase correcta de historia, y qué efecto tiene en mí y mi familia?"

Job hizo un pacto con sus ojos no ver con lujuria a una muchacha virgen.[3] ¿No deberíamos hacer un pacto con los nuestros para no ver voluntariamente cual-quier cosa que manche nuestras mentes y corazones? "¿Mejora realmente esta película mi comprensión de la historia o estoy disfrutando el estímulo de adrenalina provocado por escenas gráficas de batallas? (La gente también tenía emociones, en el Coliseo.) ¿Esta película aumenta mi apreciación por lo bello de las relaciones o fomenta deseos insaciables, deseos prohibidos por la ley o la providencia?"

Una película bien elaborada es poderosa. Según Geoffrey Botkin, director de películas cristianas, "Una película es una gran colaboración de diez disciplinas artísticas separadas."[4] Su mensaje se presenta generalmente en forma de historia (no en una propuesta), de tal modo que evita el análisis mental que penetre el corazón y las emociones a un nivel subconsciente. Tal medio puede eficazmente moldear la forma de ver el mundo de un individuo, los valores, y la ética, sin que el vidente esté consciente de lo que está sucediendo. Por su propia naturaleza, la mano de obra artística o estética revela muy claramente a quién o qué adora uno. El director

---

3. Job 31: 1

4. Geoffrey Botkin, "Hollywood vs Cultural Christianity" (Vision Forum Ministeries CD, 2005)

está compartiendo su corazón e indicándole a usted, "Venga y adoremos juntos."

Hollywood tiene también la mentalidad del dinero. El mercado es estudiado cuidadosamente para que una película apele a ciertas mentalidades. *Titanic* obviamente apeló a muchachas adolescentes soñadoras y descontentas. Hollywood hizo millones de una cuenta histórica distorsionada y probablemente contribuyó a la destrucción de mil muchachas adolescentes insatisfechas.

El hogar de la familia Bowman tiene una política general. Si hay alguna duda acerca de lo adecuado de una película, debe ser vista con anticipación por alguien (generalmente papá y mamá) antes de que la familia la vea. Recientemente, uno de nuestros hijos me pidió que viera *Avatar*. Se decía que tenía imágenes fabulosas generadas por computadora. Él la quería estudiar técnicamente, pero no estaba seguro de que todas las imágenes eran apropiadas, especialmente para un hombre joven.

Yo vi la película y ¡efectivamente los efectos especiales eran fabulosos! También me sorprendió qué primitivo era su mensaje. El espiritismo panteísta era evocador del animismo que mi papá encontró como evangelista rural en Corea. Varias aldeas de una comunidad se agrupaban alrededor de un "árbol espiritual," y ay de aquel que perturbara ese árbol.

Mi conjetura es que la audiencia que se quería alcanzar en *Avatar* debe haber sido el adolescente masculino impulsado por la hormona. No sólo el lenguaje áspero apelaría a él, pero aquí estaba su mundo de fantasía donde él podría volver a Edén sin tener que enfrentar la espada incandescente. Él podría vicariamente "probarse a sí mismo" a través de escalar terrenos indómitos, saltando y lidiando con criaturas feroces, planeando con magnificencia en el aire hacia la victoria, y... por supuesto, hay una criatura azul, sexy y casi desnuda (lo azul minimiza su desnudez para que los padres no se sorprendan). Esta "adorable criatura" lo escoge a él como su pareja porque ¡él es un héroe!

Hollywood hizo millones, y el público estadounidense es ahora más panteísta, más pagano, y bueno, también más necio porque eso es lo que el paganismo es siempre — tontería (Isaías 44:12-20).

Lo triste es que nuestra sociedad necesita desesperadamente héroes. No la clase falsa, que se mueve con el ratón de la computadora, que tira golpes remotos, y que está sobre decorado, pero el tipo real. Necesitamos a verdaderas heroínas que dejen de perseguir espejismos griegos de cuerpo perfecto y de amor perfecto y que estén dispuestas a decir como dijo María, *"He aquí la sierva del Señor; hágase conmigo conforme a tu palabra."*[5] Desesperadamente necesitamos verdaderos héroes como David quien dijo a su enemigo *"Tú vienes a mí* [con las armas terrenales], *pero yo vengo a ti en el nombre del Señor de los ejércitos...El Señor te entregará hoy en mis manos."*[6] Necesitamos héroes que sean abiertamente y sin avergonzarse cristianos en todas las esferas de la sociedad, dispuestos a negarse a sí mismos y quitar cosas infantiles para aquellos que aman.

Si los cristianos son cuidadosos, pueden aprender la técnica de ingenio de los artistas como los increíblemente talentosos hombres que crearon *Avatar*. Se me recordó acerca de Jubal, hijo de un asesino insensible, que fue el inventor de instrumentos musicales.[7] El pastor de ovejas David substrajo la "tecnología" de Jubal y la usó para callar demonios y componer música inspirada por el Espiritu.[8]

Otra película que Steve y yo vimos por adelantado fue *Dark Knight* (*El Caballero de la Noche*). Unos amigos nos dijeron que era una gran película para los niños: no escenas sangrientas y una clara representación del mal. Hicimos uno de nuestros pocos viajes al teatro a verla. Sí, definitivamente era una representación del mal. Pero había una celebración y glorificación del mal. Vimos una y otra vez la delicia sádica del Guasón en la crueldad. Él, y no Batman, era el personaje principal. ¿Acaso fue una sorpresa que el actor murió poco después de representar este papel? No es sano sumergirse en el papel de un demonio.

---

5. Lucas 1:38

6. 1 Samuel 17:45-46a

7. Génesis 4:19-24

8. 1 Samuel 16:14-23, Salmos

Eliminamos *Dark Knight* para la familia. No sería una experiencia edificante. *Dark Knight* no cumplía con los requisitos de Filipenses 4:8 *"todo lo que es verdadero, todo lo digno...en esto meditad."* A algunos les causó gracia nuestra decisión. "¿Cómo, ni siquiera sus hijos adolescentes pueden manejar esto?" (Por cierto, nunca he entendido que valentía tiene el sentarse en frente a una pantalla de televisión). En realidad, la respuesta más inquietante fue de dos niños de nueve años de nuestra iglesia anterior. Cuando se enteraron que nuestros muchachos no iban a verla, su respuesta fue, "¿Cómo? Es una pena. ¡El Guasón es genial!"

De regreso al tema de los niños: hay dos características de niños que sobresalen en esta discusión. Todos sabemos que los niños son impresionables. A menudo me he sorprendido de lo rápido que ellos agarran novedades, actitudes, e incluso entonaciones. Son pequeñas esponjas, especialmente cuando se trata de comportamientos malos. Dios hizo que los niños pequeños fueran fáciles de influenciar para que los padres cristianos tengan una oportunidad para enseñarles la Verdad. ¿Cómo podemos nosotros como padres, en buena conciencia, ponerlos frente a una pantalla poderosa de películas donde serán enseñados una visión humanista, a menudo marxista, panteísta, del mundo? Esto no tiene ningún sentido en absoluto. ¿Qué podría ser de mayor tropiezo?[9]

La otra cosa que sabemos sobre los niños es que son vulnerables. Son física, emocional, y espiritualmente más vulnerables que los adultos, y a una edad temprana, no siempre pueden distinguir entre la realidad y la fantasía. Esta vulnerabilidad va acompañada con una profunda necesidad de seguridad y protección. Un sentido de seguridad proporcionado por los padres desde el principio los capacitará para madurar. En tanto que ellos crecen, los padres deben enseñarles a encontrar su máxima seguridad en Cristo. Fuera de un sentido de seguridad, ellos inhiben su capacidad para madurar.

Los niños necesitan ser introducidos a las realidades dolorosas de la vida, con una cuidadosa interpretación, instrucción, y consuelo al alcance. Aquellos que han sido expuestos prematuramente y

---

9. Mateo 18:6

sin ayuda a la violencia, dolor o a escenarios emocionalmente cargados, desarrollarán mecanismos de supervivencia — lo tienen que hacer. Ellos generalmente se van a insensibilizar o se volverán emocionalmente inestables. Hemos sido testigos de esto dentro de nuestro propio círculo de conocidos. ¿Cómo pueden niños traumatizados crecer para ser adultos fuertes? Aquellos que por naturaleza tienden a ser más sensibles están demasiado ocupados lamiendo sus heridas y protegiéndose a sí mismos para poder alcanzar a otros. Los niños menos sensibles se vuelven duros y sin sentimientos. No pueden sentir compasión por los demás porque sus corazones se han *cubierto de grasa.*"[10]

Esta primavera hemos aprendido a germinar plantas de tomate de las semillas. Después de que nuestras matitas han crecido unos centímetros, son expuestas con cuidado al aire libre, unas pocas horas a la vez, para que crezcan saludables y fuertes. Cuando están lo suficientemente fuertes y maduras, las matitas son plantadas en el jardín para producir fruto precioso (la analogía es obvia).

Cometí el error (Por favor no me malinterprete; hemos hecho nuestra cuota de errores en esta área.) de permitirle a una de nuestras hijas que viera un tenso misterio antes de que ella fuera lo suficientemente grande. Años más tarde, ella confesó que la experiencia fue aterradora. Apenas pudo dormir la primera noche después de ver eso. A menudo los niños están demasiado sobrecogidos o avergonzados para expresar sus verdaderos sentimientos. No quieren que nadie piense que son inmaduros o bebés.

La Dra. Leila Denmark, quien practicó pediatría por más de 70 años, insistió en que una de las principales causas de disturbios del sueño en niños eran imágenes aterradoras en la pantalla. Ella recomendaba que los niños vieran muy poca televisión o películas. Los pocos programas que ellos miran no deben ser de ritmo rápido, emocionalmente intensos, o aterradores. Ella recomendaba que vieran programas que fueran "nobles." Noble no significa insípido, estereotipado, ni sentimental. Las historias nobles pueden ser simples, verdaderas, y profundas. Estas son historias adecuadas

---

10. Salmo 119:70

para los niños. Mientras que crecen en madurez, los padres deben continuar ejerciendo discreción y no ser persuadidos para ser decisiones imprudentes sobre las películas. ¿Quién se supone que esté dirigiendo a quién?

La Dra. Denmark creció en la primera parte del siglo pasado. Su padre fue un agricultor del sur de Georgia. Durante el invierno, cuando había menos que hacer en la granja, la comunidad se reunía para noches de entretenimiento. Habrían canciones, discursos, y recitaciones de poemas dramáticos. Esto fue antes del radio y del drama de la televisión. La Dra. Denmark recordaba que después de la recitación de un poema trágico, a veces veía las lágrimas rodando por las mejillas de los granjeros desgastados por el clima. Algunos de los más ancianos habían luchado valientemente en la Guerra entre los Estados. Eran duros, hombres fuertes, pero sus corazones no estaban insensibles.

Yo espero que nuestros hijos crezcan para ser adultos fuertes, seguros, y sensibles, adultos sensibles a la belleza, compasivos, y sensibles a las necesidades de los demás. Yo quiero que se horroricen (sin tener miedo) del mal. Quiero que sean como nuestro Sumo Sacerdote que fue tocado al sentir nuestras debilidades, que sean capaces de llorar con los que lloran, regocijarse con los que se regocijan. Oramos para que la Palabra de Dios sea la música de sus almas (no los temas musicales en una película), enseñándoles cuándo y qué sentir, pensar, y hacer.

La vida es mucho más fascinante y profunda que lo que representa cualquier película, si sólo tuviéramos los ojos para verlo. Tal vez si nosotros y nuestros hijos dejáramos de respirar el hedor soporífero de Hollywood, despertaríamos y podríamos hacer muy buenas historias — no historias ásperas, superficiales, y tontas que pervierten, distorsionan, y manchan nuestros corazones y adormecen nuestras sensibilidades — pero historias realmente maravillosas que refresquen y perfeccionen nuestra perspectiva para apreciar mejor la riqueza de la vida en su tragedia, belleza, humor, complejidad, y relaciones profundas. Tal vez entonces, Dios nos daría el dominio del arte como Bezaleel, hijo de Uri, de quien El Señor dijo, *"he llenado del Espíritu de Dios en sabiduría, en inteligencia, en conocimiento y en toda clase de arte."*[11]

El rey está sentado a su mesa. Pueda ese mismo Espíritu misterioso soplar sobre los jardines de nuestras vidas, recreando, liberando, esparciendo el aroma de nardo de María, especias, y frutos escogidos para Él cuyo amor es mucho mejor que cualquier vino.[12]

Este artículo fue escrito para un grupo de discusión de una iglesia en el internet.

---

11. Éxodo 31:2-3

12. Juan 12:1-8, Cantar de los Cantares 1:12, Cantar de los Cantares 4:13-16, Cantar de los Cantares 1:2, 4b

APÉNDICE III

Máximas de la Mamá Bowman

La paternidad puede traer una enorme realización y gozo. Pero, Mamás, ¿Se sienten como si estuvieran en una lucha? Hay lucha con el lavado de ropa, los trastes... y las actitudes pecaminosas (¡tanto las nuestras como las de los hijos!) El afilar y disparar nuestras *"flechas"*[1] puede ser difícil. Yo encuentro consuelo en el siguiente versículo: *"El adiestra mis manos para la batalla, y mis brazos para tensar el arco de bronce."*[2]

Si nuestro gran enemigo, Satanás, no puede llevarnos al pecado deliberado, su próxima táctica es distraernos de lo que es más importante. La vida está llena de distracciones. Siempre me ayuda a concentrarme si escribo periódicamente mis metas y máximas.

Las siguientes son mis listas personales de máximas de batalla desarrolladas a través de los años. Por favor entienda que estas representan técnicas de maternidad las cuales yo no he dominado completamente. Esta mamá Bowman todavía sigue aprendiendo, y aún no he disparado todas mis flechas. Espero que al leer estas máximas ellas le inspiren a escribir las suyas propias.

De Relación

1)   Cultive relaciones con Cristo mediante la oración, estudio bíblico, adoración familiar, y la iglesia.

2)   Recuerde que vivimos en una sociedad corrupta y Dios nos llama a santidad (separación).

---

1. Salmo 127:4
2. Salmo 18:34

3)   Entrene soldados para el Reino de Cristo.

4)   Modele sumisión y respeto a la autoridad.

5)   Céntrese en las actitudes del corazón (¿cuáles son sus motivaciones?).

6)   Exija obediencia rápida y de buen ánimo.

7)   Sea consistente.

8)   Eduque en el hogar.

9)   Establezca reglas familiares bien definidas basadas en principios bíblicos.

10)   Al hacer decisiones, no ceda a la clase de presión equivocada. Mire a los principios, no a los deseos del niño, como una guía. (Nosotros queremos honrar a Cristo, no satisfacer caprichos.).

11)   Tome tiempo para hablar.

12)   Sea una buena oyente y aproveche las oportunidades para ser mentora.

13)   Oren juntos acerca de los problemas, preocupaciones y ansiedades.

14)   Fomente la amabilidad y respeto mutuo.

15)   Insista en ambientes sociales sanos.

16)   Limite seriamente el tiempo con compañeros; tenga muchas recreaciones sanas como familia.

17)   Supervise cuidadosamente el uso de TV, videos, celular, e internet tanto como la calidad del material de lectura.

18) Insista en música sana y de buena calidad. La música tiene un efecto poderoso sobre el ambiente y las actitudes.

19) Anime a los hermanos a que sean mejores amigos

20) Fomente la masculinidad y la feminidad.

21) Esté dispuesta a pedir perdón; hágalo un hábito.

22) No haga mucho aspaviento por algo pequeño (especialmente cuando esté estresada).

23) Reconozca las diferencias de creación entre los niños.

24) Trate de no humillar; edifique.

25) Balancee la gentileza con absoluta firmeza ("akimbo").

26) Sea afectuosa y haga un hábito de agradecer a los niños cuando usted pueda.

27) En tanto que los hijos maduran, haga usted la transición gradualmente de reina a entrenadora.

28) Busque y fomente las señales del trabajo del Espíritu Santo (avive la llama con ánimo y alabanza).

29) Utilice las pruebas y los conflictos como oportunidades para aprender y enseñar.

30) Alabe, aliente, y admire abiertamente cuando sea apropiado.

31) Ore, ore, ore; perdone, perdone, perdone.

32) Confié en Él que traerá fruto de sus labores y sea feliz.

Práctico

1) Comience cada día con la Palabra y la oración.

2) Disminuya la velocidad (para personalidades de tipo A).

3) Ocasionalmente tome tiempo para planificar y priorizar.

Nota: Cuando esté planificando y priorizando, solicite la ayuda de una niñera de confianza, si es posible. ¡Mientras que ella junta a los pequeños, usted puede pensar!

4) Mantenga un horario realista y bueno bajo la dirección de su esposo.

5) Minimice las actividades exteriores; aprenda a decir no cortésmente.

6) Coma bien y duerma suficiente.

7) Simplifique y reestructure ("manténgalo simple; no lo haga tontamente").

8) "Quite la basura" de su vida (posesiones, compromisos de tiempo).

9) Tome tiempo para entrenar y delegar obligaciones (Éxodo 18).

10) Establezca quehaceres diarios, semanales y mensuales.

Nota: Las familias más grandes necesitan delegar y reglamentar más, pero aun con hogares pequeños, delegando y designando quehaceres quita la tensión de mamá y ayuda a desarrollar la disciplina.

11) Afirme diligencia, trabajo en equipo, y servicio

12) No espere perfección.

13) Requiera responsabilidad cuando sea necesario y sea posible.

14) Mantenga recogido el espacio primordial de trabajo (para mí es la cocina y la sala familiar).

15) Use zapatos cómodos o chanclas mientras trabaja.

16) Evite trabajo parcial fuera de casa para los hijos; fomente negocios desde el hogar.

17) Limite seriamente TV, tiempo en el Internet, y tiempo en el teléfono para todos.

18) No video juegos.

19) Consolide viajes.

20) Aprenda a trabajar en incrementos en proyectos grandes (¡tales como escribir libros!).

21) No permita que sus numerosas responsabilidades le paralicen. Simplemente continúe *y haga la siguiente cosa.*

22) Trate de programar las cosas más importantes para la mañana.

23) Siempre considere consecuencias prácticas antes de acceder a compromisos externos.

24) A menos que usted sea una persona de gran energía, rara vez acepte cambios en los planes al último momento.

25) Cuando Dios trae interrupciones a su vida que interrumpan su horario, vaya con la corriente y use las interrupciones como oportunidades de aprendizaje para todos.

Nota: Algunas interrupciones son especialmente desafiantes, tales como náusea severa por embarazo, enfermedad prolongada, o tragedia. En tiempos como estos, cambie a un "modo de supervivencia." Delegue tanto como sea posible y límite para quedarse sólo con lo más necesario; por ejemplo, orar, alimentar, seguridad para los niños, y baños limpios.

26) No se desaliente por interrupciones providenciales. Después que éstas terminen, vuelva a su horario.

27) Doble el cocinar (cocine platillos para dos comidas, de una sola vez).

28) Cada madre debe realizar varias tareas pero no se vuelva loca por múltiples quehaceres. Hay algo que se debe decir para terminar una pequeña tarea antes de pasar a la siguiente.

29) No intente proyectos que requieran concentración y atención prolongada, mientras que los bebés están despiertos.

30) Sea creativa al resolver problemas (pídale a Dios por ideas).

31) Cuando esté enfrentando una tarea abrumadora, divídala en momentos manejables (aun la limpieza de la cocina puede ser abordada de esta manera: limpie los vasos primero, después los platos de comida, y así sucesivamente).

32) Descubra alguna activad sana y rejuvenecedora
y escape a ella de vez en cuando si se puede. Para
algunas mujeres podría ser la costura, para otras tomar
caminatas, jardinería, o lectura de literatura excelente.
(Este refrigerio es especialmente importante para
personalidades tipo A.)

33) Si usted es derribada, no se rinda. Admita los fracasos,
pídale a Dios ayuda, levántese y siga adelante.

34) Sea agradecida al final del día por lo que ha sido
logrado (aunque parezca mínimo).

35) ¡Deléitese en su familia!

Índice

A

Abscesos o Postulas, 62-63
  Orzuelos o Perillas, 72
Alergias, 11,13-15, 20, 28-29, 30, 53-
  54, 92, 112, 247-249, 253,
  Capitulo 8
  Eccema, 11, 30, 57-58
  Hiedra Venenosa o Roble
    Venenoso, 59-60, 133
  Erupciones, 28-29, 30, 58-59,
    112, 115-118
Alimentación
  Recién Nacidos 4-16
  Tres Meses, 29-33
  Cuatro Meses, 33-35
  Cinco Meses, 35-37
  Dos Años, 39-41
Alimentos para Bebés (comerciales y
  caseros), 31-39
Amígdalas, 100-101
Ampicilina, Capitulo 7
Ampollas (Fricción), 63
  Varicela, 102-105
  Hiedra Venenosa, 59-60
  Erupción en el Área del Pañal,
    28-29
  Quemaduras, 56-57, 62
  Picaduras de Insectos, 64-65
Anemia, 21-22, 37, 155-156, 160-161
Antibióticos, Capitulo 7
Apendicitis, 48-49
Arañazos (Rasguños), 54
Argyrol, 126
Asma, 94, 116-118, 253
Aspirina, 121-122
  Dosis, 122
  Síndrome de Reye, 74-75, 105
Auralgan, 127

B

Baños para Bebés, 24-25
Bebé de Cinco Meses, 35-37
Bebé de Cuatro Meses, 33-35

Bebé de Tres Meses, 29-33
Bebé Prematuro, 10-11, 31, 255-257,
  271-274, 277-278
Bebidas, 35-38, 159-160
Benadryl, 123
Bloqueador Solar, 62, 180

C

Caladryl, 123
Calamina, 123
Caldos, 81-82
Candidiasis Bucal, 9, 22-23
Chlor-Trimeton, 123
Chupones, 22-23
Cloro, 128
Cólico, 4-5, 11-15, 17, 246-247, 251
Colocación de Recién Nacidos, 17-
  20, 237-238, 257
Congestión (vea Resfriados), 20, 94
Conjuntivitis, 67-68
Cortadas, 54
Crema de Kenalog, 127
Crema Silvadene, 130
Crup, 93
Cuidado de Bienestar, 80-81, 87-88,
  107-108, 180-181

D

Denticíón, 29
Deshidratación, 74-81
Desmayos, 68
Destetar, 37
Diarrea, 11, 73-77, 82
Dolor Abdominal
  (vea Dolor de Estómago)
Dolor de Estómago, 48-49, 51-53,
  73-74
  Dolor Menstrual, 68-69
  Tragar Objetos, 48-49, 66-67
  Emergencia, 49
Dolor Menstrual, 68-69
Dolores de Cabeza, 53-54
Dormir, 40-41

315

Requisitos, 179
Disturbios, 17-20, 20-21, 41, 71,
    304-305
Dos Años de Edad, 39-41
Dramamine, 124

E

Eccema, 11-12, 30, 57-58
Echar Buches, 4-5, 11 13, 246-247,
    251
Ejercicio, 179-180
Emergencias, Capitulo 2, 52, 56, 63-
    67, 68, 119
Enemas, 73-80, 124-127, 259
    Enema de Retención de (Té),
        77-78
    Enema Estándar, 75-77
Enfermedades Infecciosas, Capitulo 6
Entrenamiento para Ir al Baño, 159,
    280-281
Enuresis Nocturna, 159, 280-281
Envolver al Bebé, 19
Erupción en el Área del Pañal, 28-29,
    255-257
Erupciones Cutáneas (en general),
    58-59
    Erupción en el Área del Pañal,
        28-29
    Rubéola (Sarampión Alemán),
        102
    Hiedra Venenosa o Roble
        Venenoso, 59-60, 133
    Fiebre Escarlatina, 101-102
    Varicela, 102-105
    Síndrome de Reye, 74-75, 105
Estreñimiento, 73-74, 124-125

F

Fibrosis Quística, 106-107
Fiebre Escarlatina, 101-102, 261-262
Fiebre, Capitulo 5
    Emergencia, 47-48
Fórmula (vea Suplementos)

G

Garrapatas, 65
Gemelos, 255-257, 271-278
Golpe a la cabeza, 67
Gripe, 94-95

H

Herpes Zóster, 103
Hiedra Venenosa o Roble Venenoso,
    59-60, 133
    Hora de siesta, 20-21, 35, 38-39,
        41
Horario de Siestas, 42-43
Horarios
    grafica de resumen del horario
        de bebé, 42
    recién nacidos, 5-6
    tres meses, 29
    cuatro meses, 33-35
    cinco meses, 35-37
    dos años, 39-41
    rutina familiar, 176-177,252-253
Humidificadores y Vaporizadores,
    92-94, 116-117, 253

I

Ictericia, 21-22
Impétigo, 61
Infección de Garganta, 98-101
Infección de Garganta por
    Estreptococos, 98-99
Infección en el Oído, 17-18, 20, 96-
    98
    tubos, 17-18, 97-98, 247-249, 257
Infección en los Ojos, 67-68, 72
Infecciones en las Vías Urinarias,
    105-106, 159-160, 253
Inmunizaciones o Vacunas, 43-46,
    Capitulo 13, Apéndice 1

J

Jalea de Petróleo, 126

K

Kwell (Lindano), 125

L

Lactancia Materna, 8-9, 252-253
Leche de Magnesia, 125
Listerine, 125
Llanto, 6-8, 90-91, 245-246, 256, 278-280
Luz del Sol, 21-22, 180

M

Macrodantina, 127
Mareo por Movimiento, 52-53
Medicina para la Tos, 93
Meningitis, 47-48, 85, 269-271
Mercurocromo, 125
Merthiolate, 125
Mordeduras, 64-66

N

Necesidades de los Niños, Capitulo 12
Neumonía, 95-96
Nutrición, Capitulo 11
    calcio, 162
    productos lácteos, 97-98, 116, 160-162, 246-248, 254, 257
    bebidas, 35-37, 159-160
    grasas, 163
    fruta, 157-158
    bebés (vea Alimentación)
    tiempo de comer, 163-165
    proteína, 155-156
    recetas, 166-175
    menús de muestra, 165
    almidones, 156
    dulces, 158-159
    verduras, 156-157

O

Oído de Nadador, 69-70

Orzuelos o Perrillas, 72
Oxiuros, 41, 71

P

Pedialyte, 79, 125
Picaduras, 64
Picaduras de Abeja, 64
Picaduras de Medusas, 59
Pie de atleta, 60
Piel agrietada, 63
Pies y Zapatos, 27-28, 60
Piojos, 66
Polvo Tópico de Micostatin, 130
Polvo Tópico de Nistatina, 127
Postparto, 16-17
Productos Lácteos, 97-98, 116, 160-162, 246-249, 254, 257

Q

Quemaduras, 56-57
Quemadura de Sol, 62

R

Raspaduras, 54-55
Recién Nacidos, 4-29
    llanto, 6-8, 90-91, 245-246, 256, 278-280
    uso de muebles, 20
    ictericia, 21-22
    horarios, 5-6
    luz del sol, 21
    colocación, 17-20, 237-238, 251
    posparto, 16-17
    aumento de Peso, 15-16
Resfriados, 91-95
Ropa, 25-27, 208-210
Rubéola (Sarampión Alemán), 102

S

Sangrado Nasal, 70-71
Sibilancias, 94, 253
Síndrome de Down, 8, 18, 100-101

Síndrome de Muerte Infantil Súbita
  (S.I.D.S por sus siglas en
  inglés) 18, 236-238
Sinusitis, 92-93, 96
Suplementos, 7, 11-13
Suspensión de Micostatin, 130-131
Suspensión de Nistatina, 127

T

Termómetros, 126
Tiña, 62
Tos, 93, 106
Tosferina, 43-44, 106, 111, 262-265
  desarrollo de la vacuna,
    Capitulo 13
Hamamelis, 126
Tragar Objetos, 48-49, 66-67
Trastornos Intestinales, 51-53,
  Capitulo 4

U

Úlceras Bucales, 69

V

Vacunas (vea Inmunizaciones)
Vacunas contra la Gripe, 95, 242
Vaporizadores (vea Humidificadores)
Varicela, 102-105
Vaseline (Jalea de Petróleo), 126
Vermox, 127
Viruela, 103
Vómito, Capitulo 4